身体安全

身体安全

丛书主编 赵 彤
主 编 唐志华

電子工業出版社
Publishing House of Electronics Industry
北京·BEIJING

内容简介

本书包含养生保健、女子防身术、日常损伤及应急处理、亲子教育四章内容。

本书编写以普及实用知识和提高学生实际能力为主线，以案例分析为呈现方式。所选案例具有典型性、时代性、示范性，并注重图文并茂，情境模拟。

本书可作为综合素养教育选修课教材，也可作为女性素养养成自学教材。

图书在版编目（CIP）数据

身体安全 / 唐志华主编. —北京：电子工业出版社，2017.3

ISBN 978-7-121-28289-8

Ⅰ. ①身… Ⅱ. ①唐… Ⅲ. ①养生（中医）—职业培训—教材②保健—职业培训—教材 Ⅳ. ①R212②R161

中国版本图书馆 CIP 数据核字（2016）第 046478 号

策划编辑：施玉新
责任编辑：夏平飞
印　　刷：三河市良远印务有限公司
装　　订：三河市良远印务有限公司
出版发行：电子工业出版社
　　　　　北京市海淀区万寿路 173 信箱　邮编　100036
开　　本：787×1 092　1/16　印张：12.75　字数：351 千字
版　　次：2017 年 3 月第 1 版
印　　次：2017 年 3 月第 1 次印刷
定　　价：30.80 元

凡所购买电子工业出版社图书有缺损问题，请向购买书店调换。若书店售缺，请与本社发行部联系，联系及邮购电话：（010）88254888，88258888。

质量投诉请发邮件至 zlts@phei.com.cn，盗版侵权举报请发邮件至 dbqq@phei.com.cn。

本书咨询联系方式：ket@phei.com.cn。

前　言

学生从学校走向社会面临的将是社会竞争加剧、工作压力加大、生活节奏加速、环境污染加剧，再加上普遍使用电脑和高频率使用手机，导致他们和他们的家人将来的健康问题会成为一生必须面对的重大挑战，因此在校就要加强他们的养生保健知识的普及和相关能力的储备。

由于经济、信息以及交通条件的极大改善，学生们将来的社会交往必然更趋频繁，从而使得女生将来面临险境的概率大为提高，因此，让她们在离开学校之前就具备必要的防身技能就显得极为必要。

人的一生中可能会遇到一些意外伤害事故，有没有应急处理能力其结果会有很大差别。虽然现在的医疗条件及急救措施已比较完善，但遇到伤害事故在第一时间是否能够正确处理还是非常关键的，因此学生们在走上社会之前学习这些“救命”技能就显得尤为重要。

当今社会普遍重视早期教育，殊不知最为重要的早教老师就是孩子的母亲！现在几乎所有的工种都要求持证上岗，但对母亲如何培养孩子这一天下最为重要也最为神圣的事业，目前重视的程度还远远不够。我们期望从培养在校学习的女生入手，让她们尽早具备亲子教育的基本知识，为将来当一个合格的母亲或指导和帮助别人养育孩子奠定基础。

基于以上思考，为了使在校学生特别是女生具备一定的养生保健、防身保护、日常损伤及应急处理以及亲子教育的知识和能力，以便他们将来能够快速适应社会，我们结合当今相关领域的最新成果和在校学生的实际，组织一线具有扎实理论功底和丰富实践经验的老师编写了这本《身体安全》。

编写以普及实用知识和提高学生实际能力为主线，以案例分析为呈现方式。所选案例具有典型性、时代性、示范性，并注重图文并茂，情境模拟，以激发学生的阅读兴趣，从而能自觉进行训练，并真正提高相应的能力，做到学以致用，为自己一生奠基。

本书由唐志华主编，纪双鼎审稿，张炎、张勇、邵秋硕、王晶参与编写。本书在编写过程中参考了一些相关专著，在此谨表谢忱。由于编者水平所限，书中难免有疏漏错误之处，恳请读者批评指正，以利今后改进。

目　录

第一章　养生保健专题

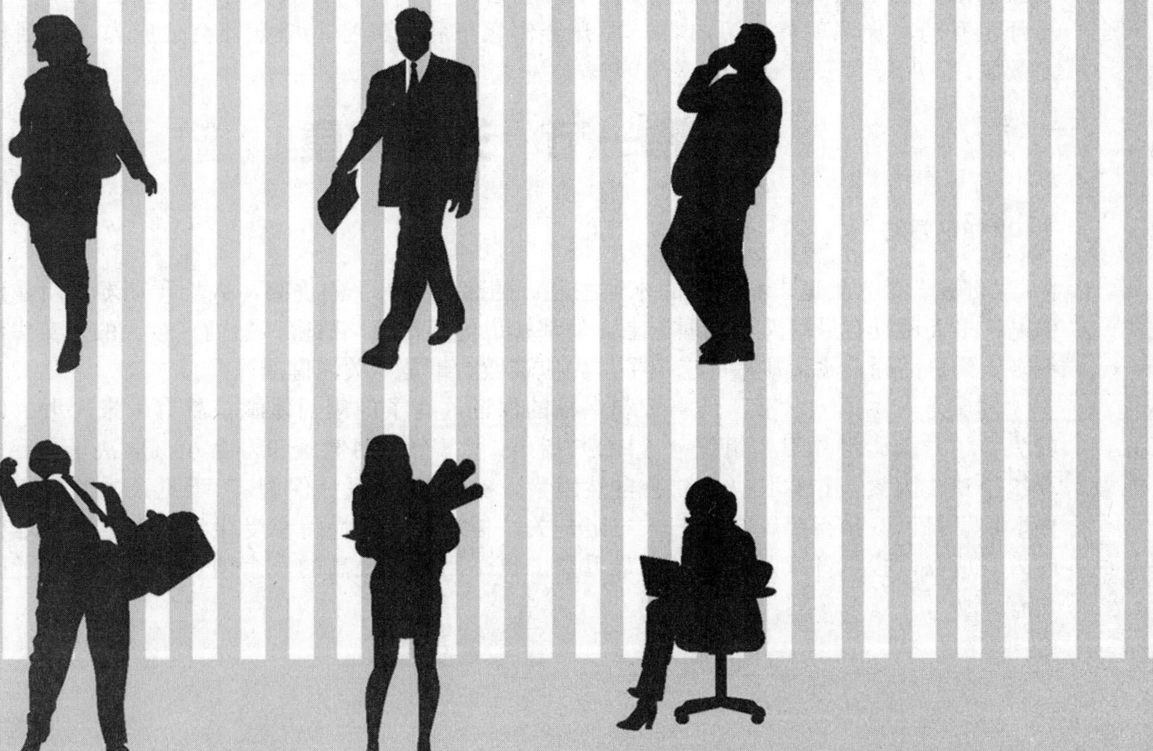

学习目标

[认知目标] 学习养生保健的常见基本知识，掌握简单实用的养生保健方法技巧，促使学员形成健康的生活方式，让自己及家人能够最大程度的身心健康、延年益寿。

[情感目标] 培养对养生保健的兴趣和爱好，形成注重养生保健的良好习惯，在养生保健实践中体验积极情感，提升生活质量，保持积极进取、乐观开朗的生活态度。

[素养提升目标] 增进学员身心健康和协调发展，提高学员参与合作和社会适应能力，培养学员以健康体魄和饱满精神去克服各种困难，追求事业和生活的成功。

内容导读

随着当代经济社会的快速发展和生活水平的显著提高，一些不健康的生活方式以及环境污染、社会压力、精神紧张等因素却愈发威胁人们的健康，很多人处于“亚健康状态”，相关疾病也呈上升和年轻化趋势。“最好的医生是自己，最好的治疗是预防”，编写本章就旨在大力倡导养生保健，帮助大家形成健康的生活方式，在一定范围内养成健康生活的核心价值观和科学内涵，注意合理膳食、均衡营养、适量运动、心理平衡、注重预防、保护环境，改正不良习惯和养生误区，建立良好的生活方式，拥有健康，享受人生。养生保健是本书的关键词，也是编写本章的出发点和归宿点。围绕这个主题，本章分十六节进行全面系统阐述，突出科学性、知识性、趣味性、智慧性、易读性，希望能成为大家的健康顾问。

学法指导

本章的学习目的是掌握养生保健的知识技能，激发对养生保健的兴趣，培养良好的养生保健习惯，形成乐观开朗的生活态度，提升社会适应力。学员是学习的主体，为确保学习目标的实现，除认真参与课堂学习外，还要努力做到以下几点：学习养生保健知识技能时，要提高自学、自练的能力；自由组成学习小组，互帮互助，合作学习；抓住学习重点迎接挑战，主动查阅资料拓展学习；平时多思考多练习，养成良好养生保健习惯；积极参与师生互动，加深理解学习内容，提升合作意识和精气神，增强社会适应力，达到预期学习效果。

第一节　关注健康

知识领航

“健康”是人类追求和探索的永恒主题。随着生活水平的提高，人均预期寿命明显延长，但是许多人还没有尽享天年。理论上，谁都知道健康是第一财富，然而，今天的现实生活中，很多人终日忙碌奔波，却每每忘记了首先应该做的事是“关注健康”。

健康是人生第一财富，是事业和幸福的保证。有了健康的体魄，就有未来，失去健康，就失去了一切。世界卫生组织（WHO）指出：“每个人的健康和寿命60%取决于自己，15%取决于遗传因素，17%取决于社会自然因素，8%取决于医疗保健。”可见人类的健康长寿主要取决于自己。懂得照顾自己的人一定是关注健康的人，懂得享受生活的人也一定是会养生的人。所以，投资健康是一生当中最重要，也是回报率最高的一个项目，因为“有了健康，才有一切”。

一、关注健康

（一）什么是健康

世界卫生组织（WHO）给“健康”下的定义是：“健康不仅仅是没有疾病和虚弱，而是在身体上、精神上和社会适应上的完好状态。”

（二）世界卫生组织提出衡量健康的标志

（1）有足够充沛的精力，能从容不迫地应付日常生活和工作压力，而不感到过分紧张；
（2）处事乐观、态度积极、乐于承担责任，不论事情大小都不挑剔；
（3）善于休息，睡眠良好；
（4）能适应外界环境的各种变化，应变能力强；
（5）对一般性的感冒和传染病有一定的抵抗力；
（6）体重适当、体态匀称，站立时头、臂、臀的比例协调；
（7）眼睛明亮、反应敏捷、眼睑不发炎；
（8）牙齿清洁、无缺损、无痛感、无出血现象、齿龈颜色正常；
（9）头发有光泽，无头屑；
（10）肌肉和皮肤富有弹性，走路轻松。

（三）生理健康的标准

（1）身体健康有一定的标志：头发有光泽、干净，眼睛清澈明亮、运转自如、视力正常，耳朵不发炎、无排液、没有疼痛感、听力正常，皮肤颜色正常、表面光滑、没有损伤，牙齿清洁、无未补的空洞、排列整齐，肌肉结实、性能良好。
（2）一般外表：机灵、体形良好、无神经过敏状态、胖瘦适中。
（3）其他标志：食欲良好，出力后无过度疲劳感，休息后精神能很快恢复。

（四）心理健康标准

（1）开朗、满意的心境：对自己的生活、工作保持乐观态度，能排除心理阻碍，持续稳定地保持愉快、满意和自信的心境。
（2）正确的自我认识：具有自我反省的自制力，能正确评价自己，不妄自尊大自视清高，也不妄自菲薄自轻自贱。顺境、逆境中，总能保持快乐和乐观的心情。
（3）和谐的人际关系：乐于和别人交往，用尊敬、信任、友爱、谅解的积极态度与人相处，分享、给予和接受友爱。有志同道合的伙伴，能同集体与他人休戚相关、同心协力的合作共事，乐于牺牲个人欲望，去为集体和他人谋求幸福。
（4）反应适度：人体对外界的反应存在差异，有的敏捷，有的迟缓。这种差别有一定的限度，对刺激没反应或者超过限度，都属于心理不健康范围。
（5）统一的人格：能够在正确的人生观和信念的支配下，把需要、欲望、思想、目标和行动统一起来。
（6）个人与社会协调一致：心理健康的人能和社会保持良好的接触，主动去认识社会、了解社会。其思想、信念、目标、行动能跟上时代的发展，与社会要求相符合。

二、关注“健商”

（一）什么是“健商”

健商（HQ），是健康商数（Health Quotient）的缩写，代表一个人的健康智慧及其对健康的态度。健商，从宏观上来说是指一个人已具备和应具备的健康意识、健康知识和健康能力，这三个方面缺一不可。从微观上说，健商可细化为体商（BQ）、心灵商（MQ）、人缘商（RQ）和性商（SQ）。

（二）“健商”提出的背景

健商不是对智商、情商的简单模仿，而是一个崭新的保健理念。现代医学日新月异，先进成果和突破令人目不暇接，眼花缭乱。但是当完全依赖药品和手术的主流医学，在某些最常见的慢性病和其他疾病面前仍然束手无策时；当曾经挽救生命的抗生素等药品，因滥用而产生了耐药性之类的新问题时，人们越来越清晰地认识到，许多疾病与自然环境和社会环境的变化有关。社会压力的增强、生活习惯的改变、不良的生活方式、人口迁移等，都可以令疾病增加或传播。

健康绝不是一个人理所当然的财产，而在于一个人对自己的身体、自己的健康状态和健康未来的了解。在这个健商时代里，真正值得所有人拥有的财富，不是金钱，而是一个“良好的健康状况”。

（三）“健商”的五大要素

（1）自我保健：不把自己的健康都交给医生，通过健康的生活方式、乐观的生活态度控制健康。

（2）健康知识：个人对健康知识掌握得越多，就越能对自己的健康做出明智的选择。

（3）生活方式：作息、饮食、价值观等生活习惯和方式，对健康的作用举足轻重。

（4）精神健康：克服焦虑、愤怒和压抑，对健商至关重要。精神上感到满足的人，常能健康长寿。

（5）生活技能：通过重新评估环境，包括工作和人际关系来改善生活，掌握健康的秘诀和方法。

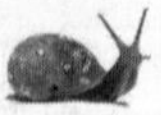
知识窗

美国心理学教授霍华德·弗里德曼和莱斯利·马丁经过二十年的研究，从研究对象多如牛毛的生活习惯中，总结出一些影响寿命的决定性因素，并发表了《长寿工程》。该书列出了“长寿关键要素排行榜”。

影响寿命的决定性因素：

第一位：人际关系；

第二位：性格特征；

第三位：职业生涯；

第四位：生活细节；

第五位：戒除不良习惯；

第六位：与健康者为伍。

三、关注自我保健

（1）重视自我保健是做好保健的前提，必须真正懂得“健康是生命的基础，是事业的保障，是幸福的源泉”。

（2）经常注意保护身体组织器官的正常功能。保证睡眠和休息时间、不吸烟、饮酒不过量、吃饭不过饱、尽量少吃药（尤其是西药，因为是药都有副作用，特别是尽可能不用或少用对肝、肾、造血功能有伤害的药物）、感到疲劳即休息，避免一切超负荷的活动等，对健康都是十分重要的。

（3）注重心理健康，正直、乐观、积极的健康心理是身体健康的基石，可以防止许多疾病发生，甚至在关键时刻它对一个人的生活以至生命有着决定性的作用。

（4）依靠科学进行保健。医学是研究保护、增进人类健康和防治疾病的科学。当你身体出现不适和病症时只能去求教医生，遵从医嘱。不可“有病乱投医”，否则“贻误病情、劳民伤财、结局悲惨”。

（5）不滥用保健品，做好保健不能主要依靠保健品。保健品不是人人都需要，更不能拿保健品治病。

实战训练

一、对照世界卫生组织提出的衡量健康的标志，看看自己是否属于健康范围。

二、了解“健商”的定义，说说“健商”五大要素？

三、结合实际谈一谈，在日常生活中如何做好自我保健？

拓展阅读

人们推出了许多预测寿命的方法，这些方法通常只有一定的参考价值，不可尽信。但却可以看出影响寿命的可能因素：如果男性，以 86 岁作为基数；如果女性，则以 89 岁为基数；依次回答以下问题并进行计算。

减寿因素：

（1）患有慢性病，常发作，减 4 岁。

（2）自认为长期生活或工作压力过大，减 3 岁。

（3）与亲人长期分离，减 0.5 岁。

（4）长期睡眠差，休息不好，减 1 岁。

（5）总认为自己不行，或觉得自己老了，减 1 岁。

（6）卫生习惯不好、不刷牙、生活环境脏乱，减 1 岁。

（7）常食垃圾食品，减 2 岁。

（8）喜欢吃甜食，减 1～2 岁（根据严重程度）。

（9）不喜欢吃蔬菜水果，减 2 岁。

（10）不能保证每天一次大便者，减 0.5 岁。

增寿因素：

（1）生活一直很有规律，加 1.5 岁。

（2）双亲活过当地期望寿命，加 2 岁；单亲没活过，接近，加 1 岁。

（3）已婚，婚姻状态良好：男性加 4 岁，女性加 3 岁。

（4）35 岁以上定期做全身体检，加 1 岁。

（5）对自己一直颇有信心者，加1.5岁。
（6）人际关系和谐，可信朋友比较多（三个以上）加2岁。
（7）不是完美主义者，加1岁。
（8）25岁开始每周锻炼120分钟者，加5岁。
（9）兴趣广泛者，加1岁。
（10）35岁开始控制饮食，加0.5岁。

第二节　婴幼儿保健

知识领航

婴幼儿是人的一生中生长发育最迅速、最关键的时期，做好婴幼儿系统保健管理，指导卫生保健和教养方法，有利于儿童的健康成长。

一、何谓婴幼儿

根据我国的生活条件和教育情况，一般把从出生到学龄前（0～6岁）称为婴幼儿期，其中：

新生儿期：0～1个月
乳儿期：1个月～1岁
婴儿期：1～3岁
幼儿期：3～6岁

二、婴幼儿的生理和心理特点

（一）婴幼儿生长发育特点

（1）新生儿期：从出生到1个月。这一时期孩子各系统的组织结构和生理功能尚未完善，所以应该加强护理，合理喂养，注意保暖和预防感染等。这时候容易患肺炎、败血症、硬肿症、颅内出血、产伤等。

（2）乳儿期：从1个月到1周岁。这一时期孩子生长发育迅速，新陈代谢旺盛，营养的需求量也相对增加，而消化功能尚未完善，所以容易患腹泻、营养缺乏症等，应注意合理喂养。与此同时，孩子的抵抗力还很低下。容易患急性传染病，所以要及时进行各种免疫接种。

（3）婴儿期：从1周岁到3周岁。这一时期孩子生长发育相对减慢。由母乳改为软食，并逐渐过渡到成人饮食。这时候容易患营养缺乏症、上呼吸道感染、肺炎、腹泻等，要注意培养良好的生活习惯。

（4）幼儿期：从3周岁到6周岁。这一时期孩子体格发育减慢，而智力发育增快，所以要加强营养和锻炼，培养良好的生活习惯。由于活动范围进一步扩大了，感染疾病的概率也随之增加，所以应注意增强孩子的抵抗力。

（二）婴幼儿生理病理特点

（1）脏腑娇嫩：孩子的脏腑娇嫩，血气未充。脏腑娇嫩，以肺、脾、肾三脏的血气不足尤为突出。

(2) 发育迅速：婴幼儿就好像刚刚萌生的幼芽，很脆弱，但生机勃勃，一天一个样儿，生长得非常快。年龄越小，生长越快，营养的需求量相对越大。

(3) 病理特点：发病容易，变化迅速。

孩子的身体器官和机能没有发育完全，抵抗力弱，很容易感染疾病。孩子不仅容易发病，而且病的变化比成人更为迅速，更显复杂，更容易受到环境的干扰。原本只是轻微的病症，如果治疗不当，很容易转变为危重症候。

（三）婴幼儿心理发展特点

(1) 认识活动的具体形象思维为主，抽象概括能力开始发展。

(2) 活泼好动、爱玩、会玩。

(3) 开始形成最初的个性倾向，个性初具雏形。

(4) 行为具有强烈的情绪性。

(5) 好奇、注意力分散、爱模仿。

(6) 好学好问，求知欲旺盛。

知识窗

婴幼儿的衣物选择

婴幼儿的衣服必须具备柔软、有弹性，透气性和吸水性好，无刺激性，宽松、方便、保暖等条件。新生儿常溢奶，易吐脏衣服，大、小便易弄湿、弄脏裤子，因此衣服需勤换勤洗，故要求衣料能耐洗、耐搓。最符合以上条件的就是全棉材质的衣服。

1. 新生儿衣服应宽大些，还要穿脱方便，如前面开口打结的衣服就易穿脱。为减少对新生儿皮肤的刺激，新生儿的衣服接缝处可在外面，更不要有额外的装饰。衣料的颜色以浅色或白色为好，这样衣服脏了容易发现，便于换洗。

2. 婴幼儿衣服不能用洗衣粉洗。洗衣粉的主要成分是烷基苯磺酸钠，这种物质进入人体以后对人体中的淀粉酶、胃蛋白酶的活性有着很强的抑制作用，容易引起人体中毒，新生儿的脏器非常娇嫩，更容易受到伤害。现在市场上有专门的婴儿洗衣用品，购买时务必看清说明。

3. 除了选用市场上专门的婴儿纸尿裤外，新生儿的尿布也可选用柔软、浅色而吸水性好的棉布或旧床单、旧棉毛衣裤自己做，做的尿布在使用前要先进行清洗消毒。用新布来做尿布并不好，一是很容易擦伤新生儿的皮肤，二是吸水不多而要不断地更换。若要用新布做尿布，最好使用前通过蒸煮、洗涤等方法将其做旧后再使用。

知识窗

婴幼儿玩具的选择

1. 玩具除必须标明厂名厂址外，还要标明适用儿童年龄以及安全警示。玩具的小零件儿童易吞食，有毛刺和边角的玩具又易划伤儿童的身体，注意玩具的做工和表面是否光滑，不符合标准要求的玩具，易伤儿童的皮肤。

2. 玩具一定要附加说明书，说明书介绍内容：产品的功能、使用方法、安全警示及注意事项，帮助教育孩子正确玩玩具。还需要注意仔细察看玩具说明书上注明玩具所适用的年龄，不适合孩子年龄段的玩具，会造成伤害和危险。

3. 用来串珠子和其他玩具的绳子要结实，以免绳子断了，宝宝将珠子和其他小东西吞入口中；对于小电话、拖拉玩具等那些带有绳索的玩具，要看一下绳索的长度，不要超过30厘米。

4. 需有3C认证标志。

5. 闻一闻玩具，看它是否有异味。

6. 晃一晃玩具，看看它的各个部件是否牢固，会不会掉下来。

7. 拉一拉玩具上的小附着物，如绒毛玩具上的眼睛、鼻子、小纽扣等，看看它们是否牢固。

8. 对于涂有油漆的玩具，要看一下它是否有安全检验合格证，使用的油漆是否达到了安全无毒的标准。

9. 挑选发声玩具时，要试一下它的声音是否过响。

10. 尽量选择一些比较容易清洗的玩具。

三、婴幼儿的营养健康指标

营养是婴幼儿正常发育、健康成长的重要物质保证，如果饮食中提供的各种营养素不足，生长发育就会受到影响，造成营养不良，严重损害婴幼儿的健康成长。婴幼儿的体格发育状况通常用体重、身高和牙齿是否发育正常这三项指标来衡量，要理解营养与体格发育的关系，应从以下三方面入手。

（1）体重是衡量婴幼儿近期营养状况最灵敏的一项指标。按一般规律，新生儿出生时体重应为3千克，6个月以内平均每月增加0.6千克；6个月以后，平均每月增加0.5千克。宝宝出生6个月时，体重应为出生时的2倍，1岁时体重为出生时的3倍，1岁以后体重增加速度减慢。宝宝体重增加虽然是健康的重要标志，但也要注意不能营养过剩，以免引起肥胖。

（2）身高是反映婴幼儿近期与远期营养状况的指标。足月新生儿出生时的平均身高为50厘米，1岁以内增加50%，为75厘米；1～4岁内再增加25厘米达到1米。婴幼儿身高增长的速度很快，所需要的营养也相对较多。

（3）牙齿是衡量婴幼儿骨骼发育的重要指标。宝宝出生后6～8个月开始出乳牙，1岁时萌出6～8颗，2岁至2岁半时出齐，达到20颗。宝宝牙齿的健康与钙、磷的供给关系很大。在这一时期如果缺钙，将会导致严重的牙齿钙化不佳，影响咀嚼和消化。

宝宝健康标准参数表

年龄	身长（厘米）		体重（千克）		头围（厘米）		胸围（厘米）	
	男性	女性	男性	女性	男性	女性	男性	女性
初生	50.60	50.00	3.27	3.17	34.30	33.70	32.80	32.60
1月	56.50	55.50	4.97	4.64	38.10	37.30	37.90	36.90

续表

年龄	身长（厘米）		体重（千克）		头围（厘米）		胸围（厘米）	
	男性	女性	男性	女性	男性	女性	男性	女性
2 月	59.60	58.40	5.95	5.49	39.70	38.70	40.00	38.90
3 月	62.30	60.90	6.73	6.23	41.00	40.00	41.30	40.30
4 月	64.60	62.90	7.32	6.69	42.00	41.00	42.30	41.10
5 月	65.90	64.50	7.70	7.19	42.90	41.90	42.90	41.90
6 月	68.10	66.70	8.22	7.62	43.90	42.80	43.80	42.70
8 月	70.60	69.10	8.71	8.14	44.90	43.70	44.70	43.40
10 月	72.90	71.40	9.14	8.57	45.70	44.50	45.40	44.20
12 月	75.60	74.10	9.66	9.04	46.30	45.20	46.10	45.00
18 月	80.70	79.40	10.67	10.08	47.30	46.20	47.60	46.60
25 月	90.40	89.30	12.84	12.28	48.80	47.70	50.20	49.00
3 岁	93.80	92.80	13.63	13.10	49.10	48.10	50.80	49.80

不同阶段宝宝体重计算公式：

6 个月以内体重=出生体重+月龄×600 克

7～12 个月体重=出生体重+月龄×500 克

2～7 岁体重=年龄×2+8000 克

身长是指头、躯干、下肢三者长度的总和，三者比例在宝宝不同阶段不一样。

出生时宝宝平均身长为 50 厘米左右。

第一年身长增长得最快，1～6 个月时每月平均增长 2.5 厘米，7～12 个月每月平均增长 1.5 厘米，周岁时比出生时增长 25 厘米，大约是出生时身长的 1.5 倍。

出生后第二年，宝宝身长增长速度开始变慢，全年仅增长 10～12 厘米。

四、婴幼儿体格锻炼

人体强弱的标志是人的体质。正确利用自然界的各种因素如空气、日光和水锻炼身体，则能增强婴幼儿体质，提高抵抗力，减少疾病。

（1）冷水洗脸、洗手。应从夏天开始坚持到冬天。洗脸、洗手后用毛巾擦干，把皮肤擦红可以防止冻疮的发生。

（2）穿衣要适宜，避免过多。经常少穿一些是一种锻炼，从小开始才能养成习惯。

（3）户外活动晒太阳。日光中紫外线可使皮内氢胆固醇转变为维生素 D，预防佝偻病。夏天，出生后 1 个月就可开始，暴露四肢和臂部，避免太阳直晒眼睛。

（4）温水浴。水的传导比空气快，刺激性强，有提高宝宝体温调节的作用。

（5）赤足运动。孩子赤足活动对增进幼儿身体健康和大脑的发育都有好处。通过足部皮肤与地面的摩擦，使之增强足部肌肉和韧带的力量，有利于幼儿足弓的形成，避免扁平足的发生。

（6）婴幼儿体操。满月后可开始做婴儿保健操。宝宝醒后，换好尿布，妈妈有节奏地以亲切柔和的动作，使宝宝在愉快情绪中有节拍地活动。

通过坚持不断的体格锻炼，可以提高全身各器官的功能，增强身体对外界温度变化的适应能力，增强身体的抗病能力。在对孩子进行体格锻炼时要注意持之以恒，注意运动量，要视孩子的体质和健康状况而定，每次锻炼时间不宜过长，适当增加营养和延长睡眠时间。

五、婴幼儿良好生活习惯的培养

俗话说："五岁成习，六十亦然。"婴幼儿期是良好生活习惯形成的关键期，这一时期，如果养成良好的生活习惯，能让孩子终生受益。

（一）婴幼儿良好卫生习惯的培养

（1）向孩子讲解卫生的知识与概念，告诉他什么是干净的，什么是脏的，饭前便后要洗手，不要随地吐痰、不要吃脏东西、不挖鼻孔、不要吃手、不抠耳朵，要养成整洁卫生的习惯。

（2）要定期给孩子剪指、趾甲。在给孩子洗脸、洗手时，教孩子自己来洗手，教他如何擦肥皂，如何洗手。

（3）教孩子刷牙。开始时，让孩子认识牙刷、牙膏，观察大人怎样刷牙，然后开始用牙刷来替孩子刷牙，也可以开始手把手地教他刷牙。

（二）婴幼儿良好饮食习惯的培养

（1）在日常生活中要求孩子饭前做好准备、饭前不吃零食；然后洗净双手，帮助父母准备碗筷，做好进食准备。

（2）培养孩子不偏食、不挑食、不快食、不暴食的良好习惯。平时注意食物进嘴后，要充分咀嚼后咽下，这样有助于消化。

（3）让孩子知道珍惜粮食是一种美德。

（三）婴幼儿良好劳动习惯的培养

培养孩子从小爱劳动的好习惯。例如，洗手、穿衣服、刷牙、帮助父母做一些简单的家务劳动，如帮妈妈拿板凳，和妈妈一起剥毛豆，收拾整理自己的玩具等。着重培养孩子的劳动习惯，锻炼他的自理能力，培养他的独立性。在劳动中孩子会接触到一些新的东西，学会一些解决问题的办法，还能锻炼他自身的能力，对他的智力发展也有帮助。

实战训练

一、何谓婴幼儿？说说婴幼儿生理心理的特点。

二、怎样加强婴幼儿体格锻炼，帮助幼儿减少疾病？

三、从哪些方面培养婴幼儿具有良好的生活习惯？

拓展阅读

小儿保健推拿法

1. 健脾法

（1）处方：补脾、摩腹各5分钟，揉足三里100次，捏脊3～5次。

（2）操作方法：

① 补脾：脾穴在拇指桡侧缘赤白肉际处。自指尖推至指根为补脾。

② 摩腹：以掌心或四指并拢，按顺时针方向，揉摩整个腹部。

③ 揉足三里：足三里在外膝眼下 3 寸处。以拇指指腹揉之。

④ 捏脊：患儿俯卧，医者用双手拇指指腹与食、中二指捏紧脊柱皮肤，边捏拿边向前推进，自长强穴推至大椎穴为 1 遍，每次 3～5 遍。为了加强刺激，每捏 3 次向上提拿 1 次。

2. 保肺法

（1）处方：清肺、平肝、补脾、清天河水各 5 分钟。

（2）操作方法：

① 清肺：肺穴在无名指掌面。自指根推向指尖为清肺。

② 平肝：肝穴在食指掌面。自指根推向指尖为清肝，亦称平肝。

③ 清天河水：天河水穴在前臂掌侧正中，自腕横纹至肘横纹成一直线。医者食、中二指并拢，自腕横纹推向肘横纹称清天河水。用力要均匀，向前推动，不可歪斜。

3. 安神法

（1）处方：平肝、清天河水各 5 分钟，捣小天心 50 次，揉摩两手十指面 2 分钟。

（2）操作方法：

揉摩两手十指面、用拇指指腹在小儿十指指腹面，按顺时针方向揉之。然后将儿抱起，俯在大人肩部，用食、中、无名三指并拢，轻轻而有节奏地叩拍督脉，自大椎向下经心俞、膈俞、肝俞直至尾骶部，拍 2～3 分钟，在相当于心肺部位，可改用空掌拍之。

4. 益智法

（1）处方：揉二马 30 分钟至 1 小时。

（2）操作方法：

二马穴在手背无名指与小指掌骨头之间的凹陷中。揉二马是将患儿小指屈曲于掌心，医者以拇指或中指指腹左右揉之。

第三节　青春期保健

知识领航

一、何谓青春期

由幼年向成年过渡的阶段，称为青春期，青少年约自 11 岁至 18 岁是青春期；从 18 岁到 25 岁是青年期，或叫青春后期。从广义上说，青春期和青春后期都可以叫青春期。在一般情况下，女孩比男孩的青春期要早开始、早结束 2～3 年。不论男女，偏早或偏晚 2～3 年，都属于正常现象。青春期的开始年龄、发育速度、成熟年龄以及发育程度和遗传、营养、情绪、社会经济因素等均有关。事实上，这一时期的身心健康是决定一生身体素质的关键时期，为壮年、老年的健康打下基础；对推迟衰老、延长寿命，能起积极作用。

二、青春期的生理和心理特点

（一）青春期的生理发育

（1）身体外形剧变，即身高迅速增长，体重明显增加。

（2）身体机能逐渐健全，即神经系统伴随脑的发育而不断健全脑的功能，心脏发展非常迅速，至 18 岁时，心脏重量等于成人的 90%，肺活量显著增长，身体对疾病的抵抗能力增强，一般很少生病。

（3）男女性征的差异更加显著，即性发育包括性腺、生殖器官、第二性征的发育和功能的具备。

（二）青春期的心理特点

1．思维的独立性和自主性显著发展

进入青春期，由于脑和神经系统的发育与成熟，青少年由儿童时期的具体形象思维向抽象逻辑思维过渡，思维的独立性和批判性显著发展，从而在学习能力方面有明显的提高，成为发展智力的黄金时期。另一方面，身体的迅速长大，第二性征的出现，使得青春期少年开始强烈地关心自己的身体和容貌特征，关注别人对自己的评价。到了青春期，青少年开始割断与父母亲之间的心理联结，形成所谓的“心理断乳期”，但是这种心理上急于趋向的独立是不成熟的。

2．情绪发展多变

青春期情绪内容广泛，既有对现实生活、学习中的各种情绪体验，又有对未来的憧憬。但是，这些情绪容易波动，带有明显的极端性。典型的表现是：或激动兴奋，或烦躁不安。而且出现了心境性的情绪特点。

3．自我意识形成和迅速发展

从少年到青年初期，是自我意识发展趋于成熟的时期。随着身体的发育、性机能的成熟和知识经验的增长，青春期的青少年能够日益自觉地认识和评价自己的个性品质、内心体验或内部世界，从而能够独立地支配和调节自己的活动和行为，这是自我意识发展的新阶段和新特点。

4．性意识萌发

青春期性意识是生物本能的体现，是性生理发育的必然结果。11～15 岁以后，随着性器官的发育成熟，性激素及其他有关激素（如肾上腺素）的分泌活跃，为有意识性冲动的产生创造了生理条件。由于心理活动的发展以及环境的影响，开始逐渐地、强烈地意识到两性存在和两性差别，也开始懂得两性之间的关系，因而出现了性的意识，使少男少女性意识萌动、增强。

三、青春期保健

青春期是人体发育的重要时期，也是一生中的关键时期。青春期的健康状况往往会影响一辈子。生长发育出现第二次高峰，要保证充足的营养、足够的休息和必要的锻炼。

（一）青春期生理保健

1. 注意营养的补充

（1）碳水化合物。青春期所需要的热量较成人多 25%～50%。这是因为青少年活动量大，基本需要量多，而且生长发育又需要许多额外的营养，热量主要来自碳水化合物，亦即谷类食物，所以青少年必须保证足够的饭量。

（2）蛋白质。蛋白质是生长发育的基础，身体细胞大量增殖，其构成均以蛋白质为原料。生长发育期的儿童和青少年对蛋白质的需要量是每日每千克体重 2～4 克。人体的蛋白质主要由食物供给，蛋类、牛奶、瘦肉、大豆、玉米等食物均含有丰富的蛋白质，混合食用，可以使各类食物蛋白质互相补充，营养得到合理利用。

（3）维生素。在生长发育中，维生素是必不可少的。它不仅可以预防某些疾病，还可以提高机体免疫力。人体所需要的维生素大部分来自蔬菜和水果。芹菜、豆类等蔬菜含有大量B族维生素；山楂、鲜枣、西红柿含有大量维生素C。

（4）矿物质。矿物质是人体生理活动必不可少的，尤其是青少年，对矿物质的需要量极大。钙、磷参与骨骼和神经细胞的形成，如钙摄入不足或钙磷比例不适当，必然会导致骨骼发育不全。奶类、豆制品含有丰富的钙。青少年对铁的需要量高于成人。特别是女性，每次月经要损失 50～100 毫升血，至少要补充 15～30 毫克铁。油菜、韭菜中含有丰富的铁。

（5）微量元素。微量元素虽然在体内含量极少，但在青少年的生长发育中起着极为重要的作用。特别是锌，我国规定每日膳食锌的摄入量为 15 毫克。含锌丰富的食物有动物肝脏、海产品。

（6）水。青少年活泼好动，需水量高于成年人，每日摄入 2500 毫升水，才能满足人体代谢的需要。这里讲的水的摄入量不是指喝进去的水量，而是指喝入的水量加上吃进的食物中含水量的总和。

2. 注意经期卫生

女孩子在十三四岁以后就要来月经。月经期间，身体会有一系列的变化，抗病能力也会降低，因此，注意经期卫生十分重要。

（1）要经常注意外生殖器的卫生。女性外生殖器皱褶较多，很容易藏垢纳污；外阴道口靠近肛门，也容易使阴道污染。所以应经常清洗，洗时注意清洗大小阴唇和阴蒂附近的垢腻，特别是经期最好早晚各洗一次。

（2）穿宽松易透气的内裤，不穿化纤内裤。化纤内裤不透气，易引起异味或外阴炎、阴道炎。

（3）平时多注意观察白带的颜色、性状、量的多少、气味等，如果白带过多、色黄、有臭味，有可能是炎症引起的，应及时就医。

（4）注意观察月经的情况。如果月经过频、量多，或淋漓不尽，则应到医院就诊。

（5）月经期注意不要受凉，保护下身温暖，保持外阴清洁，不要过劳，不要做剧烈运动，禁食辛辣刺激食物，保证睡眠，保持心情舒畅。

知识窗

如何计算月经周期

月经第1次来潮称为月经初潮。初潮的年龄大多在13～15岁之间，其迟早受各种内外因素的影响，如气候、个人体质、营养状况等。出血的第1天为月经周期的开始，两次月经第1天的间隔时间称为月经周期，因此月经周期的计算应包括月经来潮的时间。正常月经周期为28～35天，周期长短可因人而异，提前或错后7～10天可视为正常范围，只要能保持一定的规律性就不能认为是月经不调。

末次月经是指距就诊日最近的一次月经，应从出血第1天计算。但需注意，末次月经系指此次月经与通常一样的行经持续时间及量，不要将阴道不正常出血误认为是月经。此种出血一般量较月经少，时间或短或延长，或失去平时月经来潮的规律。

月经来潮的持续时间一般为3～7天，出血量在100毫升之内，以第2～3天为最多。月经血一般呈暗红色，不凝固，除血液外，还含有子宫内膜碎片、宫颈黏液及阴道上皮细胞。

一般妇女月经期无症状，少数人可有下腹或腰骶部下坠感、乳房胀痛、便秘或腹泻、头痛等不适，一般不影响日常的工作、学习及生活。

知识窗

自己的月经是否正常

月经出现异常大多是疾病症状，必须积极治疗。月经是否正常，一般可从以下几点观察。

1. 月经周期

一般女子的月经周期是28～30天，但是也有人40天来一次月经。但只要有规律性，均属于正常情况。另外，月经容易受多种因素影响，所以提前或错后3～5天，也是正常现象。

如果这次月经周期是20天，下次是40天，而且经常出现这样情况，有的甚至月经来1～2天，过10多天又来1～2天，失去了周期性，这属于月经不调。少女初潮时，由于卵巢刚发育，功能还不完善，所以会出现功能紊乱和不规律，这不是病理现象。

2. 月经期（也称行经期）

女子的月经期大约是2～5天。一般行经的规律是第一天经血不多，第二三天增多，以后逐渐减少，直到经血干净为止。这是因为第一天子宫内膜脱落刚刚开始，第二三天子宫内膜脱落增多，出血量也增多了，子宫受到刺激，加强收缩，把大量经血排出的缘故。有的人经血干净了以后，过一两天又来了一点，俗称“经血回头”，这也不是病，而是一种正常现象。但是，有的女子经期长达10～20天，月经淋漓不尽；有的经期极短，只是“一晃”即过。这两种现象都是不正常的。

3. 做好乳房保健

青春期乳房开始发育时，不要过早地戴乳罩。乳房充分发育后可开始佩戴乳罩，但松紧度要适当，不可因害羞而过紧地束胸。乳房发育过程中，有时可出现轻微胀痛或痒感，不要用手捏挤或搔抓。青春期女性应认识到：此期乳房发育是正常的生理现象，也是健美的标志之一，应加倍保护自己的乳房使之丰满健康。

4. 禁烟忌酒

青春期保健知识中指出吸烟和过量饮酒会对人体产生毒害作用，对青春期的少年危害更大，甚至造成终身疾病。

知识窗

经前期紧张症

由于月经前体内性激素突然减少，会影响全身系统，出现一定的反应。这些反应一般在月经前7～14天出现，来潮前2～3天加重，行经后症状逐渐减轻和消失。医学上把这些变化比较明显的叫经前期紧张症。一般表现为：

1. 以精神症状为主：常见神经敏感，烦躁易怒，全身疲乏无力，有时会引起头痛、失眠、思想不集中等。

2. 以躯体症状为主：常见手脚颜面浮肿，腹部胀气感，有些人腹胀，大多数女孩会有便秘现象，小腹坠痛和乳房胀痛等。

经前期紧张症多见未婚青年，有以上一种或几种表现，不影响学习和工作，少数人症状严重，需要治疗。如止痛药、止呕药、镇静药均可对症治疗。青春期的少女应该了解自己体内的生理变化，消除恐惧、焦虑等思想负担。精神治疗比药物治疗更为有效。经前要注意劳逸结合，少食咸食，保证睡眠时间，避免不必要的烦恼和争吵，这些都有助于减轻和消除症状。如果经期结束，症状不减，应找医生诊治。如浮肿不消应排除肾病，乳房硬结应排除乳腺疾患。

（二）青春期心理保健

青春期是生理、心理、社会行为等方面从未成熟到成熟，从未定型到定型的急剧变化时期，在此更应重视青少年的心理健康。

1. 树立正确的自我观念

一个人只有正确地认识自己，他的行为举止才能得体，学习和工作才能适应，才能努力地发展自己，主动地进行自我教育。如果自我观念不正确，他可能自视甚高，自以为了不起，去做力不能及的工作；他也可能自觉羞惭，不肯以本来的面目表现自己，以致形成沉重的心理负担，不能心地坦然。

2. 适度提高抱负水平

要善于将个人的优、缺点与环境的利弊四个因素综合起来分析，扬长避短，挖掘环境的有利因素，发挥个人的优势，一方面与命运搏斗，改造客观，另一方面调整主观，确定合适的抱负水平，以免做出招致挫折的事。

3. 建立和谐的人际关系

在与人相处时，其肯定的态度（如尊敬、信任、友爱等）总多于否定的态度（如憎恶、怀疑、恐惧等），对其所归属的集体，有一种休戚相关、安危与共的情感，总乐于牺牲个人的欲念去谋取集体的幸福。

4．个人与社会协调一致

自己的需要、愿望与社会的要求与他人的幸福发生冲突时，要放弃和修改自己的行动计划，以谋求与社会的协调一致。

5．把心灵中的积郁倾吐出来

思想和情绪上的矛盾长期郁闷在心中，会影响脑功能，造成心理失常。思维情绪上的问题只有将它倾吐出来，心情才会感到舒畅，并能起到一定的安定作用。

实战训练

一、说说青春期的生理心理特点。

二、结合本节内容，谈谈如何做好青春期保健？

三、怎样在日常生活中注意经期卫生？

拓展阅读

青春期综合征

青春期综合征是青少年特有的一种心理现象，是青少年在青春期，因适应能力和心理防卫机制尚不成熟而出现的具有心理失调特征的心理异常，其表现是因人而异、各具特色的。在现实生活中，青春期综合征的主要表现是：

1．苛求体貌。一些青少年对自己的容貌和衣着相当敏感，以至于过分挑剔；有些同学会对客观存在的某一些“丑陋”，如体胖、肤黑、眼小、狐臭等忧心忡忡、烦恼不已，以至难以接受。

2．异性敏感。进入青春期后，随着性意识的发展，青少年对异性的言行举止过分敏感。他们常会把异性对自己的好感当作对自己的“倾心”，而把自己对异性的好感当作“爱情”，从而造成不必要的苦恼。

3．情感危机。由于青少年情绪波动大，自我控制能力不强，因而当他们在学习、交友、生活等方面出现重大波折时，很容易在极度失望和沮丧的情况下，做出莽撞之事。

4．心灵空虚。这是一种生活无聊、闲散寂寞的心态，表现为对任何事物都缺乏兴趣，提不起精神，似乎生活中根本没有能引起其兴趣的因素，整天无所事事。心灵空虚是青春期综合征中负面影响最为严重的心理失衡现象。

此外，青春期综合症还表现为严重厌学、社交障碍、离家出走等现象。尽管青春期综合征不属于严重的心理异常的范畴，可其对青少年心理的良好发展和人格的健全却是十分有害的，如果不能迅速地走出这种心理误区，则有可能导致较为严重的心理障碍。

预防青春期综合征应注意以下几方面：

1．正确认识自己和接纳自己。认识自己就是自我认识，自我认识与行为适应心理健康的关系是极为密切的。一般说来，自我认识与其本身的实际情况越接近，社会适应能力就越强，也就越能保持心理的健康；相反，自我认识与其本身的实际情况差距越大，则社会适应能力就越弱，也就越容易产生心理问题。

2．逐步提高受挫折的能力。挫折锻炼是利用随时随地都可能发生的挫折情景，有目的地进行锻炼，从而增强应付各种难以预料的挫折的能力。挫折具有的实质是获取挫折的心理体验，并在此基础上，通过自己的努力去克服挫折以提高对挫折的承受能力。

3. 努力控制自己的消极情绪。良好稳定的情绪是心理健康的基本条件。控制自己消极的情绪，首先，应该具有正确的思维方法，懂得万事都不可能按自己的主观愿望顺利发展；其次，必须纠正自我评价的偏差，避免不必要的消极情绪的产生。

4. 要有意识地扩大人际交往的范围。积极参加各种感兴趣的活动，如打球、下棋、游泳等，以分散青春期综合征对自己的影响，尽可能摆脱这种顽症。

第四节　中年保健

知识领航

一、何谓中年人

联合国世界卫生组织（WHO）确定新的年龄分段：44 岁以下为青年人，45～59 岁为中年人；我国根据民族、地域、社会状况、人的身体状况及人口年龄构成现状划分规定：35～44 岁为中年期，45～59 岁为中年后期。也就是说年龄为 45～59 岁为中年人。

二、中年人的生理和心理特征

（一）中年期生理特点——衰退

人到中年，机体由盛渐衰，逐步出现各器官的退行性变化。在 30 岁以后，人体的多种机能便开始减退，大体上每增长一岁，减退 1%。

1. 心血管机能减退

心血管的机能在青春发育期的末尾，便达到了一生中的顶点，之后就渐渐减退。随着年龄的增长，血压和血脂也逐渐升高，而这些都是冠心病、脑血管病发生率增高的重要因素。

2. 呼吸功能逐年下降

肺泡和毛细血管的直径随年龄增长而扩大，肺组织弹性逐渐减小，肺的扩张与收缩能力随之下降，肺活量因而变小。在肺呼吸功能下降的同时，其抗病能力也下降，慢性支气管炎等呼吸道慢性疾病的发病率随年龄增长而增高。

3. 代谢减缓

进入中年以后，消化功能和代谢率均明显下降。50 岁后消化能力可下降三分之二多，无论从热量的需要还是从消化功能来看，中年人都要注意减少进食量。

4. 内分泌腺的功能减退

胰岛素分泌量减少，使一些个体发生糖尿病倾向或罹患糖尿病。性腺功能降低，使性欲减退。到中年后期，还会因内分泌功能紊乱而出现更年期综合征。

5. 骨质降低

如骨骼和肌肉逐渐减弱，骨密度降低，关节软骨再生能力缺乏，脊椎骨骼有压缩，背部和下肢各部的肌肉强度减弱，骨软骨发生纤维性变化或钙化，骨的脆性增加，物理强度下降，关节凝结不活，转动幅度缩小，同时骨质易于增生，容易发生骨折和骨关节病，如颈椎病等。

6. 免疫功能降低

中年后期，细胞免疫和体液免疫都开始出现功能减退现象。抗体生成减少是一个突出表现，各种抗体的滴度（衡量某种抗体的最低浓度）随年龄增长而下降；机体出现变异蛋白质，免疫识别系统会将此作为异体蛋白而产生自家抗体，与此相关的是血液中还会出现抗原抗体复合物；细胞免疫功能也减弱，巨噬细胞的吞噬功能和自然杀伤细胞的杀灭能力都有所减退；免疫监视系统对发生癌性突变的细胞的监视功能减弱。

这种变化在 50 岁左右和 50 岁以后十分明显。这就是 50 岁前后的中年人常常心力交瘁，易患多种疾病的重要原因。特别是癌症的发病率在 50 岁前后是高峰期。

（二）心理能力不断增长

1. 心理发展日趋成熟

一般说来，人到 30 岁已成家生儿育女，生活方式初步定型，思想也安定下来，不再像青年时期那样充满憧憬，而是满怀信心，脚踏实地创立事业，故称“而立”之年。人到 40 岁，知识增多，见识日广，认识问题有了相当力度、深度，不再为表面所迷惑，遇事冷静，即使复杂事物也不致摇摆不定，故也称“不惑”之年。至 50 岁，经验更丰富，学识愈深广，处世更加稳重妥善，故又称“知天命”之年。所以，中年时期是成就事业的黄金时期。

此外，性格特征基本定型是中年人心理成熟的一大表现。即从以往成功与失败的经验教训中，保持着个人精神状态的平衡，以适应社会和环境的需要，及安排正常的生活和学习，担负起社会和家庭的责任，以及处理学习、工作等矛盾。

2. 智力的持续增长

中年人的单项心理能力，虽也是处在逐渐下降的过程中，但其全部心理活动能力的总合即智力，仍然在继续发展和成熟。主要表现在能独立进行观察和思维，具备独立解决问题的能力，情绪趋于稳定，自我意识明确，精力充沛，情感丰富，运动协调，感觉思维敏捷，判断力准确，智能高涨，注意力集中，记忆力旺盛，能适应和把握环境等。

3. 心理活动能力不断提高

人到中年，生理功能逐渐衰减，而心理活动能力却继续发展和成熟。具体表现在具有较强的独立解决问题的能力，精力充沛，情感丰富，思维敏捷，富有创造力，注意力集中，记忆力较强，能把握和控制情绪，能较好地适应和把握环境等方面。

4. 意志坚定

中年人的自我意识明确，了解自己的才能和所处的社会地位，善于决定自己的言行，有所为和有所不为。对既定目标，勇往直前，遇到挫折不气馁。同时也有理智地调整目标并选择实现目标的途径。

5. 个性稳定，特点突出

人到中年，稳定的个性表现出每个人自己的风格，有助于其排除干扰，坚定信念，以自己独特的方式建立稳定的社会关系，并顺利完成自己追求的人生目标。

三、中年人的养生和保健

中年正值工作上的中坚，上有老，下有小，身心不堪重荷，身体发育也从成熟走向老化。很多人在这时期积劳成疾，伴随身心的是“慢性疲劳综合征”。临床医生提示，中年是健康的一大关口，注意养生和保健，才可能颐养天年。

（一）中年人的膳食原则

1. 控制总热量，避免肥胖

中年每日摄入的热量应控制在 7500～8370 千焦耳。中年人超重越多，死亡的机会就越多。据统计，40～49 岁的人，体重超过 30%以上的，在中年期男性死亡率达 42%，女性死亡率达 36%。且胖人易患胆石症、糖尿病、痛风、高血压、冠心病和某些癌症。因此，安排中年人饮食时防肥胖对保健具有重要意义。

2. 保持适量蛋白质

蛋白质是人体生命活动的基础物质。中年人每天需摄入 70～80 克蛋白质。其中牛奶、禽蛋、瘦肉、鱼类、家禽、豆类和豆制品都富含优质蛋白质，对中老年人非常有益。由于人体的蛋白质每天都在消耗，所以每天摄入的蛋白质应保持平衡。这对延缓消化系统退行性变有好处。

3. 适当限制糖类

由于中年后胰腺功能减退，如食含糖食物过多，就会增加胰腺的负担，易引起糖尿病。在患消化性疾病时如进甜食，还可促进胃酸分泌，可使症状加重。

4. 饮食要低脂肪，低胆固醇

中年人每天摄取的脂肪量以限制在 50 克左右为宜。脂肪以植物油为好，植物油含有不饱和脂肪酸，能促进胆固醇的代谢，防动脉硬化。动物脂肪、内脏、鱼子、乌贼和贝类含胆固醇多，进食过多易诱发胆石症和动脉硬化。

5. 多吃含钙质丰富的食物

如牛奶、海带、豆制品及新鲜蔬菜和水果，对预防骨质疏松，预防贫血和降低胆固醇等都有作用。

6. 注意食用防癌食物

菌藻类、菇类、大蒜、洋葱、四季豆、红薯、海参、大豆、葡萄、猕猴桃、香蕉、绿茶等。

7．少食盐

每天进盐量不宜超过 8 克，以防伤脾胃和引起高血压。

8．节食

饮食要定期、定量，避免暴饮暴食、过量饮酒，以免引起消化功能紊乱。

知识窗

中年健康常“五看”

一看“饮食”。食欲是身体的晴雨表。当您的食欲突减、食量下降时，一定要请医生查清原因，对症治疗。当然，食欲陡然亢进也是异常表现，同样要查清原因。

二看“体重”。体重的变化是人体健康与否的标志。人的体重可以反映健康状况，体重迅速增加或急剧下降，都对健康不利。所以，维护您的体重平衡，控制在规定增重的范围内尤为重要。

三看“睡眠”。每个人都有他的“生物钟”。如果人长时间改变自己的生活节奏，就会改变内分泌，导致神经紊乱。因此，要尽可能保证起居定时，睡眠充足，做到与人体生物节奏相吻合。

四看“颜色”。即大、小便的颜色。要经常注意大、小便的颜色，不同质量的饮食，排出的粪便也会呈不同颜色。当便中混杂血液、黏液或腹泻不止，说明胃肠道出了毛病；若大便呈沥青般黑黏稠状时，说明消化道出血；大便若呈白色，可能是患了胆道疾病。便秘是引起人体衰老的重要因素。

五看“脾气”。即您是否经常无端地发脾气，若是，则可能由疾病所致。一般来讲，高血压、胃病、肝炎等都会引起人的烦躁不安，容易动辄发脾气。

（二）中年人的锻炼

中年是人生的一个特殊时期。在这个年龄段，身体上各器官系统功能已经开始出现衰退。生活上由于工作和家庭的压力，身心会感到很疲劳，做事感到力不从心。所以这时的中年人开始关心自己的身体健康状况，一方面加强自己的营养，另一方面开始参加自己平时很少参加或基本不参加的体育锻炼。由于体质的原因，中年人在进行体育锻炼时应注意以下事项。

1．要有充足的热身运动

中年人肌组织的粘滞性增加，肌肉、韧带的伸展性和弹性降低，如果为了“节约”时间直接进行体育锻炼，则非常容易造成伤害事故的发生。因此，中年人在进行体育锻炼前一定要做好充分的准备活动，以防运动损伤的发生。

2．量力而行选择适合自己年龄段的运动项目

中年人参加体育锻炼，常常会出现心理活动与身体活动背离的现象，即内心认为自己还年轻，可机体已经衰老了。可能由于自身素质的下降，体能的不足，极易发生一些不必要的运动伤害。因此中年人在锻炼时应少做或不做一些剧烈性和身体对抗性的项目，多做一些适合自

己年龄段的体育运动，如步行、慢跑、散步、骑自行车、游泳、跳健身舞、打太极拳和太极剑等，也可以进行远足、登山、垂钓等户外活动。

3．长期坚持，把握好每次的运动时间

不能因为工作忙，好不容易抽出时间来运动，一定要一次练个够。结果，不是累得几天不能动弹，就是扭伤了筋骨，使自己受到伤害。所以，中年人锻炼时要制订一个长期计划，并合理地安排每次锻炼时间，每次锻炼时以身体稍微有点疲劳，第二天精神饱满为好。

4．要重视锻炼后的放松、恢复工作

由于种种原因，许多中年人在锻炼结束后，没有做好放松运动，而是立刻去工作，使锻炼的效果大打折扣。还有一些人没有及时换下锻炼中被汗浸过的内衣就去工作，这样很可能会使人生病。

5．要注意运动的着装

许多中年人由于怕麻烦或是为了节约时间，还有的是因机缘巧合，常常穿着便装进行锻炼，殊不知，这样一方面会造成运动的不便，另一方面会留下隐患，容易导致运动损伤的发生。

6．锻炼前进行体检

中年人在参加健身锻炼前一定要进行一次全面的体检，排除由一些慢性疾病引起的运动禁忌症。

实战训练

一、简要概括中年人的生理和心理分别呈现什么样的特征？

二、说说中年人的养生保健应该注意什么？

三、运用本节知识，做一个中年人养生保健方案。

拓展阅读

中年人的英年早逝现象

工作压力、生活负担、精神包袱就像“三座大山”一样，让中年人身心俱疲。2004 年 10 月 20 日，我国最有希望获得诺贝尔奖的山东大学信息生物学研究所所长张颖清先生不幸英年早逝，这在科技教育界引起了强烈震动。2005 年 1 月 22 日，清华大学电机与应用电子技术系讲师，36 岁的焦连伟博士突然发病，经多方抢救无效去世。医生确诊后认为焦博士的死与长期超负荷工作及心理压力过大有很大关系。与此事仅仅时隔 4 天，1 月 26 日中午，很有专业前景的 46 岁的清华大学工程物理系教授高文焕，因患肺癌不幸去世。医生会诊后认为，过于繁重的工作压力不仅使他错过了癌症的最佳治疗时机，更使他的病情进一步恶化。

英年早逝现象，已是屡见不鲜。早在 20 世纪 80 年代开始就已初露端倪——“两弹元勋”邓稼先于 62 岁辞世，数学家张广厚于 50 岁辞世，光学家蒋筑英于 43 岁辞世，音乐家施光南于 55 岁辞世……时隔 20 年，这一问题依然存在，而且更趋严重了。英年早逝的主要原因有三：一是过劳死，工作过于繁重，时间过于久长，这就像汽车超载；二是过急死，常感工作生活压力大，总是心急气躁，这就像汽车超速；三是过累死，长期处于睡眠缺乏，精神疲惫不堪的状态，这就像司机疲劳驾驶。一辆汽车超载、超速，又疲劳驾驶，事故概率必然大幅升高，不出事故才怪。

人生的事业、家庭、健康，如同三足鼎立，每一足都很重要，缺一就会失衡。因此，中年人要把握好度，把握好平衡。如果不能互相兼顾怎么办呢？那就应该学会正确地选择与舍弃，如果过分执着于事业，过分聪明，什么东西都不肯放弃，那么就会重蹈英年早逝的覆辙。

中年人生命莫透支

我们无论讨论中年人的“过劳死”也好，还是讨论中年人过高的患病率也好，都要面对一个不能回避的事实：中年人生命的透支。

“生命透支”的概念源自于日本，是指因为工作时间过于久长、劳动强度相对过大、心理压力过于沉重，导致精疲力竭而引起身体潜藏的疾病急剧恶化，继而丧命。有人将生命透支定义为由于长期慢性疲劳而诱发的猝死。这是因为中年人在单位经受的是长期超负荷的工作和无尽无休的操劳；回到家里，面对着老年人和孩子，又被无数琐屑的家事烦恼纠缠。时间长了，积压久了，往往就会心力交瘁，生命随之被提前透支。

未老先衰正是生命透支的一种表现。有一项社会研究成果表明，目前中国高收入中年人群的过快老化趋势已超过欧美国家。另据6000个病例的临床统计，35～45岁的高收入者身体老化程度超过自身自然年龄，而且机体过速老化现象十分严重，有些中年人的功能年龄和生物年龄平均超龄10～20年，这必将使一系列侵扰中年人的老化疾病提前到来。

为了避免生命提前透支，医学专家建议人们“五不熬”：

一是起居不熬夜。人到中年之际，由于工作任务繁重，特别是文、卫、教、新闻工作者及其他各类脑力劳动者，开夜车已经是经常之事。当然，如果适度地开开夜车，第二天午休及时补上，对身体不会产生多大妨碍。但是，如果工作上长期集力硬拼，长期熬夜，就容易因神经系统过度紧张而导致神经衰弱、溃疡症、高血压和冠心病等。长期睡眠不足还会造成大脑受损，导致脑细胞早衰。

二是饮食不熬顿。有些人由于工作忙、学习紧张或因生意脱不开身，长时间连口水都顾不上喝，不吃早饭更是习以为常的事，长此以往，必会导致“营养缺乏症”，会引发脑血栓和尿结石等症。经常饥不进食还能引起胃溃疡，并能诱发低血糖，甚至引起昏迷、休克。因此，只有定时定量按餐按顿进食，才能保证身体机能得到充分营养，使记忆、理解、思维、分析等能力经常处于较为理想的状态。

三是玩乐不熬神。文明、轻松、健康、适度的娱乐活动可以有效地调节人的神经，陶冶人的情操，十分有益于人的健康。但玩乐过度会使体内维生素A大量消耗，视力下降，神经疲劳。另外如果长时间听狂躁的音乐，就会使耳膜处于过度紧张状态，影响听力；如果长时间玩电子游戏机，就容易患“游戏机综合征”；如果整夜打牌、下棋、搓麻将，就会使人消耗过多的脑力和精力，伤身劳神，影响健康。故玩乐也应适可而止，把握好分寸。

四是运动不熬力。适当的体育锻炼可增强人的体质，有益于身心健康。但过量的运动会使热能大量消耗，并可造成乳酸等代谢物在血液中大量堆积，从而影响人的肝脏功能，导致筋骨和肌肉酸软。

五是病痛不熬拖。不少中年人经常感到活得很不轻松，常有累的感觉，甚至当出现头晕、乏力、胸闷、心悸、失眠、气短、关节痛、胃痛、食欲差等状况时，仍满不在乎地“熬拖”，结果小病熬成大病，轻病拖成重病，贻误治病良机以致终至不治。

第五节 老年保健

知识领航

一、何谓老年人

中国中华医学会老年医学会对老年的年龄划分是：45～59 岁为老年前期，60～79 岁为老年人，80～89 岁为高龄老人，90～99 岁为长寿老人，100 岁以上为百岁老人。目前，我国 65 岁以上老年人口所占比例已达 10%，标志着我国也进入一个老龄化的时代。

二、老年人的生理和心理特征

（一）生理状况的变化——衰老

1．体表外形改变

老年期外表的变化有：须发变白，脱落稀疏；皮肤变薄，皮下脂肪减少；结缔组织弹性减低导致皮肤出现皱纹；牙龈组织萎缩，牙齿松动脱落；骨骼肌萎缩，骨钙丧失或骨质增生，关节活动不灵；身高、体重随增龄而降低（身高在 35 岁以后每 10 年降低 1cm）；指距随增龄而缩短。

2．器官功能下降

老年人的各种脏器功能都有不同程度的减退，如视力和听力的下降；心脏搏出量可减少 40%～50%；肺活量减少 50%～60%；肾脏清除功能减少 40%～50%；脑组织萎缩，胃酸分泌量下降等。由此，导致老年人器官储备能力减弱，对环境的适应能力下降，容易出现各种慢性退行性疾病。

3．机体调节控制能力降低

老年人动作和学习速度减慢，操作能力和反应速度均降低，加之记忆力和认知功能的减弱和人格改变，常常出现生活自理能力的下降；老年人免疫防御能力降低，容易患各种感染性疾病；免疫监视功能降低，容易患各种癌症。

（二）心理特征的变化

随着生理机能的逐渐衰退，老年人的大脑功能也有不同程度的退行性改变，这表现在如下几个方面。

1．运动反应迟缓

老年人的感官系统随着机体的衰老，将发生反应迟缓、传输信号减慢或减低，而这样的变化常常表现在老人们的行走、持物动作、发音等诸方面。

2．记忆能力的错位

人的记忆力在 45 岁之后将进入逐渐衰退的阶段，达到 70 岁之后又将进入另一个记忆力明显降低的阶段。因此记忆力降低是老年人一个显著的特征。

3．思维衰退速度较慢

年老过程中思维的衰退出现较晚，尤其是熟悉的专业有关的思维能力在年老时仍能保持。但老年人由于感知和记忆力方面的衰退，在概念、逻辑推理和问题解决方面的能力有所减退，而其中尤为明显的则是思维的敏捷性、流畅性、灵活性、独特性以及创造性。

4．人格的改变

老年人的价值、信念较少改变，因而常给人一种保守的印象；老年人由于脑生理功能衰退，表现出心理能量的减少，在生活中表现出一种被动、退缩和迟缓的印象；老年人由于生理功能减退和慢性疾病发病率高使其常常体验到躯体不适，因而容易产生抑郁感和孤独感。

5．老年人的情绪特点

（1）老年人更善于控制自己的情绪，尤其表现在控制自己的喜悦、悲伤、愤怒和厌恶情绪方面。

（2）老年人的情绪体验比较强烈而持久，老年人由于比较理性，往往通过认知调节来减弱自己的情绪反应，但老年人对于负性应激事件所引发的情绪体验要比青年人和中年人持久得多。

（3）有些老年人容易产生消极情绪，由于个性、环境条件等多种因素的影响，有些老年人容易产生消极情绪，如有的老年人由于职务地位变化引起失落感和疑虑感。

（4）从总体看，各年龄阶段的老年人对生活很满意或满意的占绝大多数。老年人的积极情绪体验表现为轻松感、自由感、满足感和成功感。

三、老年人的健康和长寿

老年人希望健康，更想要健康长寿。为了实现健康长寿的愿望，必须科学地认识人类逐渐衰老的自然规律，立足日常生活，针对影响人类健康长寿的诸多因素，采取综合性自我保健措施，以延缓人的衰老，争取健康长寿。

（一）影响健康长寿的因素

（1）遗传因素：一般来说，祖父母、父母的寿命较长，则儿女的寿命也比较长。

（2）营养因素：每天的膳食中，各种营养素的种类必须齐全，数量必须充足，相互间的比例也要适当。否则对人体健康将产生不良的影响。

（3）运动因素：体育运动以及体力劳动，可以促进体内新陈代谢，改善各系统器官的功能，提高人体对环境变化的适应能力。

（4）心理因素：良好的心理状态，是老年人健康的重要保证。

（二）长寿老人的特征

据瑞典某老年组织调查，一些人之所以能够长寿，生活方式起到了决定性的作用。大量的资料也表明，长寿老人的生活方式都有以下特点。

（1）生活有规律：工作、劳动、休息时间安排有序，劳作、运动适量，休息适度，兴趣爱好广泛，情感丰富，心态乐观，情绪稳定，生活内容非常充实。

（2）重视个人及环境卫生，而且饮食多样、新鲜、清淡，从不暴饮暴食。

（3）生活中严格遵守“少与多”的关系，即少烟多茶、少酒多水、少吃多嚼、少盐多醋、少肉多菜、少糖多果、少怒多笑、少烦多静、少衣多浴、少说多做、少要多给、少车多步、少停多动、少药多锻炼。

四、老年人的养生和保健

（一）老年人的饮食

三高（即血压高、血糖高、血脂高）是影响老年人健康的最主要因素。所以老年人的饮食要选择高新鲜度、高纤维素、高蛋白质、低盐、低糖、低脂、低胆固醇、低刺激性的饮食为宜，限制动物脂肪，适量的鱼、虾等蛋白质，充足的蔬菜水果，达到营养均衡。

知识窗

中国老年保健协会推荐的养生保健膳食谱

1. 蒜泥黄瓜

原料：大蒜30克，黄瓜300克，红柿椒50克，盐、白糖、酱油、香油、味精各适量。

做法：黄瓜洗净，放入沸水中焯一下，取出切开去瓤，切成一厘米见方小丁，红柿椒洗净去籽，也切成小丁，两小丁同放一个碗中，撒上盐，10分钟后用凉开水洗一下，除去水分，把大蒜捣成泥，在空气中放置10分钟，用酱油调稀，倒入“二丁”碗中，加入糖、味精、香油，即可食用。

功效：大蒜杀菌，抗癌，还可以降低血清和胆固醇，及防止动脉硬化。黄瓜清热利水，润肠通便，是减肥佳品。

2. 蒜泥茄块

原料：嫩茄500克，大蒜35克，糖、酱油、味精、香油各适量。

做法：将茄洗净带皮切成块，放入碗中加盐，腌至发软时，加入凉开水洗去盐分，将茄块轻挤去水分，放入盘内，加用酱油调好的蒜泥（与上同），加上调味品，拌匀食用。

功效：降脂、降压。预防动脉粥样硬化。

3. 洋葱炒肉片

原料：洋葱200克，瘦肉70克。

做法：将洗净的洋葱和瘦肉切成片。将炒锅内的油烧热，先翻炒肉片，再下洋葱与肉同炒，加调料，再炒片刻起锅。

功效：滋肝益肾，化浊祛淤，利湿解毒，主治冠心病、高血压、高血脂，消除疲劳，增强体质。

4. 治糖尿病的饮料

原料：青梨一个，乌梅100克，鲜藕、西瓜翠、鲜马蹄各200克。

做法：先把乌梅煮开10分钟，去渣留液，再把青梨、鲜藕、鲜马蹄、西瓜翠切成适当大小块榨汁，把以上两种汁混合即成，每日饮三次，每次100毫升。

5. 治糖尿病的菜

原料：苦瓜250克，荷叶10克，蚌肉200克。

做法：将蚌肉从壳内取出，去掉杂质，内脏。洗净后，用热水烫一下，去掉蚌肉外皮，切成薄片备用。再将苦瓜切成小段（约40×40）与荷叶同煮开3分钟后，将荷叶取出，再将切好的蚌肉一烫即食。

6. 五味平压汤

原料：紫菜10克，芹菜50克，西红柿一个，洋葱一个，鲜马蹄20克。

做法：清水500毫升，下芹菜、西红柿、马蹄煮开20分钟后下洋葱、紫菜，再加少许盐和味精，稍加搅拌即起锅。

7. 降压山楂双耳汤

原料：黑木耳、银耳各10克，山楂20克，冰糖30克。

做法：清水500毫升，下木耳、山楂中火煮20分钟后再下冰糖，让其全部溶解后，放置到温和再喝。

根据老年人较常见的一些疾病具体指导如下：

（1）心血管疾病：避免辛辣刺激性食物，富含纤维素饮食有利于保持排便的通畅。餐后禁立即就寝；应少量多餐，不宜过饱，以免胃胀蠕动缓慢，影响消化吸收，横膈上移心脏活动受限，冠状动脉供血不足，诱发疾病。

（2）高血压病：限制食盐的摄入量。因为钠盐食用过多，会引起水钠潴留，造成血容留增多，心排出量增多，血压增高，加重病情。

（3）糖尿病：制订饮食计划，控制总热量，合理分配三餐，自觉遵守饮食计划；避免进食高糖食物；定时进餐避免低血糖；饥饿时可增加蔬菜和豆制品等副食。

知识窗

中国老年保健协会推荐的食谱搭配

1. 鱼+豆腐：味鲜补钙，可预防多种骨病，鱼含维生素D，促进钙吸收。
2. 猪肝+菠菜：防治贫血，一荤一素，相辅相成。
3. 羊肉+生姜：冬令补虚佳品，可治腰背冷痛，四肢风湿痛。
4. 鸡肉+栗子：补血养生，适于贫血之人。
5. 猪瘦肉+大蒜：促进血液循环，增强体质。
6. 鸡肉+山药：补阴养肾，消热止咳，适于体质虚弱者。
7. 鸡蛋+百合：滋阴润燥，清心安神。
8. 芝麻+海带：美容防老。

（二）老年人的运动

老年人完全不运动不行，运动过度也不行。要根据自身的情况，调整运动量。以每天活动后精神饱满，情绪稳定，无疲倦感为宜。一般开始每周可1～2次；每次时间15～20分钟。

逐渐增加至每日 1～2 次；时间可达半个小时以上。可以根据自己的喜好选择散步、做操、打太极拳、慢跑、爬楼梯等运动。注意：不饱餐后或饥饿时活动；不进行剧烈活动；活动时间不宜过长；气候变化大，太冷或太热时不宜户外活动；活动过程中注意有无胸闷、心悸、呼吸困难、大汗淋漓等不适。应随身携带急救药盒及健康卡，出现上述不适及时终止活动，采取适当急救措施，必要时及时就医。

（三）老年人的睡眠

老人的睡眠时间多在 6 小时左右，中午小睡半个小时，易右侧卧位。醒后起床的动作要提倡“3 个半分钟”，即醒后继续平卧半分钟，在床上坐半分钟，双腿下垂坐在床边半分钟，最后再下地活动。以避免引发脑溢血等心脏血管疾病 。

（四）老年人的心理保健

所谓“心态好，活到老”。乐观、宽容和年轻的心态以及保留一份闲情逸致都是老年人最好的医药。老年人应始终保持愉快的情绪，积极寻求生活乐趣，培养兴趣爱好，陶冶情操，自得其乐，广交朋友，谈心交友，听音乐，跳跳舞；老年人要有自信，不服老；老年人要适应和创造良好的社会及家庭环境；老年人要努力保持心境清静，情绪稳定。

实战训练

一、简要概括老年人的生理和心理分别呈现什么样的特征？

二、你身边有长寿老人吗？试分析影响健康长寿的因素有哪些。

三、说说老年人应该从哪些方面进行养生保健？运用本节知识，给自己的长辈做个养生保健方案。

拓展阅读

老年人最常用的三个穴位

1. 合谷穴

取穴：用一只手的拇指第一个关节横纹正对另一只手虎口边，拇指屈曲按下，指尖所指处就是合谷穴。

凡是头面上的病，像头痛、发热、口干、流鼻血、脖子肿、咽喉病以及其他五官疾病都可以得到缓解和治疗。在按摩时，两手可以交替按摩，用拇指屈曲垂直按在合谷穴上，做一紧一松的按压，频率为每 2 秒钟一次，即每分钟 30 次左右。重要的是按压的力量需要有一定的强度，穴位下面要出现酸、麻、胀的感觉，即有“得气”现象为好，这样才能起到防病治病的作用。

2. 内关穴

取穴：位于腕横纹上两寸，在掌长肌腱和桡侧屈腕肌腱之间，就是从手腕横纹向后量三横指，在两筋之间取穴。

内关穴属心包经，在《黄帝内经》中就有记载：“手心主之别，名曰内关，心系实则心痛。”所以古典的经络学说早就把心脏病和心包经的内关穴联系起来，千百年来无数的例证证明针刺和按摩心包经的内关可以治疗和预防心脏病的发生。另外，由于心包经起于胸中，所以针刺和按摩内关穴对呼吸系统的疾病，如哮喘、肺气肿、肺心病等疑难病都有一定的疗效。和按摩合谷穴一样，按压内关穴的方法是用大拇指垂直在内关穴上，指甲的方向要竖向，和两筋平行，指甲要短，以指尖有节奏地按压并配合一些揉的动作，要有一定的力度，使按摩内关穴产生一定的得气感觉，最好要使酸、麻、胀的感觉下传到中指，上传到肘部，这样才有较好的效果。

3. 足三里穴

取穴：于外膝眼下四横指、胫骨边缘。

主治胃肠、腹部不适，如消化器官疾并头痛、牙痛、神经痛、鼻部疾并心脏并呼吸器官疾并胃下垂、食欲不振、便立腹部胀满、呕吐等，对更年期障碍、腰腿疲劳、皮肤粗糙也很有效。凡脾胃失调等消化系统的疾病，通过按摩足三里都会起到十分显著的效果。中医认为脾胃为后天之本，人出生之后，成长和健康的维持与脾胃的消化营养功能密切相关，而胃经又属于多气多血的经脉，这条经脉受到激发，气血旺盛，必将影响五脏六腑与全身各器官的功能，从而达到保健长寿的效果。

第六节　女性保健

知识领航

一、妇科常见病的防治

（一）什么是妇科病

妇科病的规范化名称为女性生殖系统的疾病，它包括外阴疾病、阴道疾病、子宫疾病、输卵管疾病、卵巢疾病等。妇科疾病是女性常见病、多发病。但由于许多人对妇科疾病缺乏应有的认识，缺乏对身体的保健，加之各种不良生活习惯等，使生理健康每况愈下，导致一些女性疾病缠身，且久治不愈，给正常的生活、工作带来极大的不便。

知识窗

妇科疾病的种类

妇科疾病主要分为：妇科炎症、人工流产、性病、月经不调、不孕不育、妇科整形、妇科肿瘤7大类别，每个类别又有多个小病种。

1. 妇科炎症：宫颈炎、阴道炎、盆腔炎、子宫内膜炎等；
2. 人工流产：无痛人流、可视人流、微创人流、药物流产等；
3. 性病：尖锐湿疣、梅毒、生殖器疱疹、淋病、艾滋病等；
4. 月经不调：卵巢疾病、内分泌疾病、妇科炎症等；
5. 不孕不育：宫颈性不孕、内分泌性不孕、子宫性不孕、输卵管性不孕等；
6. 妇科整形：阴唇整形、丰胸美乳、处女膜修复、阴道紧缩术、外阴白斑等；
7. 妇科肿瘤：子宫肌瘤、宫颈囊肿、卵巢肿瘤、宫颈癌等。

（二）妇科疾病的预防

（1）锻炼身体，均衡饮食，不过量食用含糖量高的食品。

（2）养成良好的卫生习惯：不使用公共场所浴池、浴巾等卫生洁具；上厕所前先洗手；不滥用不洁卫生纸；排便后擦拭外阴时宜从前向后擦；换洗内裤并放于通风处晾干；自己的盆具、毛巾自己专用；内裤与袜子不同盆清洗；洗澡宜用淋浴。

（3）穿着全棉内裤：紧身化纤内裤会使阴道局部的温度及湿度增高，为霉菌提供繁殖的环境，所以要选用棉质的内裤。

（4）卫生巾及卫生护垫的使用：卫生巾是使用高温消毒的方法达到无菌状态的，一次性消毒灭菌期限超过后，它的卫生就无法再得到保障，即便不拆封也会受到污染。所以，卫生巾应该现用现买。卫生巾质地为纤维材质，受潮后细菌很容易侵入并进行繁殖。因此，拆包后的卫生巾应该避开像卫生间这样阴暗潮湿的地方，选择干燥、洁净的环境里放置。药用卫生巾也许会对某些女性阴部起到保洁、防治妇科疾病的作用，但并非人人皆宜，有的人接触后会产生过敏现象，出现外阴瘙痒等症状。

白带是妇女从阴道里流出来的一种带有黏性的白色液体，它是由前庭大腺、子宫颈腺体、子宫内膜的分泌物和阴道黏膜的渗出液、脱落的阴道上皮细胞混合而成。正常的白带是无色或是乳白色，呈鸡蛋清状，略带腥味或无味。有的女性经常使用大量的卫生护垫来控制白带，其实这样做会反而使细菌侵入。现在市场上卫生护垫的卫生指标有的不合格，其中常存在一些大肠杆菌、链肠菌、真菌，这样就会造成阴道感染。并且长期使用卫生护垫，就会造成外阴呼吸不了新鲜的空气，由于外阴一直处于“闷热”的状态，就会引起细菌滋生，导致白带异常，引发阴道炎，宫颈糜烂等疾病。

（5）定期进行妇科病普查：40 岁之前两年检查一次，40 岁以后要每年检查一次。

（6）夫妇双方都要养成良好的卫生习惯：特别要注意性器官的清洁；月经期、流产后 30 天禁止同房。

（7）人流和生育次数过多也是诱发妇科病的原因之一，因此应避免过多的人流刮宫和生育次数。

（8）重视怀孕时的护养：妊娠时性激素水平、阴道内糖原和酸度都会增高，容易受霉菌侵袭。对孕妇而言，不宜使用口服药物，而应选择针对局部的预防和辅助治疗方案。

（9）正确避孕：避孕药中的雌激素有促进霉菌侵袭的作用。如果反复发生霉菌性阴道炎，就尽量不要使用药物避孕。

二、女性养生保健

（一）气血是女性美丽健康的根基

气和血是滋养人体的宝贵物质，正如《黄帝内经》里所说：“以奉生身，莫贵于此。”对人体而言，没有比气血对人体营养作用更大的了。离开了血液的滋养，人就像是树木离开了春雨的滋润，长期贫血会加速女性衰老，女性如果想追求靓丽面容和窈窕身材，就必须重视养血。

知识窗

给自己的气血“把把脉”

如何判断自己是否需要补养气血呢？接下来的这个小测试可以为大家提供参考。

请在下列选项中选出与你目前身体情况一致的选项。

1. 肤色黯淡，唇色、指甲颜色淡白。
2. 时常有头晕眼花的情况发生。

3. 最近一段时间经常心悸。

4. 睡眠质量不高，经常无缘无故失眠。

5. 经常会有手足发麻的情况发生。

6. 月经颜色比正常情况偏淡并且量少。

每一条算作 1 分，假如你的得分为 3 分或 3 分以上，那就可以看作是需要补养气血的信号了。

（二）女性如何养血补血

（1）神养：时刻保持愉快和乐观的情绪，不但可以提高身体的免疫能力，而且有益身心健康，同时有助于促进骨髓的造血功能，使皮肤红润，面有光泽，更显年轻。

（2）睡养：充足和良好的睡眠能够保证充沛的精力和体力，所以一定要养成健康的生活方式，不熬夜，杜绝在月经期或产褥期等特殊生理阶段同房。

（3）动养：多参加体育锻炼对生育过的女性特别重要，每天坚持至少半小时，如健美操、跑步、散步、打球、游泳、跳舞等，既能提高身体素质，又能加速造血。

（4）食养：人体造血也是需要原料的，所谓“巧妇难为无米之炊”，没有足够的原料，造血本身就是不可能的，因此女性平常应适当多吃些富含造血原料的优质蛋白质和必需的微量元素（尤其是铁）、叶酸和维生素 B_{12} 等营养食物，动物肝脏、猪血、鱼虾、羊肾、蛋类、黑木耳、黑芝麻、豆制品、红枣、花生等食材就是最好的造血原料。

（5）药养：确诊为贫血的女性朋友除了服用医生开具的处方药外，还可以进行药膳补血。如党参 12 克、红枣 12 颗，煎汤代茶饮；首乌 15 克、枸杞子 25 克、大米 50 克、红枣 15 颗、红糖适量煮粥食用。这两种药膳均具有良好的补血养血功效。

在以上的养血注意事项中，最重要的还是食补，因为人体的气血是由脾胃将食物转化而来的。中国古代有句俗语“能吃是福”，只有好好地吃饭，脾胃功能正常，采取食补的方法来补血才是最佳渠道。女人在月经期间失血过多时，应在月经结束后 2~5 日内，及时补充蛋白质、矿物质及补血的食品，如牛肉、鸡蛋、大豆和各种新鲜的瓜果蔬菜等。

知识窗

补血养血最有效的民间良方

1. 食疗补血法

阿胶：在日常生活中，我们可以将阿胶捣碎，之后与糯米一起放入锅中熬成粥，分早晚两次服用，睡前服用还有改善睡眠质量的作用。此外，也可以使用阿胶和鸡蛋做成蛋花汤服用，既能补充血容量，又可以增加血细胞的数量。

生姜红糖水：生姜具有发汗温中、解毒的功能。生姜微辣，吃到嘴里又辣又热，正是这种良性的刺激能够加速造血，温通经脉。红糖具有益气养血、健脾暖胃、祛风散寒的功效。食用时，把姜切成薄片，放在杯子里，加上几勺红糖，再加开水冲泡，然后在锅中煮 20 分钟，候温服用。

2. 穴位补血法

使用穴位按摩补气益血，效果明显，在所有的穴位中，血海穴的补血作用最强。血海意为血之海洋，本穴为治疗贫血的重要穴位，具有补气益血、引血归经和活血化瘀的作用。

取穴：屈膝，血海穴就位于大腿内侧，属足太阴脾经，用掌心正对着盖住自己的膝盖骨（右掌按左膝，左掌按右膝），五指朝向近心端，手掌自然张开，大拇指所对的位置就是血海穴。

实战训练

一、什么是妇科病？应该如何防治妇科病？

二、气血是女性美丽健康的根基，给自己的气血“把把脉”，谈谈女性应该如何补气血。

拓展阅读

日常美容妙法十则

1. 蛋清美容法。将蛋壳里留下来的蛋清，收集在杯中，加一点面粉，如蛋清不多，可加点瓜汁，匀成糊状。晚上临睡时，先把脸洗净，将蛋糊涂在脸上，约30分钟后洗去。

2. 花粉美容法。将花粉加食盐溶于温水中，每日清晨和晚上用此水洗脸，边洗边按摩，对美容大有裨益。

3. 蜂蜜美容法。用蜂蜜加2～3倍水稀释后每日涂敷面容，可使皮肤光洁细嫩，如用燕麦片、蛋白加蜂蜜制成面霜使用，效果更佳。

4. 菜果美容法。将菜（果）绞榨取汁敷面，轻轻按摩十余分钟，再将汁洗去。根据季节不同，可选用胡萝卜、冬瓜、大白菜、甜菜、白薯、黄瓜、西红柿、柑桔、苹果、柠檬、梨等。

5. 茶糖美容法。将红茶叶和红糖各两汤匙加水煎，以面粉打基底调匀敷面，15分钟后再用湿毛巾擦净脸部。

6. 醋敷美容法。将醋和甘油以5∶1的比例混合涂敷面部，每日坚持不懈；也可在洗脸水中加一汤匙醋，再换清水洗净。

7. 汽熏美容法，每日早晚洗脸后，用一深底碗或搪瓷缸装满热水，将头低垂其上，并用毛巾连头带碗一起蒙住，熏蒸10～15分钟。

8. 面霜美容法。用米粉或面粉加水合成面霜，每天将脸洗净后敷于脸上，并轻轻按摩，再在脸上贴上餐纸，吸去多余的水分。

9. 按摩美容法。两手指以前额正中为起点，向左右同时按摩十余次，然后从鼻翼两侧外展按摩十余次，再从嘴角顺下额外展按摩十余次，早晚两次。两手手掌合起摩擦，发热后在脸上做洗脸动作，数遍即可，每日早晚各一次，每次3～5分钟。用双手食指、中指尖在双侧鼻唇沟皱纹处上下轻压、滑动，连做20次，然后将整个手指面轻贴在皱纹上，向外轻轻滑动，使之展平，连做20次，可消除鼻唇沟皱纹。

10. 精神美容法。平时笑口常开。笑时，面部肌肉和皮肤血液循环加快，新陈代谢加强，有助于增强皮肤弹性。

第七节 “上班族”保健

知识领航

在都市生活的工薪阶层，因为生活压力大、运动的时间有限、再加之生活作息不规律，久而久之就会被一些疾病困扰，不仅会影响身体健康，同时还会降低工作效率。在繁忙的工作和生活中，“上班族”应该如何养生保健呢？

一、减少电磁辐射

（1）显示器散发出的辐射多数不是来自它的正面，而是侧面和后面。因此，不要把自己显示器的后面对着同事的后脑或者身体的侧面。

（2）常喝绿茶。茶叶中含有的茶多酚等活性物质，有助吸收放射性物质。绿茶是近几年来最为人所津津乐道的养生饮品，因为其中含强效的抗氧化剂儿茶酚以及维生素 C，不但可以清除体内的自由基，还能使副肾皮质分泌出对抗紧张压力的荷尔蒙，对于情绪暴躁有很大改善。不过，最好在白天饮用，以免影响睡眠。

（3）绿豆可以清热解毒、利尿消肿，薏仁则可以健脾止泻、健身益气，经常需要熬夜工作或是心烦气躁、口干舌燥、便秘时，吃些绿豆和薏仁对于消除烦躁情绪非常有帮助。

（4）勤洗脸可以防止辐射波对皮肤的刺激。

（5）在电脑桌附近摆放一盆植物或水，可以吸收电脑所发出的电磁波。

（6）尽量使用液晶显示器。

二、保护视力

有许多“上班族”因为工作的关系，必须整天面对电脑，长期这样很容易造成眼睛疲劳、眼干、视力下降等。“上班族”可以通过以下方式来保护视力。

（1）距显示器需要 70 厘米以上，放置位置应比双眼视线略低，并使眼球暴露于空气中的面积减小到最低。计算机背面与墙壁应有 1 米以上的空间让使用者休息时眼光可有足够的扩展。

（2）每使用计算机 2 小时要休息 10～15 分钟，可望望远处，转动眼球，眨眨眼。

（3）把屏幕亮度调整到不使眼疲劳的程度。在电脑前工作时，房间既不能太昏暗，也不能太明亮。理想的办公环境是房间的亮度和屏幕的亮度相同。

（4）因为要避免屏幕上显现出你的脸、灯光以及物体的影像（所有的光影会加倍地使眼睛疲劳），所以要避免室内的光线直接照射在屏幕上而产生干扰光线。

（5）光源最好来自电脑使用者的左边或右边。如果你戴眼镜，应该给自己配一副带有防反光加膜的镜片。

（6）为了防止结膜发干，在使用电脑时滴一些与我们眼泪成分相同的眼药水。

（7）眼睛疲劳时，用以淡红茶水煮过的湿巾敷几分钟眼睛，会很快消除充血和疲劳。也可以用大拇指轻按眼窝四周的骨头，从眼窝上方内侧开始，沿着骨头向眼睛外侧按摩，然后朝眼底往鼻子的方向移动。

三、预防鼠标手

（1）尽量避免上肢长时间处于固定、机械而频繁活动的工作状态下，使用鼠标或打字时，每工作一小时就要起身活动活动肢体，做一些握拳、捏指等放松手指的动作。

（2）使用电脑时，电脑桌上的键盘和鼠标的高度，最好低于坐着时的肘部高度，这样有利于减少操作电脑时对手腕的腱鞘等部位的损伤。

（3）使用鼠标时，手臂不要悬空，以减轻手腕的压力，移动鼠标时不要用腕力而尽量靠臂力做，减少手腕受力。

（4）不要过于用力敲打键盘及鼠标的按键，用力轻松适中为好。

（5）鼠标最好选用弧度大、接触面宽的，有助力的分散。

（6）使用鼠标时配合使用“鼠标腕垫”垫在手腕处。

四、减轻颈、肩、腰部疼痛

（1）保持正确坐姿。上半身应保持颈部直立，使头部获得支撑，两肩自然下垂，上臂贴近身体，手肘弯曲呈 90°，操作键盘或滑鼠，尽量使手腕保持水平姿势，手掌中线与前臂中线应保持一直线。下半身腰部挺直，膝盖自然弯曲呈 90°，并维持双脚着地的坐姿。

（2）必须选择符合人体工学设计的桌椅，使用专用的电脑椅，坐在上面遵循“三个直角”：电脑桌下膝盖处形成第一个直角，大腿和后背是第二个直角，手臂在肘关节形成第三个直角。肩胛骨靠在椅背上，双肩放下，下巴不要靠近脖子。两眼平视电脑荧幕中央，座椅最好有支持性椅背及扶手，并能调整高度。

（3）应在工作 1～2 小时左右，有目的地让头颈部向前后左右转动数次，转动时应轻柔、缓慢，以达到各个方向的最大运动范围为准。使得颈椎关节疲劳得到缓解。

知识窗

什么是颈椎病

颈椎病又称颈椎综合征，可发生于中老年人，也可发生于青年人，是由于人体颈椎间盘逐渐地发生退行性变、颈椎骨质增生或颈椎正常生理曲线改变后刺激或压迫颈神经根、颈部脊髓、椎动脉、颈部交感神经而引起的一组综合症状。得了颈椎病的特征是颈部僵硬、不舒服、疼痛，以及活动不灵活；也有的病人手掌或手臂麻木、疼痛、握力减弱，有时连拿杯都觉得没有力，病情严重时，整夜疼痛难于入睡。更有甚者会偏头痛、头晕，或者胸闷、胸痛，每次眩晕发作都和颈项转动有关。

知识窗

为什么办公室工作人员易得颈椎病

长期从事财会、写作、打字、办公室等职业的工作人员，由于长期低头伏案工作，使颈椎长时间处于屈曲位或某些特定体位，不仅使颈椎间盘内的压力增高，而且也使颈部肌肉长期处于非协调受力状态，颈后部肌肉和韧带易受牵拉劳损，椎体前缘相互磨损、增生，再加上扭转、侧屈过度，更进一步导致损伤，易于发生颈椎病。

知识窗

颈椎病预防保健操

这套保健操可改善患者颈部的血液循环，松解粘连和痉挛的软组织。无颈椎病者可起到预防作用。

姿势：两脚分开与肩同宽，两臂自然下垂，全身放松，两眼平视，均匀呼吸，站坐均可。

1. 左顾右盼：头先向左后向右转动，幅度宜大，以自觉酸胀为好，30次。
2. 前后点头：头先前再后，前俯时颈项尽量前伸拉长，30次。
3. 旋肩舒颈：双手置两侧肩部，掌心向下，两臂先由后向前旋转20～30次，再由前向后旋转20～30次。
4. 摇头晃脑：头向左—前—右—后旋转5次，再反方向旋转5次。
5. 头手相抗：双手交叉紧贴后颈部，用力顶头颈，头颈则向后用力，互相抵抗5次。
6. 双手托天：双手上举过头，掌心向上，仰视手背5秒钟。

五、预防胃病

很多白领都患有不同程度的胃肠道疾病，主要包括：功能性消化不良、肠易激综合征（IBS）和消化性溃疡。

（1）上班族应更加注重饮食的合理性和正常性。

（2）在办公室常备一些小食品、水果、绿茶等，起到充饥作用的同时，也有利于健康。

（3）切忌暴饮暴食。

六、远离心理疾病

（1）抽出一点点时间满足自己的爱好，如一顿美餐、花鸟虫鱼、棋牌娱乐等，会让你更易找回对工作的热情。

（2）写下让你感到骄傲的努力。这里指你已经付出百分之百的努力做的事，不论成败。

（3）给自己做个荣誉墙。把所有能够展现自我价值的“奖状”都贴在上面。经过时看一眼，你就能吸收它带给你的正能量。

（4）专注于如何解决问题。在电话或计算机旁贴一个禁止标志，提醒自己不要陷入负面的思考中。

七、摆脱睡眠障碍

很多“上班族”利用周末狂补觉，无规则的睡眠方式若长期存在，不仅会越补越乱、形成恶性循环，而且也会构成睡眠障碍、损害身体健康。所以“上班族”应养成合理的睡眠习惯，注意合理利用休息时间。

知识窗

“上班族”的椅子健身操

1. 坐在椅子上，伸直身材，做一次深呼吸，紧腰收腹，坚持姿势 2～3 秒，重复 4～8 次。

2. 坐在椅子上伸直身材，两肩向后用力使背肌收紧，两肩、胛骨靠拢，坚持姿势 4～6 秒，重复 4～8 次。

3. 坐在椅子上，两手撑住椅面，用力支撑，尽量把自己身材抬起，坚持姿势 3～4 秒，重复 4～8 次。

4. 坐在椅子上，身材压缩收腹，双手用力支撑，收紧臀大肌，并使臀部从椅子上微微抬起，坚持姿势 4～6 秒，重复 4～8 次。

5. 坐在椅子上，双手叉腰，两脚踩地，左右转动腰部至最大幅度，重复 8～12 次。

6. 坐在椅子上，双腿轮流屈膝向上提起，双臂屈肘于体侧，交替前后摆动，模仿跑步动作，重复 30 次。

7. 坐在椅子上，伸直身材，两脚踩在地上，脚跟尽量提起，连续 6 秒，重复 8～12 次。

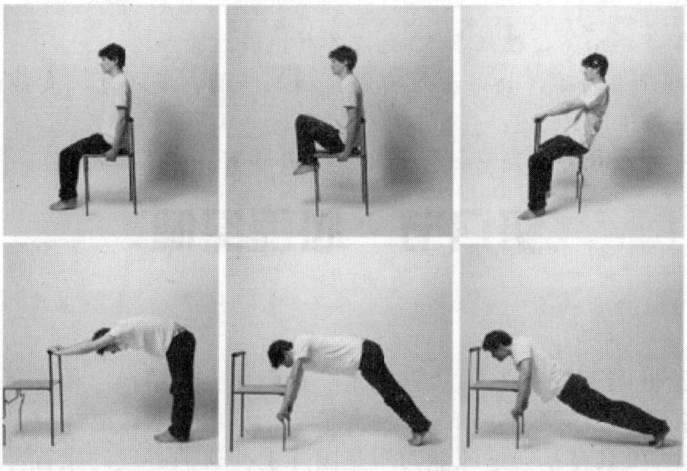

实战训练

一、概括影响“上班族”健康的因素有哪些？

二、“上班族”应该要如何做好养生保健？

三、和同学、朋友一起练习“上班族”椅子健身操。

拓展阅读

缓解工作疲劳的药膳

1. 枣仁莲子粥

原料：酸枣仁 10 克，莲子、枸杞各 20 克，粳米和大米共 100 克。

做法：洗净加水共同煮粥，可适量加糖。

作用：安神、补脑。

2. 枸杞羊脑

原料：羊脑一具，枸杞30克。

做法：将羊脑洗净与枸杞盛在碗中，加适量葱末、姜末、料酒、盐，上锅蒸制，性状似“豆腐脑”。

作用：补脑、调养躯体疲劳。

3. 黄芪鸡

原料：黄芪30克，陈皮15克，肉桂12克，公鸡1只。

做法：将中药用纱布包好，与公鸡一起放入锅中，小火炖熟，食盐调味，吃肉喝汤。

作用：调养躯体疲劳、体力下降者。

4. 人参糯米粥

原料：人参10克，山药、糯米各50克，红糖适量。

做法：先将人参切成薄片，与糯米、山药共同煮粥，待粥熟时加入红糖，趁温服用，每天1次。

作用：该粥具有补益元气、抗疲劳、强心等多种作用。

注意：高血压、发烧患者不宜服。

5. 鳗鱼山药粥

原料：活鳗鱼1条，山药、粳米各50克，各种调料适量。

做法：将鳗鱼剖开去内脏，切片放入碗中，加入料酒、姜、葱、食盐调匀，与山药、粳米共同煮粥服用，每天1次。

作用：该粥具有气血双补，强筋壮骨，经常服用该粥，可消除疲劳。

第八节 心理保健

知识领航

世界卫生组织给健康下的定义为：“健康是一种躯体上、精神上和社会适应上的完全良好状态，而不仅仅是指没有疾病或病痛。”它包含了三个基本要素：躯体健康；心理健康；具有社会适应能力。其中，“具有社会适应能力”是国际上公认的心理健康首要标准，所以生理健康只是低层次的自然人的健康状态，而心理健康才是最高层次的健康。

那么我们应该从哪些方面进行心理保健呢？

一、树立积极进取的人生态度

一个心理健康的人总是热爱人生、热爱生活、珍惜生命的，他们对生活乐观，对未来充满了希望，无论是对社会，还是对自己都是采取极其负责的态度，因而总是满腔热情地投身于生活，总是忘我地在为社会创造财富。对这些人来说，每天都是一个新的开始，每天都是一个新的台阶，不怕困难，不怕挫折，而且总是踏踏实实、认认真真地向他自己既定的目标前进。这类人用他们自己的行动去体验人生的价值，真切而深刻，所以总能享受到人生的乐趣，反过来更能激起自己积极进取的人生态度。

二、正确认识自我

世界上最困难的是什么？就是如何认识自己。一个心理健康的人，一般能有“自知之明”，就是说，能够正确认识到自己的价值，认识到自己在他人心目中的位置，认识到自己的能力、学识、水平，既不高估自己，不对自己的一些长处和优势沾沾自喜，也不会自卑，过分地贬低自己，绝不无缘无故抱怨、自责自己。反之，一个心理不健康的人，便不能恰当地认同自己，或是莫名其妙地自傲，或是无缘无故地自卑，经常有意无意地掩饰自己的不足，心理特别敏感、脆弱，失落感极强，经不起风浪的折腾，存在严重的心理冲突，回避矛盾，无法保持平衡的心理状态。

三、保持良好的人际关系

（一）在交往中要谦让大度

不计较对方的态度，并勇于承担自己的行为责任，做到“宰相肚里能撑船”。宽容克制并不是示弱，它是有度量的表现，能“化干戈为玉帛”，赢得更多的朋友。

（二）掌握人际交往的艺术

（1）语言艺术。“良言一句三冬暖，恶语伤人六月寒。”这句话告诉我们交往时要注意运用语言的艺术。

（2）称呼得体。恰当得体的称呼，能使对方感到亲切，交往便有了良好的心理气氛。在交往过程中，要根据对方的年龄、身份、职业情况及交往的场合、双方关系的亲疏等来决定对方的称呼。对长辈的称呼要尊敬，对同辈的称呼要亲切、友好，对关系密切的人可直呼其名，对不熟悉的要用全称。

（3）说话注意礼貌。

① 正确运用语言。表达清楚、生动、准确、有感染力、逻辑性强，少用土语和方言，切忌平平淡淡、含含糊糊。语音、语调、语速要恰当，要根据谈话的内容和场合，采取相应的语音、语调和语速。讲笑话要注意对象、场合、分寸，以免笑话讲得不得体，伤害他人的自尊心。

② 适度地称赞对方。每个人都希望别人赞美自己。如果我们能够发掘对方的优点，进行赞美，他会很乐意与你交往。但是，赞美要适度，要有具体内容，绝不能刻意逢迎。

（三）努力增强自己的人际能力

1. 努力建立良好的第一印象

心理学家卡耐基在其著作《怎样赢得朋友，怎样影响别人》一书中总结出给人留下良好的第一印象的六种途径：真诚地对别人感兴趣；微笑；多提别人的名字；做一个耐心的听者；鼓励别人谈他们自己；谈符合别人兴趣的话题；以真诚的方式让别人感到很重要。

2. 提高个人的外在素质

追求美、欣赏美、塑造美是人的天性。恰当地修饰自己的容貌，扬长避短，注意在不同场合下选择样式和色彩符合自己的服装，形成自己独特的气质和风度。同时，应注意追求外在美和内在美的协调一致，即外秀内慧。因随着交往的加深，外在美的作用会逐渐减弱，对他人的吸引会逐渐由外及内，从相貌、仪表转为道德、才能。

3. 培养良好的个性特征

生活中大家都愿意与性格良好的人交往，没有人愿意与虚伪、性情粗暴、心胸狭隘的人打交道。因此，要不断地形成良好的个性特征。注意克服性格上的弱点。加强交往，密切关系。心理学研究表明，人与人之间空间距离上的接近，是促进人际吸引的重要因素，因为人与人之间彼此交往的频率越高，越有助于相互了解，沟通情感。

四、有健康的情绪状态

（一）健康情绪特征

（1）没有过分的、不切实际的要求，这样很少有烦恼、不快，精神状态永远是饱满的、乐观的。

（2）在自己的人生遇到麻烦时，能做到泰然处之，决不自寻烦恼或自我折磨。

（3）一般能摆好自己与他人的关系，所以很少有麻烦的、别扭的事情引起自己心理的不快。

（4）有修养，能较好地控制自己的情绪，当自己想发脾气时或暴怒来临时，自己能够意识到，并将其抑制于萌芽状态。

（二）合理宣泄情绪

生活中，人人都会有坏情绪。所谓坏情绪，即负性情绪，指人们在不利的外界环境以及不利的自身条件下，产生的苦闷寂寞、犹豫悲伤、失意痛苦、愤怒嫉妒、紧张不安、恐惧憎恨等不良情绪。如果负性情绪长期存在，不能及时宣泄和处理，会给身体和心理带来较大的伤害。这时候需要合理地、适当地去宣泄。

知识窗

情绪转移作用

一位丈夫在单位受了冤枉，憋着一肚子气回到了家中，和妻子因一件小事，就闹了起来。面对丈夫的无名火，妻子莫名其妙。正好6岁的儿子跑回家，“你为什么才回家？!”妻子满腔怒火，抬手给了儿子一巴掌。儿子刚才还高高兴兴，让妈妈一巴掌打得不知如何是好，回头看见了小花猫正朝自己摇尾巴，他一脚踢在小猫的肚子上，踢得小猫嗷嗷地直叫，那叫声分明是在抗议：我不是你最好的朋友吗，今天为什么平白无故踢我？

看到这个“城门失火，殃及池鱼”的故事，想必读者朋友们都会会心一笑：丈夫在外面受的气，转来转去，最终转到了小猫的身上。这个故事的道理在心理学上叫作“转移作用”。

所谓转移作用，就是把对某一对象的情绪转移到另一对象身上。人们常有一种心理倾向，把自己对某一对象的愤怒或喜爱的感情，由于某种原因无法面对对象直接表达或发泄，而转移到其他较为安全或较为大家所接受的替代性的对象身上，从而满足情感需求，化解心理焦虑，缓解心理压力，这就是转移作用。这是人们常用的一种心理防卫机制。

1．宣泄法

（1）倾诉和交流。向最信得过的朋友倾诉，把心中的不快、郁闷、愤怒、困惑等消极情绪，一股脑倒出来，会使你感到心理上轻松起来。写日记或者写信，把自己心中的负性情绪转移到文字上，既安全又有益。

（2）大哭一场。在你感到特别痛苦悲伤时，不妨痛痛快快地大哭一场。哭能有效地释放积聚的紧张，能调节心理平衡。流泪可以把体内因紧张而产生的化学物质排出体外，可以缓解人的忧愁和悲伤。

（3）借物宣泄。当你受了委屈或欺侮后，可以回到家关起门来，用力捶打你的被子、枕头，待捶打到疲乏时，你会觉得心里轻松了许多。

2．转移法

（1）看书、看幽默故事、看愉快搞笑的故事片和连续剧，让自己尽情地大笑。还可以欣赏音乐或放声高歌。音乐疗法主要是让有压力的人欣赏不同的乐曲，然后把他们从不同的负性情绪中解脱出来。除了听歌以外，唱歌也是能够起到同样的作用的。特别是放声高歌，可以带走紧张、激动情绪。歌的旋律、词的激励，唱歌时有节律的呼吸和运动，都能够缓解紧张情绪。

（2）运动、旅游、散步等。如果你非常的恼火，可以做一些体力活，也可以到操场上跑几圈，把恼火产生的能量释放出来。当你跑得四肢无力、上气不接下气时，你会感到筋疲力尽，此时此刻你的不开心心情会恢复平静，心中的怒火也会消失一大半。

（3）保持一些爱好，在心情不好时，做一些自己最喜欢做的事。如果一个人的心情很差，产生不良情绪时，心中会十分暴躁、恼火，无法安静下来。这个时候，可以蹲在花丛中赏花弄草，坐在河边钓鱼，抬头看看空中的蓝天白云，这些看起来和排除不良情绪无关的行为恰是以静制动的独特的宣泄方式，它们是以安静的态度平息心头怒气，缓解心中压抑的情绪。这些方式一般是知识型社会成员的选择。

（4）离开那些让自己不快乐的环境。当你被不良情绪影响的时候，可以到鸟语花香的公园、绿树成荫的大道上走走，大自然的美景、绿色的世界、蓬勃的生机都能心胸开阔、身心愉悦，忘记自己的烦恼，消除精神上的紧张和压抑之感。

五、具有良好的社会适应能力

社会适应能力指人对复杂多变的社会环境、多变的社会作出适合生存的反应的能力。一个拥有良好社会适应能力的人是敢冒险、有自信、积极主动、能自我控制、解决问题能力良好、情绪稳定、态度乐观、人际关系良好、愿意承担责任的人。这样的人能做到审时度势，对周围的事物和环境能够做出客观的认识和评价，并能以积极进取的态度正确对待现实环境，既有高于现实的理想，又不沉湎于不切实际的幻想和奢望中，因而能应付比较复杂的局面；当发现自己处于不利的或困难的境地时，也不惊慌、恐惧，而是冷静地处理，将不利转化为有利，将困境转化为顺境，而且在这个过程中锻炼自己的聪明才智。

实战训练

一、你认为什么是心理健康？说说如何进行心理健康的保健？

二、结合本节内容，谈一谈合理宣泄情绪的方法有哪些？

三、结合实际，想一想为什么“具有社会适应能力”也是心理健康的标准之一？

拓展阅读

寻找快乐处方

一位16岁的少年去拜访一位年长的智者。

他问："我如何才能变成一个自己愉快、也能够给别人愉快的人呢？"

智者笑着望着他说："孩子，在你这个年龄有这样的愿望，已经是很难得了。很多比你年长很多的人，从他们问的问题本身就可以看出，不管给他们多少解释，都不可能让他们明白真正重要的道理，就只好让他们那样好了。"

少年满怀虔诚地听着，脸上没有流露出丝毫得意之色。

智者接着说："我送给你四句话。"

第一句话："把自己当成别人。你能说说这句话的含义吗？"

少年回答说："是不是说，在我感到痛苦忧伤的时候，就把自己当成是别人，这样痛苦就自然减轻了；当我欣喜若狂之时，把自己当成别人，那些狂喜也会变得平和中正一些？"

智者微微点头，接着说第二句话："把别人当成自己。"

少年沉思了一会儿，说："这样就可以真正同情别人的不幸，理解别人的需求，并且在别人需要的时候，给予恰当的帮助？"

智者两眼发光，继续说道："第三句话，把别人当成别人。"

少年说："这句话的意思是不是说，要充分地尊重每个人的独立性，在任何情形下都不可侵犯他人的核心领地？"智者哈哈大笑："很好，很好。孺子可教也！"

第四句话："把自己当成自己。"这句话理解起来太难了，留着你以后慢慢品味吧。

少年说："这句话的含义，我是一时体会不出。但这四句话之间就有许多自相矛盾之处，我用什么才能把它们统一起来呢？"

智者说："很简单，用一生的时间和经历。"

少年沉默了很久，然后叩首告别。

后来少年变成了壮年人，又变成了老人。再后来在他离开这个世界很久以后，人们都还时时提到他的名字。人们都说他是一位智者！

因为他是一个快乐的人，而且也给每一个见到过他的人带来了快乐。

1. 把自己当成别人

这句话的含义是：当你受到挫折、屈辱时，试着把自己当成别人，就能置身其外，不快的情绪自然减轻了；功成名就、收获喜人时，把自己当成别人，也就不至于让胜利冲昏了头脑，从而乐极生悲了。

2. 把别人当成自己

人际交往时，设身处地为别人着想，多换位思考，想想"这件事如果发生在我自己身上，我会有什么样的感受，会怎么办"，对别人多点同情心，多帮助别人。经常带给别人快乐的人，自己也会获得快乐。

3. 把别人当成别人

这句话告诉我们：做人不要自以为是，不要拿自己的标准去要求别人，别人怎么做是他的自由，你无权干涉。要学会尊重别人，懂得尊重别人的人，别人才会尊重你。

4. 把自己当成自己

每个人都有自己的个性，你就是你，不是别人。把自己当成自己时，就能够承担得起自己的责任，从而拥有充实、有价值的人生，在价值中获得快乐；把自己当成自己时，才会懂得欣赏自己，这样就少了许多嫉妒和攀比，快乐也会离自己更近。

这四句话所组成的“快乐处方”看以简单，实际蕴含着丰富的哲理。你也可以根据自己的人生经历得出更多的见解。但所有的理解都可以融会为一点：人要学会换位思考，多角度、多方位地观察社会、善待人生，多一点宽容，多一点豁达。只有这样，才能摆脱许多不应有的烦恼，使自己的生活更愉快，同时把快乐的“接力棒”处处相传。

第九节 饮食与保健

知识领航

法国一位著名学者曾经说过：“一个民族的命运要看她吃的是什么和怎么吃。”英语里有这样一句名言“You are what you eat”，意思就是你选择的食物决定你的健康。中国有句俗语“民以食为天”，简单几个字就清楚地表达了食物对人的重要性。人的身体活动是靠每天从食物中获取能量来完成的，也就是说我们的身体健康和我们每天的饮食有着十分密切的关系。吃得科学可以吃出健康长寿，吃得愚昧可以吃出疾病和死亡。

一、食物多样，均衡膳食

为维护人类的生长发育与健康，人体至少需要七大类营养素：即蛋白质、碳水化合物、脂肪、维生素、矿物质、水及膳食纤维等共计 40 多种营养素。它们都是我们必须拥有的营养素。各种食物所含的营养成分不尽相同，没有一种食物能提供人体所需的全部营养素。因此人类膳食必须包括多种食物，才能得到所需的多种营养素。合理的搭配菜肴，不但可得到营养互补，获得人体需要的各种营养，还有利于体内酸碱平衡，使新陈代谢保持在最佳状态。

知识窗

人体必需的六大类42种营养素

脂类	氨基酸	矿物质	维生素	其他
亚油酸	亮氨酸	钾	维生素 A	碳水化合物
α- 亚麻酸	异亮氨酸	钠	维生素 B_1	膳食纤维
	赖氨酸	钙	维生素 B_2	水
	苯丙氨酸	镁	维生素 B_6	
	苏氨酸	硫	维生素 B_{12}	
	色氨酸	磷	烟酸	
	缬氨酸	氯	泛酸	
	蛋氨酸	碘	叶酸	
		硒	生物素	
		铜	胆碱	
		钼	维生素 C	
		铬	维生素 D	
		钴	维生素 E	
		铁	维生素 K	
		锌		

摄取饮食中的营养素不仅要种类齐全，还需比例合适，数量充足，才能称为“均衡饮食”。均衡饮食 = 饮食中包括不同种类的食物 + 分量和比例配搭适宜 + 三餐定时定量。古人云：“物无美恶，过则为灾。”只有合理、均衡饮食，才能够使身体处于健康状态，增强体质，提高对疾病的抵抗力。即每日从食物中获取营养成分的种类和数量应能满足人体的需要而又不过量，使蛋白质、脂肪和碳水化合物的比例适宜。《中国居民平衡膳食宝塔》就是将五大类食物合理搭配，构成符合我国居民营养需要的平衡膳食模式。

中国居民平衡膳食宝塔

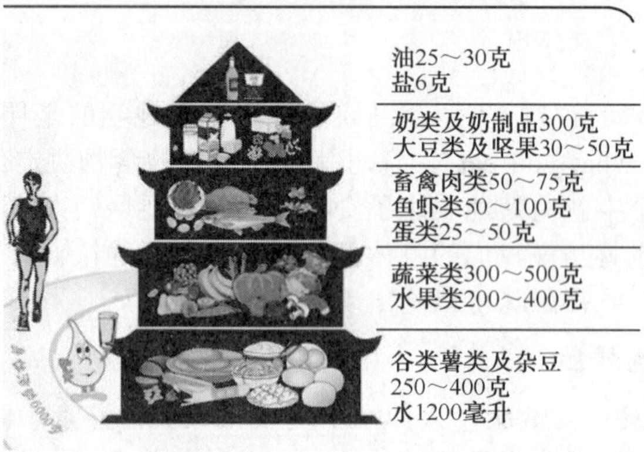

二、荤素搭配，多吃蔬菜水果和薯类

随着生活水平的提高，人们经常大鱼大肉，生猛海鲜。但是健康的饮食习惯应该是荤素搭配，以素为主。坚持“4、3、3”原则，即每日吃谷、豆、薯、芋等粮食约占四成；蔬菜水果约占三成；肉、蛋、奶、水产品和油脂等类食物约占三成。

新鲜蔬菜水果是人类平衡膳食的重要组成部分，也是我国传统膳食的重要特点之一。蔬菜水果水分多、能量低，是维生素、矿物质、膳食纤维和植物化学物质的重要来源；薯类含有丰富的淀粉、膳食纤维以及多种维生素和矿物质；富含蔬菜水果和薯类的膳食对保持人体健康，尤其对保持老年人的身体健康和肠道正常功能，降低高血压、冠心病、脑卒中、肿瘤、糖尿病、肥胖、白内障、老年性黄斑等慢性疾病的风险具有重要作用。

中国营养学会推荐我国成人每天吃蔬菜 300～500g，最好深色蔬菜占一半；吃水果 200～400g。肥胖老人一天可吃蔬菜水果 1kg 左右。保证每餐有 1～2 种蔬菜，每天吃 2～3 种水果。多吃十字花科蔬菜和菌藻类食物，尽量食用新鲜蔬菜，少吃腌制蔬菜和泡菜，注意选择适宜的烹调方式。

知识窗

什么是深色蔬菜

蔬菜根据颜色深浅可分为深色蔬菜和浅色蔬菜，深色蔬菜的营养价值一般优于浅色蔬菜。深色蔬菜指深绿色、深红色、橘红色、紫红色蔬菜，它们富含胡萝卜素尤其 B 胡萝卜素，是我国居民维生素 A 的主要来源，也是使蔬菜呈现红、黄、绿色的重要成分。此外，深色蔬菜还含有其他多种色素物质如叶绿素、叶黄素、番茄红素、花青素等，这些色素物质及其中的芳香物质赋予蔬菜特殊的色彩、风味和香气，有促进食欲的重要作用，并具有一些特殊的生理活性。

三、谷物为主，粗细结合

《中国居民膳食指南》中指出，“食物多样，谷类为主，粗细搭配”，这里的粗细搭配其实有两层意思：一是适当增加一些粗粮的食物，如小米、高粱、玉米、燕麦、薏米、红豆、绿豆、芸豆等，不同种类的粮食及其加工品的合理搭配，可以提高其营养价值；二是适当增加加工不那么精细的米面。这些粗粮中膳食纤维、B 族维生素和矿物质的含量要高得多。因为粮食在加工过程中，往往会损失一些营养素，特别是膳食纤维、维生素和矿物质，而这些营养素和膳食成分也正是我们人体比较容易缺乏的。比如精白面，它的膳食纤维和维生素 B_1 只有标准粉的三分之一。另外，适当多吃粗粮，有利于避免肥胖和糖尿病等慢性疾病。这是因为和细粮相比，粗粮更有利于防止高血糖，粗粮中富含丰富的膳食纤维，膳食纤维可降低餐后的血糖反应，增强饱腹感，降低能量摄入，并且可以帮助排便。

四、三餐合理，零食适当

（一）合理安排一日三餐的时间及食量

早餐提供的能量应占全天总能量的 25%～30%；午餐应占 30%～40%；晚餐应占 30%～40%；可根据职业、劳动强度和生活习惯进行适当调整。一般情况下，早餐安排在 6:30～8:30，午餐在 11:30～13:30，晚餐在 18:00～20:00 进行为宜。

应天天吃早餐，并保证营养充足。食物中的供能营养素是维持血糖水平的主要来源，蛋白质、脂肪和碳水化合物的供能比例接近 1∶0.7∶5 的早餐，能很好地发挥碳水化合物在餐后快速升血糖作用，同时又利用了蛋白质和脂肪维持进餐 2 小时后血糖水平的功能，两者互补，使整个上午的血糖维持在稳定的水平，来满足大脑对血糖供给的要求，对保证上午的工作或学习效率具有重要意义。早晨起床半小时后吃早餐比较适宜；早餐的食物应种类多样、搭配合理。

早餐	谷类为 100g 左右，可以选择馒头、面包、麦片、面条、豆包、粥等； 适量的含优质蛋白质的食物，如牛奶、鸡蛋或大豆制品；100g 的新鲜蔬菜；100g 的新鲜水果。
午餐	主食的量应在 125g 左右，可选米饭、面食（馒头、面条、麦片、饼、玉米面发糕等），肉、禽、水产品等食品 75g，豆类及其制品 20g，150g 蔬菜，100g 水果。
晚餐	谷类食物应在 125g 左右（糙米、全麦）。动物性食品 50g，20g 大豆或相当量的制品，150g 蔬菜，100g 水果。

（二）少在外就餐，在外就餐时注意事项

（1）选择干净、卫生的就餐场所；

（2）点菜时要注意食物多样，荤素搭配；

（3）不要为了摆排场、讲面子点大量的菜肴，做到适可而止；

（4）尽量选择用蒸、炖、煮等方法烹调的菜肴，尽量避免煎炸食品和高脂肪菜肴，以免摄入过多的油脂；

（5）在进餐时多吃蔬菜和豆制品，肉类菜肴要适量；

（6）食量要适度，特别是吃自助餐时，更应该注意做到食不过量；

（7）选择清淡的饮料，不喝或少喝含糖饮料；

（8）控制酒的消费，喝酒应限量。

（三）合理选择零食

（1）应选择营养价值高的零食，如水果、奶制品、坚果等，所提供的营养素，可作为正餐之外的一种补充。

（2）应选择合适的时间。两餐之间可适当吃些零食，以不影响正餐食欲为宜。晚餐后 2～3 小时也可吃些零食，但睡前半小时不宜再进食。

（3）零食的量不宜太多，以免影响正餐的食欲和食量；在同类食物中可选择能量较低的，以免摄入的能量过多。

实战训练

一、请简单谈谈饮食养生的原则。

二、根据《中国居民平衡膳食宝塔》，分析自己的膳食模式。

三、怎样合理安排一日三餐的时间及食量？

拓展阅读

食疗歌

生梨饭后化痰好，苹果消食营养高。
木耳抗癌素中荤，黄瓜减肥有成效。
紫茄祛风通脉络，莲藕除烦解酒妙。
海带含碘消淤结，香菇存酶肿瘤消。
大蒜抑制肠胃炎，菜花常吃癌症少。
鱼虾猪蹄补乳汁，鸡牛羊肝明目好。
盐醋防毒能消炎，韭菜补肾暖膝腰。
万物蔬菜养身宝，饮食多样经君调。
萝卜消食开脾胃，绿豆解暑降温好。
山楂减肥除疝气，山药益肾消糖尿。
补中益气吃百合，利气行血刺玫瑰。
花生降醇亦营卫，瓜豆消肿有利尿。
柑橘消食化痰液，抑制癌菌猕猴桃。
香蕉含钾解胃炎，禽蛋益智营养高。
萝卜化痰消胀气，芹菜能降血压高。
生津安神数乌梅，润肺乌发食核桃。
番茄补血驻容颜，健胃补脾吃红枣。
白菜利尿解毒素，蘑菇抑制癌细胞。
蜂蜜润肠又益寿，葡萄增色令年少。
诸君若要延年寿，请把食疗歌记牢。

第十节 运动与保健

知识领航

一、运动的意义

运动对人的生理和心理都有益处。从短期来看，可以使你轻松地处理每天的工作，看起来神采奕奕；从长期来看，可以通过增强体质来抵御各种疾病，保持体重、保持心理健康等。

（一）运动能增强人体各系统的生理功能

运动时，特别是进行较长时间的或较复杂的运动时，人体全身的各器官系统都会参与。其中运动器官（骨骼系统和肌肉系统）是运动的具体执行者，它们通过神经系统的整合与指挥，实现各种形式的运动。与此同时，内脏器官（心血管系统、呼吸系统、消化系统、泌尿系统）的活动也相应地增强，为运动提供足够的能量，并尽量保持身体内环境的相对稳定。可见，运动是全身各器官系统共同协作实现的整体活动，为了保持和增强人体各系统的生理功能，就必须进行运动锻炼。

（二）运动能驱除忧虑，磨炼意志

运动是烦恼的最佳“解毒剂”，因为适量的运动在使人产生轻微疲劳感的同时，也会在体内产生一种内啡肽，使人镇静镇痛、心情愉悦、有舒服感。

运动对培养人的意志品质也有非常显著的效果。在运动中，能否获得好成绩，在很大程度上取决于你的意志。良好的意志品质包括顽强、果断、勇敢、主动、自制和独立。另外，运动还可以治疗心理障碍。

（三）运动能减肥健美，改善形象

运动可防止肥胖，运动时会燃烧热量，运动强度越大，燃烧的热量就越多；运动还能改善平时的不良姿势，加速体内的循环代谢，提高代谢力，使减肥永不复胖。并且长时间的锻炼，会让人的精神面貌显得更有朝气和活力。

（四）运动能增强骨质，减缓骨质疏松

50 岁以上的民众，超过七成已有骨质流失问题。澳大利亚的一项研究发现，股四头肌越弱，骨质丢失越多。可见，运动在保持肌肉强度的同时也减缓了骨质脱钙、疏松。40 岁前要开始多运动，简单的跳跃、快走、跳绳都可以改善骨密度，从而降低年老时跌倒的风险。

（五）运动能使人适应自然与社会

二、运动的分类

如果按照代谢方式划分，运动可分为有氧代谢运动与无氧代谢运动两大类。

（1）有氧运动是指人体在氧气充分供应的情况下进行的体育锻炼。也就是说，在运动过

程中，人体吸入的氧气与需求相等，达到生理上的平衡状态。因此，它的特点是强度低，有节奏，持续时间较长。要求每次锻炼的时间不少于1小时，每周坚持3到5次。这种锻炼，氧气能充分酵解体内的糖分，还可消耗体内脂肪，增强和改善心肺功能，预防骨质疏松，调节心理和精神状态，是健身的主要运动方式。常见的有氧运动项目有：步行、慢跑、滑冰、游泳、骑自行车、打太极拳、跳健身舞、做韵律操等。

（2）无氧运动，是指肌肉在“缺氧”的状态下高速剧烈运动。由于速度过快和爆发力过猛，人体内的糖分来不及经过氧气分解，而不得不依靠“无氧供能”。这种运动会在体内产生过多的乳酸，导致肌肉疲劳不能持久，运动后感到肌肉酸痛，呼吸急促，比方说赛跑、举重、投掷、跳高、跳远、拔河、肌力训练等。

知识窗

运动前三不要

1. 运动前2小时不要进食，最好在运动前3小时吃一些牛肉或瘦猪肉，但不建议吃油腻膨化食品。

2. 在运动前不要喝大量的水，建议可小口饮用少量生理盐水。

3. 不要穿软底鞋参加跑步、跳高、跳远之类运动，鞋带不要太长。

知识窗

运动后六不宜

1. 不宜立即吸烟。运动后马上吸烟，吸入肺内的空气中混入大量的烟雾，一方面将减少氧量，另一方面将因供氧不足出现胸闷、气喘、头晕、乏力等。有资料表明，身体疲乏时吸烟的危险比平时更大。

2. 不宜马上洗澡。运动时体内大量血液分布在四肢及体表，一旦运动停止，增加的血液量还要持续一段时间，此时如果马上洗澡，易导致血液过多地进入肌肉的皮肤，将使心脏和大脑的供血不足。

3. 不宜贪吃冷饮。运动后失水较多，往往口干舌燥、极想喝水，这时如喝下大量的冷饮容易引起胃肠痉挛、腹痛、腹泻等疾病。

4. 不宜蹲坐休息。因为运动后马上蹲下休息，不利于下肢血液回流，影响血液循环，易加重肌体的疲劳。

5. 不宜立即吃饭。运动时神经系统控制着肌肉活动，而管理人体内脏器官的神经系统处于抑制状态。同时全身的血液也处于运动器官处，内脏处较少，此时进食，会增加消化器官的负担。

6. 不宜大量饮水。运动中出汗多，需饮用的水量自然大，但不能一次喝足，要分次饮用。一次饮水量一般不应超过200毫升，两次饮水至少间隔15分钟。另外饮水速度要慢，不可过猛。

三、选择适合自己的运动

运动项目多种多样，哪些项目是适合于自己呢？有没有哪个项目是最好的最全面的？其实，运动锻炼就像医生给病人看病一样，要因人而异。由于各种原因，每人的运动处方不应该也不可能完全一致，要根据每个人的工作、生活特点、身体健康情况、运动习惯、个人爱好等来选择运动项目，决定运动量的大小和锻炼时间的长短，要因人而异，要个体化，这一点特别重要。一般可根据以下四方面考虑选择。

（一）根据职业

脑力劳动者一般以坐为主，由于颈部长时间向前弯，流向脑部的血液受限，容易头晕脑涨。因此，脑力劳动者最好在室外健身，充分利用日光和新鲜空气的保健作用，可以选择散步、慢跑、游泳、广播体操、太极拳、气功等。

体力劳动一般来说有锻炼身体的作用，但它不能代替体育锻炼。因为不少工种需要长期保持某种固定姿势，或只是身体某些肌群在活动，容易产生局部疲劳、劳损甚至职业病。因此，体力工作者需要的是全身性活动，建议这类人参加长跑、打球、游泳、武术、体操等，以达到全身锻炼的目的。

有些人从事的职业是较长时间处于坐位或站立位的工作，如教师、警察、医生、售货员、理发员、打字员和电脑操作员等，会造成下肢血流不畅，使大量血液滞积在下肢静脉血管中，可能成为“静脉血管曲张”的诱因，应选择一些下肢运动的锻炼项目，如慢跑、快步走、跳绳、健身操、骑自行车、爬楼爬山，以增强下肢肌肉收缩力量，促进下肢静脉血回流，对防止静脉曲张有良好作用。

司机族多患颈椎病、腰痛病、前列腺病、消化道病，应选择爬山、慢跑、保健体操、太极拳、按摩等。

（二）根据年龄

青春发育期，体育锻炼宜选择以灵敏性、协调性和柔韧性为主的活动项目，如健美操、广播操、游戏、武术、健身跑、跳绳、跳皮筋、踢毽子、乒乓球、羽毛球、足球、排球、篮球、游泳、骑自行车、哑铃、杠铃、引体向上、俯卧撑、仰卧起坐、滑冰、划船等，以发育其灵敏性、协调性、柔韧性、耐力、速度，促使肌肉骨骼强壮有力，身体全面发展。

青壮年应首选：跑步、球类、武术、游泳、爬山、骑自行车等。这些强度较高的项目可有效地解除精神压力，使全身肌肉更健壮，保持正常体重，延缓老化并能增强耐力与手眼协调力，保持良好状态。

老年人全身肌肉松弛无力，骨质疏松，骨骼、关节的柔韧性、灵活性和协调性都较差，心肺功能较弱，应选择散步、慢跑、跳交谊舞、气功、太极拳等运动项目，有助于增强双腿肌肉的力量，减慢骨质流失，防止骨质疏松等骨病发生，改善心肺功能，防止血管硬化。但爬山对膝关节的负荷较大，不太适宜。

（三）根据性别

妇女宜选择加强腹肌、骶肌和防肥减胖的项目，如仰卧起坐、抬腿扩胸、体操、跳舞等。妇女选择运动要考虑女性的妊娠、分娩、经期等生理特点，在此期间进行体育运动，强度不宜大。

（四）根据自身所患疾病

体质弱者，可以选择太极拳、气功、八段锦及徒手操等。患病的人最好在医生的指导下选择适宜的项目。病愈初期，可以选择散步，随着病情好转逐渐加快步速。身体基本恢复后再选择其他项目锻炼，并且逐步提高运动密度和负荷。

患有肥胖、高血脂病者宜选择那些运动强度较大、消耗能量较多项目，如慢跑、中快速步行（115～125/分钟）、上下楼梯、爬坡、踢毽子、跳舞、打羽毛球、骑自行车、跳绳和游泳等，这些运动项目可使交感神经兴奋，血浆胰岛素减少，而儿茶酚胺、胰高血糖素和生长激素分泌增加，从而抑制甘油三酯的合成，促进脂肪分解，有减肥作用。

身长体瘦的人，应选择增强肌肉力量的运动，可选择引体向上、俯卧撑、器械体操等项目，同时还要进行一些全身性的运动，如游泳、跑步等，以提高体内的新陈代谢，改善饮食，达到强身健体的目的。

高血压患者，宜参加中等或更小的运动量及柔和性质的运动项目，如散步、慢跑、游泳、太极拳、交谊舞及健美操等，也可参加打高尔夫球、桌球、保龄球等，这些项目均为动态的等张性运动，通过全身肌肉的反复收缩，引起血管的舒缩，促使血压下降，当然以不感觉太疲劳为度。

有心血管系统疾病的，可以多做些健身操、散步、打太极拳、跳交际舞。在运动量上，一定要严格掌握循序渐进的原则，并且注意根据病情变化，及时调整。

糖尿病患者，可选择散步、游泳、跑步等项目，从轻微活动开始，逐渐提高运动强度。但注射胰岛素后以及饭前或有心绞痛发作时不可运动，以防止低血糖症发生或加重并发症。

肺病病人应练保健体操、散步、太极拳、腹式呼吸，以改善肺的代偿功能，在天气骤变、风沙太大时停止锻炼。冷天锻炼，严格遵守用鼻呼吸或鼻吸口呼，防止冷空气直接刺激咽喉和气管而加重咳嗽、气喘。哮喘患者，不宜选择跑步、球类、骑车等运动项目，因为这些项目可能诱发哮喘发作。而游泳、棒球、滑雪等可改善症状，游泳尤佳，可为首选。

有消化系统疾病的，为了增强胃肠功能，可选择保健按摩、体操、慢跑、太极拳等项目，多参加增强腹肌的锻炼，以刺激胃的蠕动，促进肠胃机能好转。注意锻炼和吃饭时间的间隔，不要在饭后1小时内进行剧烈运动，如长跑、打拳等。

只要选择好适合自己的运动项目，长期坚持，循序渐进，持之以恒，就一定能够达到强身健体，防治疾病，康复身体，增强脑力体力，提高工作学习效率，健康长寿的目的。

实战训练

一、谈谈运动给人带来的好处？

二、说说如何选择适合自己的运动？

三、针对不同年龄段人群科学健身的建议都有哪些呢？

拓展阅读

狼医生的故事

从前，森林里有狼有鹿，人们为了保护鹿，把狼消灭了，认为这样一来鹿就可以快乐地生活了。哪知道适得其反，几年以后鹿因为没有了天敌，吃饱了就躺在草地上睡觉，结果变成了胖鹿，疾病越来越多、寿命越来越短、鹿群也越来越小。为了鹿的生存，人们重新把狼请了回来，狼要吃鹿，鹿就得跑，在这样狼追鹿跑的过程中，鹿锻炼了身体。可见，离开了运动的鹿反而变得更糟、死得更快，有了狼，狼变成了鹿的医生了。

英国山区有一位叫托马斯·佩普的农民，活到 150 岁时仍然精神矍铄，照样砍柴种地。他一生经历了九个朝代，第九个国王出于好奇与羡慕，特将这位寿星请进皇宫中，敬若上宾，富丽华贵的服饰任其穿戴，山珍海味随其食用，终日无所事事。结果不到两年，这位152岁的老人死于皇宫中。著名解剖学家加费解剖了他的尸体，发现他的四肢和内脏还未明显衰老，真正的死因是过多的脂肪堵塞了他的血管。

动物学家发现，大象在野外生活可活到200岁，一旦被俘获，关进动物园，尽管生活条件比野外好得多，却活不到 80 岁；野兔平均可活 15 年，而自幼养在笼内过着“优越”生活的家兔，平均寿命才 4~5 年；野猪的寿命也比家猪长一倍。为什么野生动物比家养动物寿命长呢？重要的一条是野生动物为了寻食、自卫、避敌、摆脱恶劣气候的侵害，经常要东奔西跑，身体得到了很好的锻炼。这样一代一代传下去，体质变得越来越好，寿命自然比家养动物长了。

同样，人也是如此，美国医生怀特说：“运动是世界上最好的安定剂。”经常参加体育运动锻炼的人，寿命就长。实践证明，运动可增强脾胃功能，可加强心脏功能，能增加肺的功能，能提高肾脏的功能，使人精神愉快等。所以，运动是健康长寿之本。

第十一节　生活习惯与保健

知识领航

一、有益健康的洗手习惯

（一）洗手为什么有益健康

手是人体的“外交器官”，人们的一切“外事活动”，它都一马当先，因此，手就容易沾染上许多病原体微生物。有实验表明：人的一只手上大约粘附有 40 多万个细菌，而人在 1 小时内至少会有 3 次用手去碰自己的鼻子、眼睛和嘴等部位，一些常见的疾病如皮肤感染、肠道细菌感染等，都有可能是通过“病经手入”进行传播的。虽然我们每天都在洗手，但是大多数人洗手只是简单快速地搓洗手心、手背，却不知如何正确科学地洗手。那么什么时候洗手，怎样洗手才正确呢？

> 知识窗
>
> **洗手日的由来**
>
> 洗手是最价廉、最简单的健康干预，洗手看似简单，却也蕴含着大学问。国际儿童基金会规定每年的 10 月 15 日作为世界洗手日。
>
> 世界洗手日由国际知名的健康促进组织 PPPHW 发起，旨在响应联合国改善世界亿万人卫生状况的呼吁，在全球范围内建立经常洗手的良好卫生习惯与文化。

（二）什么时候洗手

（1）触摸眼、口、鼻前。
（2）打喷嚏或咳嗽后。

（3）进食前，如厕后。
（4）戴口罩前及摘口罩后。
（5）接触公共设施如扶手、门柄、电梯按钮、公共电话后。
（6）从外面回家后。

（三）如何正确的洗手——六步洗手法（搓洗有六个步骤）

1. 湿

在水龙头下把手淋湿，擦上肥皂或洗手液。

2. 搓（世卫推荐洗手法）

手心、手臂、指缝相对搓揉20秒：
（1）掌心相对，手指并拢相互摩擦；
（2）手心对手背沿指缝相互搓擦，交换进行；
（3）掌心相对，双手交叉沿指缝相互摩擦；
（4）一手握另一手大拇指旋转搓擦，交换进行；
（5）弯曲各手指关节，在另一手掌心旋转搓擦，交换进行；
（6）搓洗手腕，交换进行。

3. 冲

用清水把手冲洗干净。

4. 捧

用清水将水龙头冲洗干净，再关闭水龙头。

5. 擦

用干净的毛巾/纸巾擦干或烘干机烘干。

六 步 洗 手 法

采用流动水，使双手充分浸湿，取适量肥皂或皂液，均匀涂抹至整个手掌、手背、手指和指缝，认真揉搓双手。具体揉搓步骤为：

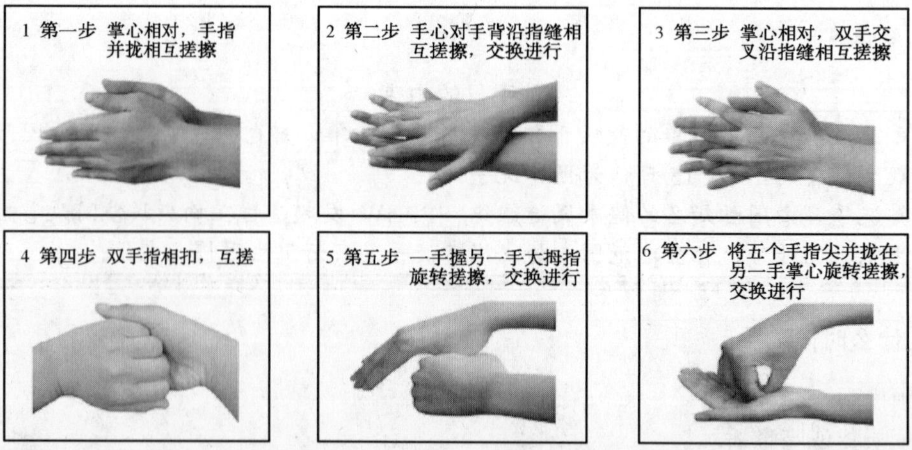

二、有益健康的刷牙习惯

（一）牙刷的选择

应选用保健牙刷，刷头不宜过大，刷毛最好是软而细的优质尼龙丝（回弹力好、吸水性差易干燥、耐磨性强），刷毛的顶端应选择磨毛、呈椭圆形的，刷柄要便于把握，过细过短都不适宜。

（二）牙膏的选择

含氟牙膏是首选。因为适量的氟化物可以降低牙釉质（俗称珐琅质）的溶解度，增强牙釉质晶体的结构强度，增强牙齿硬度，促进轻度脱矿牙釉质的再矿化，可起到预防龋齿的作用。不过，若人体摄入氟化物过多，会对健康有不利影响，为此建议 3 岁以下儿童慎用含氟牙膏，4 至 6 岁儿童应在大人指导下使用，含氟牙膏的用量不宜过多，每次用量约为黄豆大小即可。

（三）正确的刷牙方法（时间不少于 3 分钟）

1．先刷牙齿外表面

将牙刷的刷毛与牙齿表面成 45° ，斜放并轻压在牙齿和牙龈的交界处，轻轻做小圆弧状来回刷，上排的牙齿向下、下排的牙齿往上轻刷，注意轻刷牙龈，适当按摩可促进其血液循环。

2．刷牙齿咬合面

平握牙刷，力度适中来回刷牙齿咬合面，保健型牙刷的动感刷毛可发挥不同部位的独特作用，分别深入清洁牙面及牙间缝隙；灵活纤薄的刷头，令难以触及的后臼齿也被清洁干净。

3．刷牙齿内侧面

竖起牙刷，利用牙刷前端的动感刷毛轻柔地上下清洁牙齿内表面。

4．轻刷舌头表面

由内向外轻轻去除食物残渣及细菌。让您保持口气清新。

正确的刷牙方法

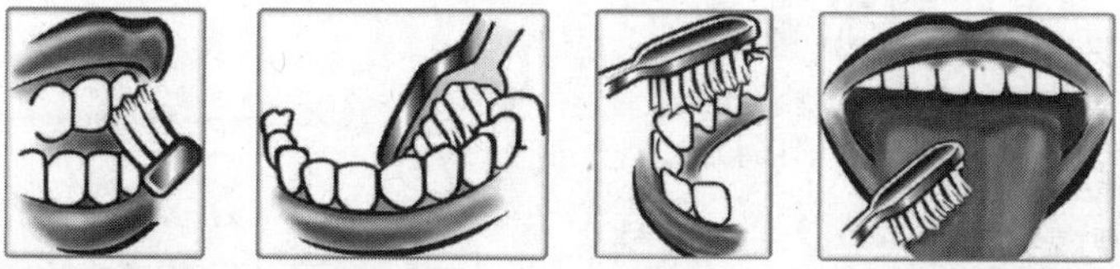

1. 将牙刷放在牙床线上呈45° 角倾斜，然后由内向外移动牙刷，清洁牙床线
2. 用同样的方法，刷每颗牙齿的里面、外面
3. 将牙刷平放，刷咀嚼食物的牙齿面
4. 轻刷舌面，清除细菌，保持口气清新

刷牙应注意的问题：

1. 每天刷牙至少2次，每次刷牙时间建议2—3分钟。
2. 轻刷睡前清洁口腔。细菌易于在口腔相对静止的环境中生长繁殖，睡前刷牙十分重要。
3. 整个口腔清洁应包括舌的保健。舌是口腔微生物的主要集中点之一，可以用牙刷刷洗，但不要用力太重，每天清洗舌，有助口气清新。
4. 牙刷最好每3个月换一次，保证较好的性能与清洁。

（四）牙刷的保养和更换

每次刷牙完毕，应将牙刷洗净并将刷头朝上放入杯内，置于通风干燥处。每 1～3 个月应换一把新牙刷，如发现刷毛散开变曲、倾斜应及时更换。

（五）定期进行口腔检查

很多口腔常见病，如龋齿、牙周病都属于慢性病，早期症状不明显，容易被忽视，定期口腔检查可以早发现、早治疗，将疾病控制或消灭在萌芽状态。定期进行口腔检查的时间，一般来说，每隔三个月到半年进行一次检查，最长不能超过一年。

三、有益健康的睡眠习惯

一个人的一生中，有三分之一多的时间是在睡眠中度过的。正常的良好睡眠，可调节生理机能，维持神经系统的平衡，是生命中重要的一环。睡眠不良、不足，第二天就会头昏脑胀、全身无力。睡眠与健康工作和学习的关系甚为密切。

（一）睡眠时间

觉不可少睡，只有 8 个小时睡眠才能够使人体功能达到高峰。人的睡眠分为慢动眼睡眠和快动眼睡眠两个时向。浓度的快动眼睡眠发生在快动眼睡眠的最后阶段，而快动眼睡眠通常发生在 8 小时睡眠期的后部，并可以持续 90 分钟左右。为了弥补这种普遍的睡眠不足，我们提倡“小睡”。这种小睡是指每天正式睡眠醒来后再小睡 20 分钟，其效果比晚上早睡要好得多。

此外，晚上 10 时至凌晨 2 时，是人体内细胞坏死与新生最活跃的时间，此时不睡足，细胞新陈代谢就会受到影响，人就会加速衰老。长时间晚睡和睡眠不足者，即使次日补睡足 8 小时，也难以挽回损失。

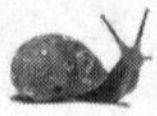
知识窗

多少睡眠时间才算充足

由于年龄变化、体质强弱、环境突然地变化、饮食不合理诸方面的差异，人们的最低睡眠需要是不同的。正常人的睡眠时间会随年龄变化需要加以区别：

1. 新生儿至少一天要睡眠 20 小时；
2. 婴儿需要 14～15 小时；
3. 学前儿童需 12 小时；
4. 小学生需 10 小时；
5. 中学生需要 9 小时；
6. 大学生与成人一样需要 8 小时；
7. 60 岁以上老年人因睡眠质量不高，睡眠需要 9 小时。

如夜间因早醒睡不够或失眠，可用午间小睡来弥补睡眠时间。还有女性的独特的生理期也会影响睡眠时间，此期间尽量满足睡眠需要。

（二）睡眠习惯

（1）每晚的睡眠、还是白天的小睡，都要尽量保持在同一个时间上床和起床，节假日也不例外。

（2）睡前散步，但睡前 2 小时不要进行剧烈的运动。

（3）睡觉的环境应该尽量避免噪声干扰，卧室不放有嘀嗒声的闹钟。

（4）选择正确的睡眠姿势和合适的被褥，保持适宜的卧室温度、湿度。

（5）不要躺在床上思考问题，先解决再睡，解决不了就先放下。

（6）睡前忌饱食、忌饮浓茶与咖啡、忌喝酒。

实战训练

一、你的洗手习惯健康吗？请结合本节知识，纠正自己的不良洗手习惯。

二、什么样的刷牙习惯是健康的？请对照本节介绍，养成正确的刷牙方法。

三、说说最佳的睡眠时间是什么时候？怎样养成良好的睡眠习惯？

拓展阅读

牙齿是否健康的自我检查

1. 刷牙时刷毛是否沾有血迹，咀嚼食物时食物上是否有血迹，可判断是否患有牙龈炎；
2. 照镜子看看牙龈的健康情况，如果有牙龈红肿，并伴随出血现象，可判断有牙龈炎；
3. 牙齿有不同程度的松动，牙根暴露或牙龈红肿、有脓，可判断已发展到牙周炎；
4. 口腔有较大的口气或口臭，可判断可能有牙周炎；
5. 对着镜子看到有蛀牙，说明口腔环境不容乐观；
6. 可明显看到牙结石和牙渍，说明口腔清洁方面存在问题；
7. 有牙痛，可判断可能是牙龈炎、牙髓炎或牙周炎的症状；
8. 对冷热刺激食物有酸疼的反应，说明牙齿出现过敏现象；
9. 牙表面出现裂痕，缺乏光泽，说明牙齿开始出现釉质流失，牙齿出现矿化。

如果发现自己的口腔牙齿出现以上 1～3 个上述的症状，说明您的口腔或牙齿已经处于亚健康状态，要及时预防以防止口腔健康进一步恶化；如果出现 3～6 个症状，说明您的口腔及牙齿已经处于非健康状态，必须尽快治疗；如果出现 7～9 个的症状，说明您的口腔牙齿已经处非常不健康的状态，必须马上进行有效治疗。

第十二节　中医按摩与保健

知识领航

一、中医推拿按摩概述

中医推拿按摩的历史悠久，在远古时期，中国就有推拿医疗的活动。当时的人们在劳动中遇到损伤而发生疼痛时，本能地用手按摩痛处，就会感到疼痛减轻或消失。经过长期实践后，古人认识到了按摩的作用，并成为自觉的医疗活动，以后逐步发展形成了中医的推拿学科。按摩师通过“手法”所产生的外力，在患者身体特定的部位或穴位上做功，它可以起到纠正解剖位置的作用，这种功也可以转换成各种能量，并渗透到人体内，从而改变与其有关的系统机能，达到治疗患者身体疾病的效果。

（一）中医推拿按摩的特点

中医推拿按摩经济简便，因为它不需要特殊医疗设备，也不受时间地点气候条件的限制，随时随地都可实行；且平稳可靠，易学易用，无任何副作用。

（二）中医推拿按摩的作用

1. 疏通经络

从现代医学角度来看，按摩主要是通过刺激末梢神经，促进血液、淋巴循环及组织间的代谢过程，以协调各组织、器官间的功能，使机能的新陈代谢水平有所提高。

2. 调和气血

因为按摩就是以柔软、轻和之力，循经络、按穴位，施术于人体，通过经络的传导来调节全身，借以调和气血，增强机体健康。

3. 提高机体免疫能力

临床实践及其他动物实验皆证明，推拿按摩具有抗炎、退热、提高免疫力的作用，可增强人体的抗病能力。也正是由于按摩能够疏通经络，使气血周流、保持机体的阴阳平衡，所以按摩后可感到肌肉放松、关节灵活，使人精神振奋，消除疲劳，对保证身体健康有重要作用。

（三）中医推拿按摩常用的手法

（1）按：用手指或手掌在皮肤或穴位上有节奏地按压。
（2）摩：用手指或手掌在皮肤或穴位上进行柔和的摩擦。
（3）推：用手指或手掌向前、向上或向外推挤皮肤肌肉。
（4）拿：用一手或两手拿住皮肤、肌肉或盘膜，向上提起，随后又放下。
（5）揉：用手指或手掌在皮肤或穴位上进行旋转活动。
（6）搓：用单手或双手搓擦肢体。
（7）掐：用手指使劲压穴位。
（8）点：用单指使劲点按穴位。
（9）叩：用掌或拳叩打肢体。

知识窗

中医推拿按摩的注意事项

1. 身心放松

按摩时除思想应集中外，尤其要心平气和，全身也不要紧张，要求做到身心都放松。

2. 取穴准确

掌握常用穴位的取穴方法和操作手法，以求取穴准确，手法正确。

3. 用力恰当

因为过小起不到应有的刺激作用，过大易产生疲劳，且易损伤皮肤。

4. 循序渐进

推拿手法的次数要由少到多，推拿力量由轻逐渐加重，推拿穴位可逐渐增加。

5. 持之以恒

无论用按摩来保健或治疗慢性病，都不是一两天就有效的，常须积以时日，才逐渐显出效果来，所以应有信心、耐心和恒心。

除上述注意事项外，还要掌握推拿保健的时间，每次以20分钟为宜。最好早晚各一次，如清晨起床前和临睡前。为了加强疗效，防止皮肤破损，在施推拿术时可选用一定的药物作润滑剂，如滑石粉、香油、按摩乳等。若局部皮肤破损、溃疡、骨折、结核、肿瘤、出血等，禁止在此处作推拿保健。作自我推拿时，最好只穿背心短裤，操作时手法尽量直接接触皮肤。推拿后有出汗现象时，应注意避风，以免感冒。此外，在过饥、过饱、酗酒或过度疲劳时，也不要作保健推拿。

二、中医足疗按摩

（一）足疗的起源

我国是足部疗法起源最早的国家。几千年前的中国就有关于足部按摩的记载。足疗，是一种非药物疗法，通过对足部反射区的刺激，调整人体生理机能，提高免疫系统功能，达到防病、治病、保健、强身的目的。

（二）足疗按摩法

（1）用拇指或食指第一指间关节或按摩棒按摩足底反射区，力度以使反射区产生酸痛为度，每个反射区按摩 30～70 次，病变反射区可按摩 5 分钟（如胃病处方中胃反射区就是病变反射区）。

（2）双足有人体全部的反射区，当发生不适时，也可只按摩病变器官反射区。

（3）每天按摩 1 次或 2 次，也可每 3 天按摩 1 次。15～30 次为一疗程。疗程间可不休息。

知识窗

足疗按摩顺序

从左脚开始，按脚底→脚内侧→脚外侧→脚背，然后按上面的顺序按摩右脚反射区。详细顺序：左脚：肾上腺→肾→输尿管→膀胱→额窦（右侧）→垂体→小脑及脑干（右侧）→三叉神经（右侧）→鼻（右侧）→头部（大脑）（右侧）→颈项（右侧）→颈椎→甲状旁腺→甲状腺→眼（右侧）→耳（右侧）→斜方肌→肺及支气管→心→脾→

胃→胰→十二指肠→小肠→横结肠→降结肠→乙状结肠及直肠→肛门→腹腔神经丛→生殖腺→上肢→下肢→胸椎→腰椎→骶骨→尾骨内侧→前列腺或子宫→尿道及阴道→内侧髋关节→直肠及肛门→腹股沟→内侧坐骨神经→尾骨外侧→生殖腺→外侧髋关节→下腹部→外侧坐骨神经→膝→肘→肩→肩胛骨→上颌→下颌→扁桃腺→喉、气管及食管→胸部淋巴腺→内耳迷路→胸→横膈膜→肋骨→上身淋巴腺→下身淋巴腺→肾→输尿管→膀胱。

足部反射区健康疗法

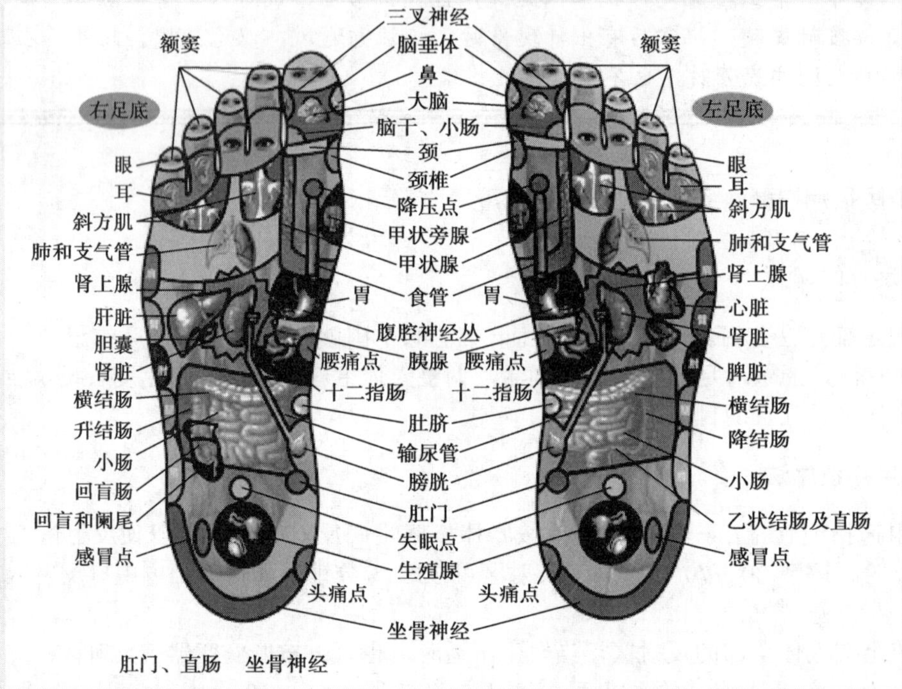

右脚：肾上腺→肾→输尿管→膀胱→额窦（左侧）→垂体→小脑及脑干（左侧）→三叉神经（左侧）→鼻（左侧）→头部（大脑）（左侧）→颈项（左侧）→颈椎→甲状旁腺→甲状腺→眼（左侧）→耳（左侧）→斜方肌→肺及支气管→胃→胰→十二指肠→小肠→肝→胆囊→盲肠（阑尾）→回盲瓣→升结肠→横结肠→腹腔神经丛→生殖腺→上肢→下肢→胸椎→腰椎→骶骨→尾骨内侧→前列腺或子宫→尿道及阴道→内侧髋关节→直肠及肛门→腹股沟→内侧坐骨神经→尾骨外侧→生殖腺→外侧髋关节→下腹部→外侧坐骨神经→膝→肘→肩→肩胛骨→上颌→下颌→扁桃腺→喉、气管及食管→胸部淋巴腺→内耳迷路→胸→横膈膜→肋骨→上身淋巴腺→下身淋巴腺→肾→输尿管→膀胱。

三、中医耳部按摩

（一）耳部按摩的起源

早在公元前，我国第一部医学著作《内经》上曾说：“耳者，宗脉之所聚之地。”认为耳不是一个孤立的器官，它和全身经络及五脏六腑都存在着密切的联系。现代医学的研究也把耳廓比喻为缩小的人体身形，它与机体内各个器官组织都有一定的联系，人体各器官组织在耳廓的局部皮肤上都有相应的刺激点，一旦器官组织发生病变，耳上的某个特定部位（中医称之为“穴位”）就会产生一定的变化和反应，因此当刺激某个耳穴时，就可以诊断和治疗体内相应部位的疾病，一些有经验的耳科专家可以通过耳部皮肤颜色的深浅变化，有无凹凸变形、结节或脱屑、毛细血管是否充盈等协助诊断疾病。

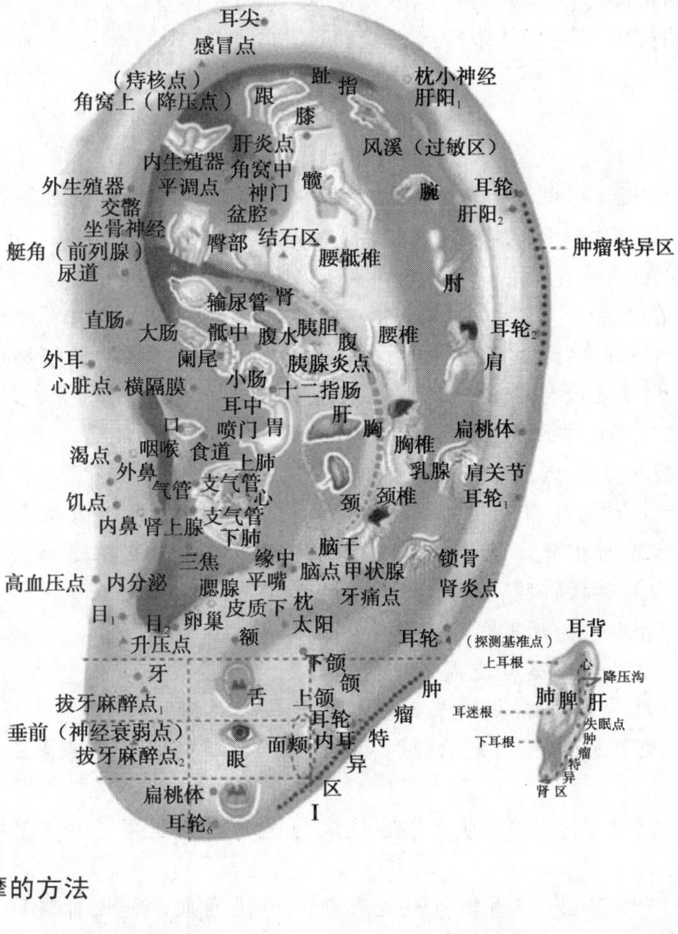

（二）耳部按摩的方法

（1）下拉耳垂法：先将耳垂揉捏、搓热，然后再向下拉耳垂 15～20 次，使之发热发烫，耳垂处的穴位有头、额、眼、舌、牙、面颊等穴。

（2）按压耳窝法：先按压外耳道开口边的凹陷处，此部位有心、肺、气管、三焦等穴，按压 15～20 下，直至此处明显的发热、发烫，然后再按压上边凹陷处，此部位有脾、胃、肝、胆、大肠、小肠、肾、膀胱等穴，同样来回摩擦按压 15～20 次。

（3）提拉耳尖法：用双手拇、食指捏耳上部，先揉捏此处，然后再往上提揪，直至该处充血发热，每次 15～20 次，此处的穴位有神门、盆腔、内外生殖器、足部、踝、膝、胯关节以及肝阳穴、风溪穴等。

（4）上下按摩耳轮，并向外拉：以拇、食二指沿耳轮上下来回按压、揉捏耳轮，使之发热发烫，然后再向外拉耳朵 15～20 次，耳轮处主要有颈椎、腰椎、胸椎、腰骶椎、肩、肘等穴的反应区。

（5）用食指和中指沿着下耳根向上耳根推，中指放在耳前，食指放在耳后，二手指都要用劲向上推，推 40～50 次左右，推后不但耳部发热，面部、头部都有明显的发热的感觉，这对健脑、治疗头痛、头昏、神经衰弱、耳鸣等都有非常好的疗效，而且还有明显的美容效果。

实战训练

一、你了解中医推拿按摩吗？说说中医推拿按摩常用的手法有哪些？

二、试述足疗的按摩方法，并给自己做一次简单的自疗。

三、试述耳疗的按摩方法，并坚持经常给自己做耳部按摩。

拓展阅读

保健十六要诀

1. 发要常梳：古人称栉发浴头，能明目祛风，可使落发重生，变硬变黑。

2. 面要常擦：古人称浴面拭擦神庭，能祛除外感之邪气，使诸阳上升，血气不衰，人老而面红润，皱纹减少。

3. 目要常运：古称运睛，能去内障外翳，纠正近视、远视、老年花眼等。

4. 耳要常弹：古人称鸣天鼓、掩耳弹枕等。能增强听觉神经功能，防治耳聋、耳鸣。

5. 口要常漱：古称唾液为胎食，又称金浆玉液，是人身体内不可缺少之宝。唾液是消化液的一部分，有抗癌作用，要随时咽下，以提神被气养心，开胃健脾。

6. 齿要常叩：民间谚语云：“清晨叩齿三十多，到老牙齿不会脱”。

7. 浊要常呵：古人称为鼓呵，能消积，去胸膈满塞，排除浊气，吸收清气，加大肺活量。

8. 胸要常扩：古人称扩气，认为经常扩气能保护心肺，使气机通畅。

9. 腹要常揉：古人称揉脐腹，能增加胃肠运动、消积、顺气。

10. 腰要常活：古人认为活腰能强腰固肾。

11. 谷道常提：古人认为提肛能提升阳气，排除浊气。

12. 肢节常摇：古人云：“常摇肢节百骸，关节日趋灵活”。

13. 腿膝常压：俗语说“人老先老腿”，经常压腿按揉膝盖，常点足三里，是中医防老延寿之法。

14. 肌肤常摩：按摩，古人称为干沐浴，认为这种方法适用于全身各部肌肤，能使气血流畅，肌肤光滑、荣润。

15. 足心常搓：古人认为，涌泉为人之海底，常搓涌泉，能固肾暖腰，使诸阳上升，浊气下降，提神健脑。

16. 二便常禁言：古人认为便中应闭目禁言，守神入舍，气不能散。

日常保健最该记住的七个穴位

1. 补肺益肾的列缺穴

两手虎口交叉相握，这时左手食指是在右腕的背部，而食指尖下就是列缺穴。此穴位于三经交会处，因此不仅对于肺经，还对大肠经和任脉的经气都具有调节作用。很多时候，我们会因为偶感风寒而引起难以名状的头痛，这时就可以通过按揉列缺穴来疏卫解表，还可以结合热毛巾敷额头的方式一起进行。列缺穴补肺益肾的功效还来源于其与任脉连接，任脉本身就是“阳脉之海”，可以补肺肾之阴虚。因此，列缺穴也沿袭了任脉的作用，对于肾阴不足引起的糖尿病、耳鸣、眼睛干涩等症有很好的调节作用。

2. 散热去痛的尺泽穴

手心朝上，尺泽穴位于肘内侧横纹上偏外侧一个拇指宽的凹陷处。这个穴位的主要作用是泻热。因此对于肺经热引起的咳嗽气喘、胸部胀痛等病症是有效的。此外，因为尺泽穴接近肱二头肌的肌腱，而肱二头肌作用是屈肘，因此此穴也能够缓解和治疗肘关节的痉挛。

3. 保健心脏的内关穴

伸开手臂，掌心向上。然后握拳并抬起手腕，可以看到手臂中间有两条筋，心包经上的内关穴就在离手腕第一横纹上两寸的两条筋之间。内关穴有宁心安神、理气止痛等作用，因此经常成为中医医治心脏系统疾病以及胃肠不适等病症的首选大穴。内关穴十分好找，所以可以作为日常按揉的穴位，无论是走路还是闭目养神，都可以操作，对于调节心律失常有良好作用。需要注意的是，按揉此穴不必太大力气，稍微有酸胀感即可。

4. 防止失眠的神门穴

神门穴位于手腕内侧（掌心一侧），小指延伸至手腕关节与手掌相连的一侧，是针灸经常取用的穴位之一。对于心慌心悸以及失眠都有很好的保健作用。手指按揉此穴，力量不需要太大，也不必追求酸胀感。

5. 舒服腰背的委中穴

屈腿时，膝关节后侧也就是窝的位置出现横纹，而横纹的中点处即是委中穴。在针灸的“四总穴歌”里提到“腰背委中求”，可见委中是治疗腰背病症的要穴。对于委中应采取点按的方法，一点一放，同时与腿部的屈伸相配合。这样做不仅可以治腰痛，还能有效解除腿部的酸麻和疼痛，对一些下肢疾病都有很好的保健护理作用。

6. 补血养肝的血海穴

血海位于大腿内侧，请坐在椅子上，将腿绷直，在膝盖内侧会出现一个凹陷下去的地方，在凹陷的上方则有一块隆起的肌肉，顺着这块肌肉摸上去，顶端即是血海穴。

古代人们不经意间发现刺破这个地方就可以祛除人体内的瘀血，因此用它来治疗体内瘀血的病症。它不仅能祛瘀血还能促生新血，因此才起名叫“血海”。

7. 增强胃动力善待天枢穴

天枢是胃经上的一大要穴。位于肚脐旁2寸处，与肚脐同处于一条水平直线上，左右各有一穴。天枢是大肠的“募穴”。所谓募穴就是集中了五脏六腑之气的胸腹部穴位。因为与脏腑是“近邻”，所以内外的病邪侵犯，天枢都会出现异常反应，起着脏腑疾病“信号灯”的作用。从位置上看，天枢正好对应着肠道，因此对此穴的按揉，必然会促进肠道的良性蠕动，增强胃动力。在具体按揉时，可以采用大拇指按揉的方法，力度稍大，以产生酸胀感为佳。

第十三节　四季养生（1）

知识领航

《素问·四气调神大论》说：“夫四时阴阳者，万物之根本也，所以圣人春夏养阳，秋冬养阴，以从其根……逆其根，则伐其本，坏其真矣。”

一、四季养生原则

（一）春夏养阳

春夏养生气、养长气，以适应自然界阳气渐生而旺的规律。不应宣泄太过或内寒太甚，而伤阳气。

（二）秋冬养阴

秋冬养收气、养藏气，以适应自然界阴气渐生而盛的规律，不应耗精而伤阴气。

（三）“天人相应”

《内经》在谈到人如何才能长寿时，明确指出：“智者之养生……必须四时而适寒暑。”自然气候的变化关系于阴阳六气和五行的运动，人体的生理活动和病理变化，取决于六经和五脏之气的协调。人体的生理病理变化一定要适应自然界的气候环境。不同季节的生理、病理变化，需要相应的饮食原则和方法。

二、春季养生

（一）春季养生特点

春天，冰开雪化，雁来惊蛰，万物复苏，到处都涌动着勃勃生机。

春季的五行属性：木。

木的生理特点：“木曰曲直”，即向上生长和向外舒展，具有生长、升发、条达、舒畅的特点。

春季的五脏归属：肝。

肝的生理特点：“肝者，罢极之官”，肝具有条畅情志、疏泄气机的作用。

（二）春季饮食

1. 多食辛辣养阳食品

要吃一些能够起到温补人体阳气之食物，以使人体阳气充实，只有这样才能增强人体抵抗力，抗御以风邪为主的邪气对人体的侵袭。《本草纲目》里引《风土记》里主张“以葱、蒜、韭、蒿、芥等辛辣之菜，杂和而食”。

2. 宜多食甜而少食酸

《千金方》载，春季饮食宜“省酸增甘，以养脾气”。中医认为，脾胃是后天之本，人体气血化生之源，脾胃之气健壮，人可延年益寿。而春天是肝旺之时，多食酸性食物会使肝火偏亢，损伤脾胃。应多吃一些性味甘平，且富含蛋白质、维生素和矿物质的食物，如瘦肉、禽蛋、牛奶、蜂蜜、豆制品、新鲜蔬菜、水果等，有利于发寒散邪，扶助阳气。

3. 多食蔬菜

菠菜、荠菜、莴笋、芹菜、油菜、香椿芽等。

4．多食清除里热的食物

荸荠：性凉，开胃下食，除胸中实热，消宿食。

“鲜芦根汤”：将鲜芦根洗净，鲜藕去节，梨去皮，荸荠去皮及麦冬或甘蔗各适量，切碎，捣汁，冷服，不拘量。

5．多食补充津液的食物

常用的有梨、蜂蜜、山楂等。

> 知识窗
>
> **立春时吃什么好**
>
> 每年二月四日的前后，太阳达到黄经 315 度时，我国习惯作为春季的开始。黄河流域万物从冬眠中渐苏，人体春阳之气渐显。此时吃点豆芽、萝卜根、芹菜根之类的东西，对激发“中焦水谷之气”有一定的促进作用。
>
> **雨水时如何食养**
>
> 每年二月十九日前后，太阳黄经达 330 度时，开始雨量增多，按五行学说，春始属木，生木者必水也，故立春后继之雨水。在这个时候有意识的喝点银耳核桃粥（银耳、核桃仁各 15 克，小米适量、枸杞 30 克）对润和脾胃大有益处。

（三）春季起居

春季乍暖还寒，气候多变，要保暖防寒，不使阳气受遏。“春捂秋冻”就是顺应气候的养生保健经验。因为春季气候变化无常，忽冷忽热，加上人们穿着冬衣捂了一冬，代谢功能较弱，不能迅速调节体温。如果衣着单薄，稍有疏忽就易感染疾病，危及健康。患有高血压、心脏病的中老年人，更应注意防寒保暖，以预防中风、心肌梗死等病的发生。

（四）春季运动

春天，万木吐翠，空气清新，正是采纳自然之气养阳的好时机，而“动”为养阳最重要一环。如散步、慢跑、做操、打球等，或到近郊、风景区去春游。不仅能畅达心胸、怡情养性，而且还能使气血通畅、郁滞疏散，提高心肺功能，强体防病。

（五）春季养肝

五行学说中，肝属木，与春相应，主升发，喜畅达疏泄而恶抑郁。养肝首要一条是调理情志。现代医学研究表明，不良的情绪易导致肝气郁滞不畅，使神经内分泌系统功能紊乱，免疫功能下降，容易引发精神病、肝病、心脑血管病、感染性疾病。因此，春天应注意情志养生，保持乐观开朗的情绪。在饮食方面要有目的地选择一些柔肝养肝、疏肝理气的草药和食品，草药如枸杞、郁金、丹参、元胡等，食品选择辛温发散的大枣、豆豉、葱、香菜、花生等。

三、夏季养生

（一）夏季养生特点

夏天，天气渐热，阳气旺盛，植物繁盛。

夏季的五行属性：火。

火的特性：“火曰炎上”，即是温暖、上升，具有温热、升腾、活动的作用。

夏季的五脏归属：心。

心的生理特点：“心为君主之官”，心主血脉，心藏神。

（二）夏季饮食

1．补充蛋白质、维生素及无机盐等

2．多食清热利湿食物

西瓜：能清热解毒、除烦止渴，还能利尿，帮助消化。

乌梅：盛夏之际，多喝些乌梅汁、酸梅汤。乌梅性平、味酸，具有解热、除烦、止泻等功效。

苦瓜：因味苦得名，历代名医皆认为苦瓜有清热解暑、明目解毒的功效。

草莓：具有清暑、解热、助消化等功效，是夏季的理想保健品。

绿豆：具有清热解暑、止渴利尿的功效。绿豆汤可冷饮也可热食，可甜服、淡喝，能适应不同人的口味，方法简便。

西红柿：味酸甘、性平，有清热解毒、解暑止渴的作用，适用于中暑、胃热口苦、发热、烦渴等。

3．饮食以温粥为宜

赤豆粥：有补肾消水肿的功能；

荷叶粥：能解暑热、清胃润肠、止渴解毒；

莲子粥：能健脾和胃，益气强志；

冬瓜粥：有利水消肿，止渴生津的功能；

银耳粥：有生津润肺滋阴养肺的功能；

黄芪粥：可治脾虚所致的水肿；

百合粥：能润肺止咳，养心安神。

4．少量喝冷饮

少量喝点冷饮，能帮助体内散发热量，补充体内水分、盐类、维生素，可起到生津止渴、清热解暑的作用。切忌因贪凉而暴食暴饮，饮料中的含糖量越高，渗透压也越高，越不易为细胞所吸收。所以喝冷饮更要有所选择和节制。

（三）夏季起居

夏季炎热，“暑易伤气”，若汗泄太过，令人头昏胸闷，心悸口渴，恶心甚至昏迷；夏日

炎热，腠理开泄，易受风寒湿邪侵袭。

顺应自然界阳盛阴衰的变化，宜晚睡早起；安排室外工作和体育锻炼时，应避开烈日炽热之时，加强防护；合理安排午休时间；每日温水洗澡；睡眠时不宜扇类送风，有空调的房间，室内外温差不宜过大，更不宜夜晚露宿。

（四）夏季运动

夏季运动最好选择在清晨或傍晚天气较凉爽时进行，场地宜选择在河湖水边，公园庭院等空气新鲜的地方，有条件的人可以到森林、海滨地区去疗养、度假。锻炼的项目以散步、慢跑、太极拳、广播操为好，不宜做过分剧烈的活动，若运动过激，可导致大汗淋漓，汗泄太多，不但伤阴气，也易损阳气。在运动锻炼过程中，出汗过多时，可适当饮用淡盐开水或绿豆盐水汤，切不可饮用大量凉开水，更不能立即用冷水冲头、淋浴，否则会引起寒湿痹症、黄汗等多种疾病。

（五）夏季养心

夏季要神清气和，快乐欢畅，心胸宽阔，精神饱满，如万物生长需要阳光那样，对外界事物要有浓厚的兴趣，培养乐观外向的性格，以利于气机的通泄。与此相反，举凡懈怠厌倦，恼怒忧郁，则有碍气机通畅，皆非所宜。

实战训练

一、说一说四季养生的原则。

二、结合本节知识，谈谈春季和夏季的养生要诀。

三、试列举春季和夏季的养生食物？

拓展阅读

夏季养生粥

夏季养生粥（一）：绿豆木瓜美容养生粥

材料：绿豆、大米、百合、小麦、薏仁、木瓜粉等。

作用：此粥清热解毒，凉血，润养肺经，安神养肤，对乳腺发育很有帮助。常食能使皮肤变得光洁柔嫩、皱纹减少、面色红润。

夏季养生粥（二）：清热润燥粥

材料：小米、大米、花生、核桃、松子、杏仁、红枣、山楂、红豆等。

作用：此粥能养肾气，健脾胃，清热润燥，增强机体免疫和防癌，是一种适合各类人群延年益寿的佳品。

夏季养生粥（三）：三鲜海参粥

材料：粳米150克，发海参100克，鲜虾50克，鸡脯肉25克，葱花、精盐少许。将粳米和发海参、鲜虾肉、鸡脯肉洗净。发海参、鲜虾肉不宜煮太长时间，应在粥熬至将好时再下锅同煮。

作用：此粥鲜美可口，蛋白质含量极高。

夏季养生粥（四）：银耳白果粥

材料：香糯米150克，银耳20克，白果50克，枸杞、精盐少许。将银耳洗净，用冷水浸泡去根，撕成小朵，白果用热水烫过切成两半，文火熬煮成粥后，再放入银耳和白果，煮开即成。

作用：此粥色泽素雅，能补气润肺，保健美容。

第十四节　四季养生（2）

知识领航

一、秋季养生

（一）秋季养生特点

秋天由于阳光渐收，由热转寒，阴气逐渐生长起来，是“阳消阴长”的过渡阶段；万物成熟，到了收获之时，所以秋季养生不能离开“收养”这一原则。

秋季的五行属性：金。

金的特性：“金曰从革”，即是收敛、沉降、稳定，具有清洁、肃降、收敛的作用。

秋季的五脏归属：肺。

肺的生理特点：“相傅之官”，肺主气，司呼吸。

（二）秋季饮食

1．饮食宜清淡

2．多食滋阴润燥的饮食

银耳：具有补胃、润肺生津、提神、养胃、健脑、益气等功效，秋天常吃，可防燥邪伤肺。

梨：性寒、味甘，有润肺、消痰、止咳、降火、清心等功效，适用于秋燥热病伤阴所致的干咳、口渴、便秘以及内热所致的烦渴、咳喘、痰黄等。

芝麻：性味甘平，有养阴润燥、止咳平喘之功效，适用于阴液不足所致的肠燥便秘、皮肤干燥及肝肾精血不足所致的眩晕、头发早白、腰膝酸软；此外，对产后血虚乳汁不足亦有效。

乌骨鸡：本鸡被视为妇科圣药。用作秋冬之际药膳，很有功效。其功能为滋阴清热、补肝益肾，对于阴虚之五心烦热、潮热盗汗、消瘦、咽干、咳嗽效果很好。

豆浆：性味甘平，功能补虚润燥，清肺化痰，常用于身体虚弱及产后血气不足、久病肺虚咳嗽及痰火哮喘。

饴糖：味甘，有补虚、润肺、止咳、止痛的作用。可用于体虚者及小儿、产妇的滋养品。对于肺虚、肺燥咳嗽、乏力亦有疗效。

甘蔗：味甘、涩，性平，滋阴润燥、和胃止呕、清热解毒，适用于津液不足所致的口干便秘、咳嗽痰少及胃津不足之干呕、热邪伤津所致的口渴心烦。

蜂蜜：既是滋补佳品，又是治疗多种疾病的良药。蜂蜜含果糖 39%、葡萄糖 34%，这两种单糖均能直接供给热量，补充体液，营养全身，对于津液不足诸症、脾胃阴亏或气虚所致的胃脘疼痛等均有一定疗效。

3．多食清热生津的食品

葡萄：性味甘、酸，鲜食酸甜适口，生津止渴，开胃消食。

柚子：性味酸、寒、无毒，其功能为理中除胀、健胃消食。

杨桃：性味甘、酸、平，其果能生津止渴。据古代医书记载："止渴解烦、除热、利小便，治小儿口烂，治蛇咬伤症。"秋天若患风热咳嗽、咽喉肿痛，将鲜杨桃洗净生食，每日2～3次。

山楂：性味酸、甘、微温，营养极丰富，维生素C含量在水果中居第三位。山楂有解毒、化痰、散瘀、增进食欲等功效。

柠檬：味极酸、甜，具有生津、止渴、安胎等功效。

甘蔗粥：用新鲜甘蔗，榨取汁约100～150毫升，兑水适量，同粳米煮粥。本药粥功能清热生津，养阴润燥，适用于热病恢复期、津液不足所致心烦口渴、肺燥咳嗽、大便燥结等。

（三）秋季起居

立秋之季已是天高气爽之时，应开始"早卧早起，与鸡俱兴"。早卧以顺应阳气之收敛，早起为使肺气得以舒展，且防收敛之太过。立秋乃初秋之季，暑热未尽，虽有凉风时至，但天气变化无常，即使在同一地区也会出现"一天有四季，十里不同天"的情况。因而着衣不宜太多，否则会影响机体对气候转冷的适应能力，易受凉感冒。

（四）秋季养肺

肺在志为悲（忧），悲忧易伤肺，肺气虚则机体对不良刺激的耐受性下降，易生悲忧之情绪，所以在进行自我调养时切不可背离自然规律，要做到内心宁静，神志安宁，心情舒畅，切忌悲忧伤感，即使遇到伤感的事，也应主动予以排解，同时还应收敛神气，以适应秋天容平之气。

二、冬季养生

（一）冬季养生特点

冬天是天寒地坼，万木凋零，生机潜伏闭藏的季节，人体的阳气也随着自然界的转化而潜藏于内。因此，冬季养生应顺应自然界闭藏之规律，以敛阴护阳为根本。

冬季的五行属性：水。

水的特性："水曰润下"，即是滋润、向下、寒凉，具有滋润、寒凉、向下运行的作用。

冬季的五脏归属：肾。

肾的生理特点："作强之官"，肾藏精，肾主纳气，肾主水，肾主生殖等。

（二）冬季养生的基本原则

1．顺应体内阳气的潜藏，以敛阴护阳为根本。为来年的"春生夏长"做好准备。

2．要有足够的能量来维持冬季热能的更多支出，提高机体的抗病能力。

（三）冬季饮食

1．冬季宜增加热能的供给

摄入足够的动物性食品和大豆，以保证优质蛋白质的供应；适当增加油脂摄入；保证蔬菜、水果和奶类供给充足；若能达到上述要求，则可抵抗冬季的寒冷，保证身体的健康。

2．冬季宜多食温性食物

羊肉：性温，能给人体带来热量。中医认为它是助阳气、补精血、疗肺虚、益劳损之妙品。由于羊肉含丰富的钙质、铁质，高于猪、牛肉，所以吃羊肉对肺病、气管炎、哮喘和贫血、产后气血两虚及一切气虚寒症最为有益。

鹅肉：中医学认为，鹅肉性味甘平，鲜嫩松软，清香不腻，在深冬食之符合中医养生学“秋冬养阴”的原则。

萝卜：有句谚语：“冬吃萝卜夏吃姜，不劳医生开药方。”萝卜功能顺气消食、止咳化痰、除燥生津、散瘀解毒、清凉止渴、利大便。

狗肉：味甘、咸、性温，其功能为安五脏、暖腰膝、益肾壮阳，若老年体弱、腰痛足冷，可于腊月取狗肉煮食。冬天里常吃狗肉，可感周身温暖，能够有效地抗御外来寒邪的侵袭。

火锅：冬天吃火锅，最能温补人体热量。吃火锅的主料有羊、牛、猪、鸡等肉类和海参、大虾等。

火锅药膳：“当归火锅”。原料：鱼肉、当归、白菜、冬菇、冻豆腐、鸡汤，本药膳功能活血御寒、温暖身体，可使生命力旺盛。若常吃还可增进皮肤容颜的健美。

3．冬季宜多食鱼蛋肉等蛋白质丰富的食品

4．冬季注意补充无机盐和维生素

（四）冬季起居

冬季起居调养强调了“无扰乎阳，早卧晚起，必待日光 ”，也就是说，在寒冷的冬季，不要因扰动阳气而破坏人体阴阳转换的生理机能。因此，早睡晚起，日出而作，保证充足的睡眠，有利于阳气潜藏，阴精蓄积。而衣着过少过薄、室温过低既易感冒又耗阳气。反之，衣着过多过厚，室温过高则腠理开泄，阳气不得潜藏，寒邪易于侵入。

（五）冬季养藏

中医认为：“寒为阴邪，常伤阳气。”人体阳气好比天上的太阳，赐予自然界光明与温暖，失去她万物无法生存。同样，人体如果没有阳气，将失去新陈代谢的活力。所以，立冬后的起居调养切记 “养藏”。

实战训练

一、结合本节知识，谈谈秋季和冬季的养生要诀。

二、试列举秋季和冬季的养生食物？

三、试解释冬季养生“无扰乎阳，早卧晚起，必待日光”的含义？

拓展阅读

秋季养生茶

秋季养生茶（一）：茉莉花茶

茉莉花茶，窨花茶中之名品。茶中加入茉莉花朵熏制而成，故名。茉莉花茶是众多花茶品种中的一种，所谓茉莉花茶就是用含苞欲放的茉莉鲜花加入绿茶中窨制而成的。茉莉花茶是我国特有的香型茶，是一种再加工茶叶。

功效：常饮茉莉花，有清肝明目、生津止渴、祛痰治痢、通便利水、祛风解表、疗瘘、坚齿、益气力、降血压、强心、防龋防辐射损伤、抗癌、抗衰老之功效，使人延年益寿、身心健康。

秋季养生茶（二）：灵芝养生茶

成分：大叶种晒青茶、野生灵芝、冬虫夏草、酸枣仁、大枣、苦荞芽、甜叶菊。

功效：安神镇静、改善睡眠、调节免疫、健脾胃，降血脂。口感丰满，润滑醇厚，回味悠长，唇齿留香。

秋季养生茶（三）：洋参养身茶

成分：大叶种晒青毛茶、西洋参、虫草、苦荞芽。

功效：调节免疫力、抗疲劳、健脾胃、降血脂。补气，解暑，防暑。西洋参具有很好的补气效果，尤其是在暑热季节，中医名方“王氏清暑益气汤”中最主要的一味就是西洋参。

第十五节 防治亚健康

知识领航

一、亚健康概念

世界卫生组织将机体无器质性病变，但是有一些功能改变的状态称为“第三状态”，我国称为“亚健康状态”。

由此，亚健康是指以下几种情况：(1) 功能性改变，而不是器质性病变。(2) 体征改变，但现有医学技术不能发现病理改变。(3) 生命质量差，长期处于低健康水平。(4) 慢性疾病伴随的病变部位之外的不健康体征。

亚健康是否发展为严重器质性病变具有不确定性。但是，亚健康本身就是需要解决的问题。

二、亚健康人群

根据调查发现，处于亚健康状态的患者年龄多在 18～45 岁之间，其中城市白领，尤其是女性占多数。这个年龄段的人因为面临高考升学、商务应酬、企业经营、人际交往、职位竞争等社会活动，长期处于紧张的环境压力中，如果不能科学地自我调适和自我保护，就容易进入亚健康状态。

最容易亚健康的人群：

(1) 是精神负担过重的人；

(2) 是脑力劳动繁重者；

(3) 是体力劳动负担比较重的人；

(4) 是人际关系紧张、造成负担比较重的人；

(5) 是长期从事简单、机械化工作的人（缺少外界的沟通和刺激）；

(6) 是压力大的人；

(7) 是生活无规律的人；

(8) 是饮食不平衡、吸烟酗酒的人。

知识窗

亚健康状态自测

对照着下面这些症状，测一测自己是不是有亚健康、或是亚健康到了什么状态？如果你的累积总分超过30分，就表明健康已敲响警钟；如果累积总分超过50分，就需要坐下来，好好地反思你的生活状态，加强锻炼和营养搭配等；如果累积总分超过80分，赶紧去医院找医生，调整自己的心理，或是申请休假，好好地休息一段时间吧。

1. 早上起床时，有持续的头发丝掉落。5分

2. 感到情绪有些抑郁，会对着窗外发呆。3分

3. 昨天想好的某件事，今天怎么也记不起来了，而且近些天来，经常出现这种情况。10分

4. 害怕走进办公室，觉得工作令人厌倦。5分

5. 不想面对同事和上司，有自闭症式的渴望。5分

6. 工作效率下降，上司已表达了对你的不满。5分

7. 工作一小时后，就感到身体倦怠，胸闷气短。10分

8. 工作情绪始终无法高涨。最令自己不解的是：无名的火气很大，但又没有精力发作。5分

9. 一日三餐，进餐甚少，排除天气因素，即使口味非常适合自己的菜，近来也经常如嚼干蜡。5分

10. 盼望早早地逃离办公室，为的是能够回家，躺在床上休息片刻。5分

11. 对城市的污染、噪声非常敏感，比常人更渴望清幽、宁静的山水。5分

12. 不再像以前那样热衷于朋友的聚会，有种强打精神、勉强应酬的感觉。2分

13. 晚上经常睡不着觉，即使睡着了，又老是在做梦的状态中，睡眠质量很糟糕。10分

14. 体重有明显的下降趋势，今天早上起来，发现眼眶深陷，下巴突出。10分

15. 感觉免疫力在下降，春秋流感一来，自己首当其冲，难逃“流”运。5分

16. 性能力下降，昨天妻子（或丈夫）对你明显地表示了性要求，但你却经常感到疲惫不堪，没有什么性欲望。妻子（或丈夫）甚至怀疑你有外遇了。10分

三、导致亚健康的因素

（一）饮食不合理

当机体摄入热量过多或营养贫乏时，都可导致机体失调。过量吸烟、酗酒、睡眠不足、缺少运动、情绪低落、心理障碍以及大气污染、长期接触有毒物品，也可出现这种状态。

（二）休息不足，特别是睡眠不足

起居无规律、作息不正常已经成为常见现象。对于青少年，由于影视、网络、游戏、跳舞、打牌、麻将等娱乐，以及备考开夜车等，常打乱生活规律。成人有时候也会因为娱乐（如

打牌、打麻将)、看护病人等而影响到休息。

(三)过度紧张,压力太大

特别是IT白领人士,身体运动不足,体力透支。

(四)长久的不良情绪影响

四、亚健康的后果

亚健康是一种临界状态,处于亚健康状态的人,虽然没有明确的疾病,但却出现精神活力和适应能力的下降,如果这种状态不能得到及时的纠正,非常容易引起身心疾病,包括心理障碍、胃肠道疾病、高血压、冠心病、癌症、性功能下降,倦怠、注意力不集中、心情烦躁、失眠、消化功能不好、食欲不振、腹胀、心慌、胸闷、便秘、腹泻、感觉很疲惫,甚至有欲死的感觉。然而体格检查并无器官上的问题,所以主要是功能性的问题。处于亚健康状态的人,除了疲劳和不适,不会有生命危险。但如果碰到高度刺激,如熬夜、发脾气等应激状态下,很容易出现猝死,就是"过劳死"。

"过劳死"———一种综合性疾病,是指在非生理状态下的劳动过程中,人的正常工作规律和生活规律遭到破坏,体内疲劳淤积并向过劳状态转移,使血压升高、动脉硬化加剧,进而出现致命的状态。

五、防治亚健康

(1)适量和平衡的膳食,像维生素、脂肪类食物、蛋白质、纤维素、糖和矿物质等营养物质,在每天的膳食中一样都不能少。

(2)有足够的体育运动量,以促进肌肉生长、血液循环、培养进食欲,也有助于人体对食物中营养素的吸收与利用。

(3)乐观的精神、平和的心态,是心理健康的标志。心理健康可延缓衰老,增强免疫力。

(4)善待压力,把压力看作是生活不可分割的一部分,学会适度减压,以保证健康、良好的心境。

(5)及时调整生活规律,劳逸结合,保证足够的睡眠。睡眠能使人体自我恢复,修复损伤组织,并保证合理的生长。

(6)每天至少喝3杯水。清晨,空腹喝下一杯蜂蜜水。蜂蜜有润喉、清肺、生津、暖胃、滑肠的作用。午休以后,喝一杯淡淡的清茶水。清茶有醒脑提神、润肺生津、解渴利尿的功效。晚上睡觉前,喝一杯白开水,能帮助消化,增进循环,增加解毒和排泄能力,加强免疫功能。除了每天3杯水外,日常生活中还应多饮白开水,适当多饮水是预防疾病的基本措施。

(7)保护牙齿。牙齿有切断、撕裂和磨碎食物的功能,为消化食物做准备。另外来自病牙的细菌,可将疾病带至全身。

(8)定期体格检查,包括牙齿检查。

(9)注意保持个人卫生、环境卫生,穿着要舒适。

(10)保持正确的走路、站立和坐的姿势。

实战训练

一、什么是“亚健康”？测一测自己是否处于“亚健康状态”。

二、结合导致“亚健康”的因素，谈一谈如何防治“亚健康”。

拓展阅读

亚健康之保健要穴

1. 涌泉穴

人体少阴肾经上的要穴。它位于足底中线前、中三分之一交点处，当足趾屈时，足底前凹陷处。

涌泉穴是人体长寿大穴，经常按摩此穴，则肾精充足，耳聪目明，发育正常，精力充沛，性功能强盛，腰膝壮实不软，行走有力。并能治疗多种疾病，如昏厥、头痛、休克、中暑、偏瘫、耳鸣、肾炎、阳痿、遗精、各类妇科病和生殖类病。

涌泉穴与人体生命息息相关。涌泉，顾名思义就是水如泉涌。水是生物体进行生命活动的重要物质，水有浇灌、滋润之能。据现代人体科学研究表明，人体穴位的分布结构独特，功用玄妙。人体肩上有一“肩井”穴，与足底涌泉穴形成了一条直线，二穴是“井”有“水”上下呼应，从“井”上可俯视到“泉水”。有水则能生气，涌泉如山环水抱中的水抱之源，给人体形成了一个强大的气扬，维护着人体的生命活动。

涌泉穴的保健手法主要是按摩。方法：睡前端坐，用手掌托来回搓摩涌泉及足底部 108 次，要满面搓，以感觉发烫发热为度，搓毕，再用大拇指指肚点按涌泉 49 下，以感觉酸痛为度，两脚互换。末了，再用手指点按“肩井”穴左右各49次即可。

2. 足三里

人体足阳明胃经上的要穴，它位于腿部外膝眼下三寸，距胫骨前缘外侧一横指处。

足三里是个保健穴，经常用不同的方法刺激它，可健脾壮胃，扩张血管，降低血液凝聚，促进饮食的尽快消化吸收，扶正祛邪，提高人体的免疫力，消除疲劳，恢复体力。此穴主治：胃病、腰痛、腹泻、痢疾、便秘、头痛眩晕、下肢瘫痪、半身不遂、膝胫酸痛、消化系统疾病。

常用保健手法是穴位点按、艾灸。点穴法：可用双手大拇指指肚点按足三里，每次 108 下，以感觉酸痛为度。艾灸法：取中草药“艾”为燃料，将艾绒点燃，直接或间接温热感穿透肌肤入穴。此法有时出现烫伤甚至化脓不干，难以结痂。中医讲：“要想身体安，三里常不干。”即指此而言。此法属“自讨苦吃”类，但效果优于点穴法和针灸。

3. 命门穴

人体督脉上的要穴。位于后背两肾之间，第二腰椎棘突下，与肚脐相平对的区域。

命门穴，为人体的长寿大穴。命门的功能包括肾阴和肾阳两个方面的作用。现代医学研究表明，命门之火就是人体阳气，从临床看，命门火衰的病与肾阳不足症多属一致。补命门穴的药物又多具有补肾阳的作用。

经常擦命门穴可强肾固本，温肾壮阳，强腰膝固肾气，延缓人体衰老。疏通督脉上的气滞点，加强与任脉的联系，促进真气在任督二脉上的运行。并能治疗阳痿、遗精、脊强、腰痛、肾寒阳衰，行走无力、四肢困乏、腿部浮肿、耳部疾病等症。命门穴的锻炼方法有二。其一是用掌擦命门穴及两肾，以感觉发热发烫为度，然后将两掌搓热捂住两肾，意念守住命门穴约 10 分钟即可。其二是采阳消阴法：方法是背部对着太阳，意念太阳的光、能、热，源源不断地进入命门穴，心意必须内注命门，时间约 15 分钟。

4. 会阴穴

人体任脉上的要穴。它位于人体肛门和生殖器的中间凹陷处，为人体长寿要穴。

会阴，顾名思义就是阴经脉气交会之所。此穴与人体头顶的百会穴为一直线，是人体精气神的通道。百会为阳接天气，会阴为阴收地气，二者互相依存，相似相应，统摄着真气在任督二脉上的正常运行，维持体内阴阳气血的平衡，它是人体生命活动的要害部位。

经常按摩会阴穴，能疏通体内脉结，促进阴阳气的交接与循环，对调节生理和生殖功能有独特的作用。按摩会阴穴，还可治疗痔疮、便血、便秘、妇科病、尿频、溺水窒息等症。会阴穴的保健方法有三。其一是点穴法：睡前半卧半坐，食指搭于中指背上，用中指指端点按会阴 108 下，以感觉酸痛为度。其二是意守法：姿势不限，全身放松，将意念集中于会阴穴，守住会阴约 15 分钟，久之，会阴处即有真气冲动之感，并感觉身体轻浮松空，舒适无比。其三是提肾缩穴法：取站式，全身放松，吸气时小腹内收，肛门上提（如忍大便状），会阴随之上提内吸，呼气时腹部隆起，将会阴肛门放松，一呼一吸共做 36 次。

5. 百会穴

人体督脉上的要穴。它位于头部，在两耳廓尖端连线与头部前后正中线的交叉点。

百会穴既是长寿穴又是保健穴，此穴经过锻炼，可开发人体潜能增加体内的真气，调节心、脑血管系统功能，益智开慧，澄心明性，轻身延年，青春不老，并能治疗头痛、眩晕、脱肛、昏厥、低血压、失眠、耳鸣、鼻塞、神经衰弱、中风失语、阴挺等症。百会穴的保健方法有四。其一是按摩法：睡前端坐，用掌指来回摩擦百会至发热为度，每次 108 下。其二是叩击法：用右空心掌轻轻叩击百会穴，每次 108 下。其三是意守法：两眼微闭，全身放松，心意注于百会穴并守住，意守时以此穴出现跳动和温热感为有效，时间约 10 分钟。其四是采气法：站坐均可，全身放松，意想自己的百会穴打开，宇宙中的真气能量和阳光清气源源不断地通过百会进入体内，时间约 10 分钟。

6. 神阙穴

即肚脐，又名脐中，是人体任脉上的要穴。它位于命门穴平行对应的肚脐中，是人体生命最隐秘最关键的要害穴窍，是人体的长寿大穴。

神阙为任脉上的阳穴，命门为督脉上的阳穴，二穴前后相连，阴阳和合，是人体生命能源的所在地，所以，古代修炼者把二穴称为水火之官。人体科学研究表明，神阙穴是先天真息的唯一潜藏部位，人们通过锻炼，可启动人体胎息，恢复先天真息能。

神阙穴与人体生命活动密切相关。我们知道，母体中的胎儿是靠胎盘来呼吸的，属先天真息状态。婴儿脱体后，脐带即被切断，先天呼吸中止，后天肺呼吸开始。而脐带、胎盘则紧连在脐中，没有神阙，生命将不复存在。人体一旦启动胎息功能，就犹如给人体建立了一座保健站和能源供应站，人体的百脉气血就随时得以自动调节，人体也就健康无病，青春不老。经常对神阙穴进行锻炼，可使人体真气充盈、精神饱满、体力充沛、腰肌强壮、面色红润、耳聪目明、轻身延年，并对腹痛肠鸣、水肿膨胀、泄痢脱肛、中风脱症等有独特的疗效。

第十六节 常见病自疗

知识领航

一、感冒

感冒在中医临床上分为风寒、风热、暑湿、表寒里热等型。

（一）风寒感冒

主要症状为发烧怕冷、头痛、咽喉发痒、周身不适、咳嗽多稀白痰、鼻塞或流清涕、无汗、舌苔薄白等。应选用荆防败毒散、通宣理肺丸、麻黄止嗽丸、小儿四症丸和参苏理肺丸等。用法照说明或遵医嘱用，并以生姜、葱白煎汤为药引。

知识窗

风寒感冒食疗方

生姜饮：生姜30克、红糖30克，煎汤分3次服用。

菜根姜片饮：白菜茎根1个，萝卜根1个，共切粗片，生姜3片，红糖50克，加水适量，煮开3～5分钟，热服。

（二）风热感冒

症状为恶寒轻、发热重、头胀痛、咽喉肿痛、口微渴、少汗出、咳嗽吐黄痰、舌苔薄白或微黄、舌尖红赤等。应选用桑菊感冒片、银翘解毒片、羚翘解毒片、Vc银翘片、复方感冒灵片等。按照说明服用，病情重时可以加倍用量，小儿酌减。

知识窗

风热感冒食疗方

桑叶薄荷饮：桑叶5克，菊花5克，薄荷3克，苦竹叶30克。将上述药物用清水洗净，放入茶壶内，用开水泡10分钟即可，随时饮用。

银花薄荷饮：银花30克，薄荷10克，鲜芦根60克。先将银花、芦根加水500毫升，煮15分钟，后下薄荷煮沸3分钟，滤出加适量白糖，温服，日服3～4次。

（三）胃肠型感冒与暑热感冒

症状为恶寒发烧、热度不高、恶心呕吐、腹痛泻下，或头重头痛、无汗，或四肢倦怠、苔白、脉浮等。应选用藿香正气水、午时茶、香霍散等。

知识窗

暑湿感冒食疗方

清暑祛湿茶：鲜扁豆花、鲜荷叶、鲜玫瑰花各20克。先将荷叶切成细丝，与扁豆花、玫瑰花置入容器内，加水500毫升，煎成浓汁，加适量冰糖，代茶饮用。

（四）表寒里热（风寒和风热混合型感冒）

症状为高热、恶寒、头痛眩晕、四肢酸痛、咽喉肿痛、大便干燥、小便发黄、舌苔薄黄、舌头红赤。应选用表里双解、解表治理的药物，如防风通圣丸（散）、重感灵片等。若属流行性感冒可服用复方大青叶冲剂、感冒冲剂等。

知识窗

表寒里热感冒食疗方

菜头绿豆饮：白菜头1个，绿豆芽30克。白菜头切片，与绿豆芽同煎，取液饮用。

青龙白虎饮：白萝卜30克，青橄榄2枚。白萝卜切片，与青橄榄煎汤代茶饮之。

（五）感冒期间的护理

从理论上说，感冒是自限性疾病，即使不吃药，只要多喝水，护理周到，一周左右就可自愈。

（1）多喝水。多喝水有利于体内排毒，有助于新陈代谢；另外，感冒发烧体温很高，喝水可以降低体温。

（2）多休息。充足的睡眠可以确保你精神和体力的恢复，同时保证你免疫力的提高。

（3）如果一周没有自愈要及早去医院检查治疗。

二、感冒发烧

（一）发烧用药

对于感冒发烧的治疗，主要是对症处理，建议在感冒引起发烧后体温超过38.5℃后用药。常用的退烧药有对乙酰氨基酚（百服宁、泰诺林等），布洛芬（臣功再欣、美林），阿司匹林（阿苯片、巴米尔）和吲哚美辛（消炎痛）等。用于缓解普通感冒及流行性感冒引起的发热、头痛、四肢酸痛、打喷嚏、流鼻涕、鼻塞、咽痛等症状。

（二）发烧的护理

1．酒精或白酒兑水擦身

用量一般是兑好的酒精溶液 200 毫升。擦浴方法是：酒精溶液盛于大碗内，温度在 32～34℃之间，大纱布或小方毛巾两块均匀地擦浴并按摩全身，腋窝、腹股沟、颈前部和左右两侧血管丰富的部位，可多擦，四肢擦3～5分钟即可，全身擦一遍不要超过20分钟。注意：胸前区、颈后（脖子后边）和腹部禁止擦浴；体质弱的高热又怕冷的病人及风湿病人禁擦；擦时室温（或环境温度）应在 20～25℃间。如无酒精或白酒，可用温水擦浴。温水擦浴适用于高热病人退热。其方法同酒精擦浴法，其水温及身体部位禁忌亦同酒精擦浴法。

2．饮食方面

人在发烧时能量消耗比较大，抵抗力也较弱，饮食方面要选择高热能、高维生素流食，选用优质蛋白质食物，如患者食欲较好，可增加蛋白质量；注意少食多餐，每日 6～7 次为宜；注意充分补充液体，多喝饮料、果汁水、西瓜水或绿豆汤；切忌吃辛辣、油脂含量高、难消化的食物，因为这些食物会给胃肠道消化功能增加负担，不利于患者尽快康复。

三、咳嗽

（一）咳嗽的种类

（1）风寒咳嗽：周身肌肉酸痛、畏寒怕冷、喉痛、无汗、吐白色痰，伴有头痛、流清涕及发烧等。西医多诊断为病毒，如果同时具有前面的症状，也可以先按风寒治，再配合抗生素。

（2）风热咳嗽：发烧、口干、鼻塞、吐黄痰且吐痰不爽、喉痛。

（3）燥火咳嗽：干咳、少痰、唇及咽喉干燥。

（4）痰湿咳嗽：痰多黏稠，喉中呼噜作响，可能出现胸闷、呼吸急促等症状。

（5）积食咳嗽：和痰湿咳嗽类似，因脾胃消化不良或大肠秘结影响肺部功能。

（6）体虚咳嗽：咳嗽时发时止，面目苍白、两颧发红、提气不上或手足发烧，有时痰中带血或咯血。

（二）咳嗽宜吃健脾润肺的食物

（1）白萝卜。白萝卜性平，对脾肺皆有好处。可以煮水，吃萝卜，配合白糖、姜丝可治寒咳；配合菊花、金银花可治热咳；配合银耳百合可治燥咳；配合山楂、麦芽可治积食咳嗽。

（2）梨。润肺祛痰，但性寒伤脾，风寒、体虚慎用。

（3）陈皮。用于理气调中、燥湿化痰，是各种咳嗽中的重要调和剂。

（4）甘草。镇咳、祛痰、清肺、解毒，有润喉升发作用，可以牵引各种药物产生最佳效果。

四、上火

（一）去心火

（1）表现症状：分虚实两种，虚火表现为低热、盗汗、心烦、口干等；实火表现为反复口腔溃疡、口干、小便短赤、心烦易怒等。

（2）去心火食疗法：莲子汤。

① 具体做法：莲子 30 克（不去莲心），栀子 15 克（用纱布包扎），加冰糖适量，水煎，吃莲子喝汤。

② 莲子功效：清心醒脾，补脾止泻，养心安神明目、补中养神，健脾补胃，止泻固精，益肾涩精止带，滋补元气。

（二）去肺火

（1）表现症状：干咳无痰或痰少而黏、潮热盗汗、手足心热、失眠、舌红。

（2）去肺火食疗法：猪肝汤。

① 具体做法：猪肝 1 个，煮至肝熟，菊花 30 克（用纱布包好），吃肝喝汤。

② 猪肝功效：甘苦，温。补肝，养血，明目。治血虚萎黄，夜盲，目赤，浮肿，脚气。肝脏是动物体内储存养料和解毒的重要器官，含有丰富的营养物质，具有营养保健功能，是最理想的补血佳品之一。

（三）去胃火

（1）表现症状：分虚实两种，虚火表现为轻微咳嗽、饮食量少、便秘、腹胀、舌红、少苔；实火表现为上腹不适、口干口苦、大便干硬。

（2）去胃火食疗法：绿豆粥。

① 具体做法：石膏粉30克，粳米、绿豆各适量，先用水煎煮石膏，然后过滤去渣，取其清液，再加入粳米、绿豆煮粥食之。

② 绿豆粥功效：绿豆粥含有丰富营养元素，有增进食欲、降血脂、降低胆固醇、抗过敏、解毒、保护肝脏的作用；绿豆味甘，性凉，入心、胃经；具有清热解毒，消暑除烦，止渴健胃，利水消肿之功效；主治暑热烦渴、湿热泄泻、水肿腹胀、疮疡肿毒、丹毒疖肿、痄腮、痘疹以及金石砒霜草木中毒者。绿豆性寒，素体虚寒者不宜多食或久食，脾胃虚寒泄泻者慎食。

（四）去肝火

（1）表现症状：头痛、头晕、耳鸣、眼干、口苦口臭、两肋胀痛。

（2）去肝火食疗法：梨水。

① 具体做法：川贝母10克捣碎成末，梨2个，削皮切块，加冰糖适量，清水适量炖服。

② 梨水功效：梨中含有丰富的B族维生素，能保护心脏，减轻疲劳，增强心肌活力，降低血压；梨所含的配糖体及鞣酸等成分，能祛痰止咳，对咽喉有养护作用；有较多糖类物质和多种维生素，被人体吸收，增进食欲，对肝脏具有保护作用；梨性凉并能清热镇静，常食能使血压恢复正常，改善头晕目眩等症状；食梨能防止动脉粥样硬化，抑制致癌物质亚硝胺的形成，从而防癌抗癌；梨中的果胶含量很高，有助于消化、通利大便。

（五）去肾火

（1）表现症状：头晕目眩、耳鸣耳聋、腰膝酸软、潮热盗汗、烦躁。

（2）去肾火食疗法：猪腰。

① 具体做法：猪腰2只，枸杞子、山萸肉各15克，共放入砂锅内煮至猪腰子熟，吃猪腰子喝汤。

② 猪腰功效：理肾气，通膀胱，消积滞，止消渴。主治肾虚所致的腰酸痛，肾虚遗精，耳聋，水肿，小便不利。

实战训练

一、请介绍四种感冒的不同症状和所用药物。

二、说一说发烧时应该如何护理。

三、咳嗽适宜吃的食物有哪些？

四、根据上火的类型，试做一款去火食物。

第二章　女子防身术

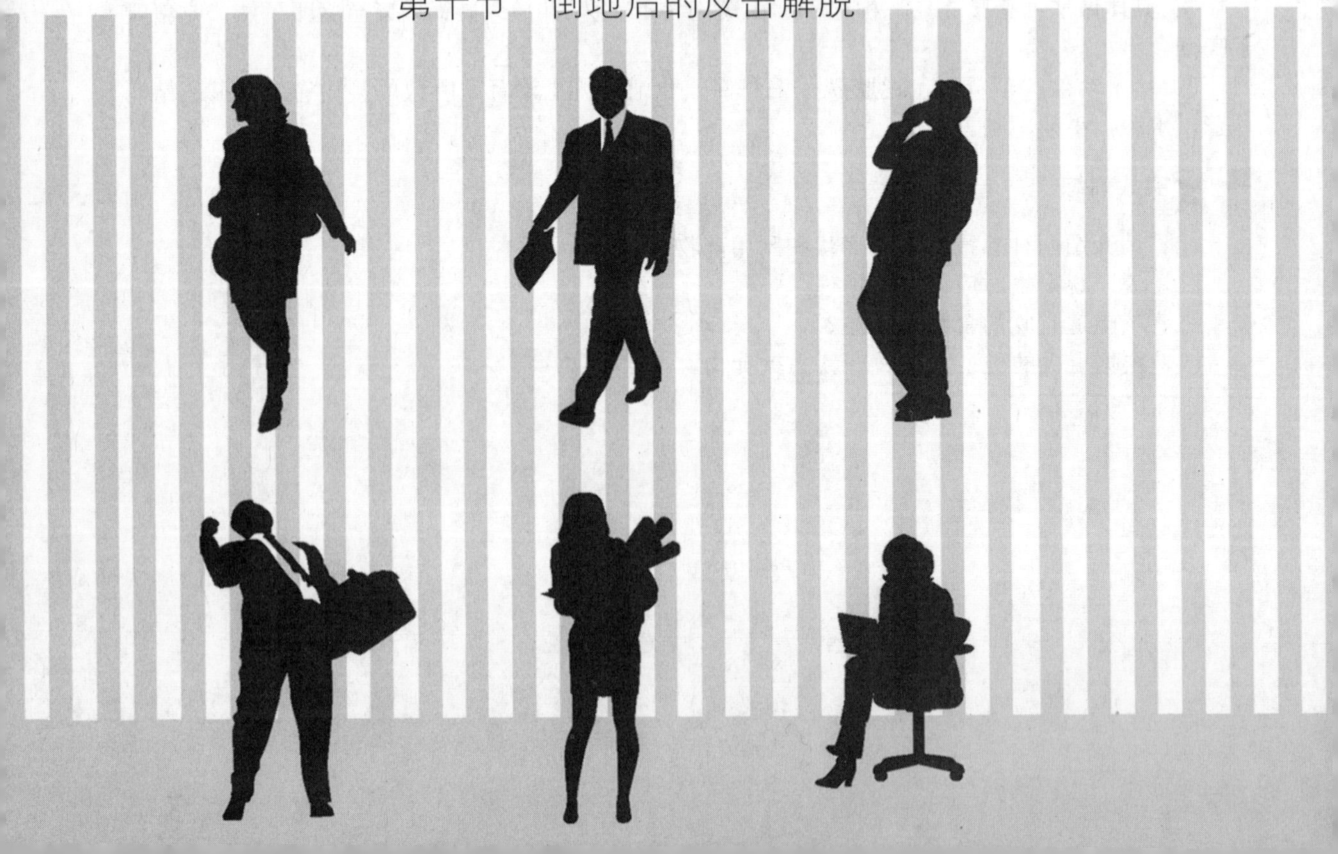

学习目标

本章旨在帮助女大学生理解女子防身术的目的、任务和在社会生活中的意义与作用，懂得训练的基本原理，学会防身自卫所需要的基本技术、技能和训练的方法。当面对危险时，能通过掌握的女子防身术的巧招，以自己的智慧、胆量、秘技、巧招，猝然偷袭，从而达到御敌防身之目的。通过女子防身术的学习，激励女大学生的自我反抗意识，增进健康、增强体质、提高对环境的适应能力。同时，培养女大学生面对危险时的应变能力和勇敢顽强的精神。

内容导读

女子防身术是依照女性生理、心理等方面的特征及活动规律，为维护女性的人身安全，防止他人的不法侵害而采取的主动防卫手段。它是一项运用踢、打、摔、拿等技击方法，以出其不意伤敌或逃跑为目的的专门技术。女子防身术中的奇妙招法，实质上是在汲取格斗技巧及擒拿术精华的基础上，把各种适合实践应用的招法分离出来，经过摘编、加工、提炼、创造、完善、融合而成的一种以弱胜强、以小制大、以巧取胜的自卫术。它具有简单、实用、易记、易学等特点。

第一节　技术特点及使用原则

知识领航

女性大学生是流氓犯罪分子侵害的对象，针对她们的各种暴力伤害案件时有发生，这使得广大女性大学生的身心受到了极大的伤害。如果女性朋友掌握一些实用有效的防身自卫技能，一旦遇到坏人实施侵害时，就能运用女子防身术迅速摆脱犯罪分子的进一步侵害，从而保护自己。

一、女子防身术技术特点及优势

（一）女子防身术的技术特点：女子防身术集拳击、散打、自由搏击、泰拳、跆拳道、擒拿等防身武技动作于一体，是女性在受到流氓犯罪分子各种非法暴力侵害时，运用手、脚、膝、肘等，或就地取材进行防卫和攻击的一种搏击技法。女子防身术的特点是：简单实用、一招制敌、反击迅猛、攻击连贯、顺势化力、随机应变。无招无式无规则，无时间无特定环境，一切以杀敌、伤敌或逃跑为最终目的。使用所有可以使用的手段，对敌人实现最大程度的伤害。

（二）女子防身术技术的优势：

1．通过练习，熟练地掌握女子防身术的技术技巧，就可以在流氓犯罪分子来犯时，不畏强暴，敢于斗争，使自己免受伤害。俗话说“技多不压身”，如果有女子防身术这一技能傍身，女性朋友们在遇到歹徒施暴时，才可能做到冷静沉着，随机应变，一招制敌。

2．女子防身术不仅可以提高女性的防身自卫能力，还能极大程度地增强她们的自信心。通过经常练习，可以磨炼意志，培养坚强果敢的品质和柔中带刚的气质。随着经济社会的高速发展，女性朋友的生活、工作节奏加快，生活压力日益增大，经常进行女子防身术的锻炼，还可以宣泄不良情绪，减轻学习、工作压力，具有调节心理的作用。

3．女子防身术还是强身健体、塑造优美体型的有效方法。如果女性朋友经常进行防身术的锻炼，能够逐渐增进健康、增强体质，并提高人体各器官、系统的功能，特别是心血管、肌肉、神经系统的功能。

随着我国人民物质生活水平的不断提高，营养过剩加上运动不足，使得有些女性身材变得臃肿，甚至肥胖。坚持女子防身术的锻炼，可以消耗多余的脂肪，起到减肥效果，重塑优美体型。

二、女子防身术的使用原则

（一）临危不惧、沉着冷静。

当女性朋友面临遭受侵害的危险时，如何迅速处置，并得以成功解脱，其前提是沉着冷静。因为只有保持清醒的头脑和良好的心理状态，才能临危不乱，并准确有效地采取防卫技术动作。相反，如果遇事慌乱、不知所措，那么身体各部位的肌肉就会处于紧张状态，身体的协调性和运动的耐力水平都会受到影响，从而使得技术动作变形，就不能充分发挥女子防身术的作用，反而有可能失去反击的最佳时机，甚至危害自身的安全。

（二）把握尺度、正当防卫。

当女性朋友在运用女子防身术技术的时候，要把握好一定的尺度，把握好正当防卫和防卫过当的问题。危急情形下的女子防身术动作对人体伤害性很大，甚至有些技术动作是一招致残、一招致命的，所以在使用这种技术时，必须要有一定的节制。并且还要根据不同的情节、不同的性质来选用程度不同的技术动作，使女性在受到不法侵害时避免防卫不当或过当。

知识窗

中华人民共和国刑法（2011年修正）

第二十条【正当防卫】为了使国家、公共利益、本人或者他人的人身、财产和其他权利免受正在进行的不法侵害，而采取的制止不法侵害的行为，对不法侵害人造成损害的，属于正当防卫，不负刑事责任。

正当防卫明显超过必要限度造成重大损害的，应当负刑事责任，但是应当减轻或者免除处罚。

对正在进行行凶、杀人、抢劫、强奸、绑架以及其他严重危及人身安全的暴力犯罪，采取防卫行为，造成不法侵害人伤亡的，不属于防卫过当，不负刑事责任。

（三）审时度势、精准反击。

"审时"就是在自卫防身时，既要明确了解自己此时的身体姿态，比如站立、坐卧、前倾、后仰，又要观察分析歹徒此时的进攻姿态，比如搂、抱、锁喉等。另外还要根据歹徒的进攻姿势来选择相应的技术动作，以最有效的反击方式和技术动作，以最快的速度向歹徒发起有力的攻击。除此之外，被侵害的女性朋友还要观察歹徒的高矮胖瘦，再将自身与歹徒进行对比，从而采取适当的防身技法并把握好反击时机，迅速出手，一招制敌。

（四）胆大心细、随机应变。

当侵害突然发生或者情况有所变化时，被侵害女性要善于应变，可以不失时机地采取一定的积极进攻手段。有些女性朋友平时掌握了较好的技术动作，并且身体素质良好，但是心理素质不高，处理突发侵害的应变能力较弱，本来已经掌握的女子防身术动作发挥不出来，造成非常被动的局面，不但无法解脱，甚至会进一步增加自身的危险。

拓展阅读

女护士遭劫持成功自救

南昌市第一医院，女护士遭劫持成功自救，神勇脱险。

2013年10月27日下午5时许，南昌市第一医院内，“90后”女护士小万被一名男子持刀劫持，约一小时后，小万打落男子手中凶器成功自救，但颈部和手腕受伤。

“下午5时许，急诊科来了一辆120急救车，我便前往门口协助医生运送患者。”同为该院急诊科护士的小刘说，就在众人忙碌之际，一名年轻男子走进急诊科大厅，手上提着一个装着X光片的塑料袋。突然，男子一把拽住小刘，用刀架在她的脖子上。“他拿着一把长约10厘米的水果刀，抵住我的脖子问我要电话，说是要报警。”小刘说，当时她的电话并未带在身上。这个时候，在观察室内工作的护士小万看见了，便询问男子需要什么帮助，没想到男子放掉小刘，把小万拖到了抢救室，关上大门不再出来。

小万被男子拖进抢救室之后，有人报了警。在随后的近一个小时时间里，只听见男子大喊大叫，却未听见小万的声音。“我们都很担心，害怕小万出意外。”据在场护士介绍，持刀男子精神恍惚。南昌市东湖公安分局刑侦大队肖国民大队长证实：“根据初步调查，嫌疑人发生了家庭纠纷导致精神受刺激。”

傍晚6时30分许，记者见到了惊魂未定的小万。小万说，在被劫持进抢救室后，男子情绪十分激动，问她要手机。她一边说话让男子放松，一边将手机递给了男子，但男子无法打开手机，情绪更加激动，并将手机丢掉。“他说他今年23岁，劫持我是因为家庭纠纷。当时外面有人说话，谈到了‘家’这个字。他大概以为不会有人帮他，便咬牙切齿，情绪十分激动，并一直说要见妈妈。”

小万回忆，在被劫持的近一小时内，男子拿着水果刀在她脖子上来回比画，划伤了她的脖子，并换了好几个姿势。“我感觉他情绪很激动，要用刀刺我，就趁他换姿势的时候，使出浑身力气把水果刀打掉在地上，然后大喊了一声。”守候在门口的民警听到叫声立刻冲进去，控制住了劫持者。

实战训练

一、请通过报纸、网络等途径进一步了解一些女性沉着应对、巧妙处理歹徒侵害的案件，并谈谈自己的想法。

第二节 制敌有效部位

知识领航

在学习女子防身术的过程中，首先要了解人体的要害部位，这是学习女子防身术的基础之一。在危机时刻，只有击打歹徒要害部位才能在短时间内让其失去侵害能力。人体的要害部位遭受重击后，有的可以使其生理机能或机制暂时或永久的消失。因此女性朋友了解并熟悉这些要害部位，再加上准确、有力的击打技术，就能在受到侵害时进行有效的反击，尽快脱离险境。

通常情况下，女性身材较为矮小，骨骼也没有男性粗壮，肌肉更没有男性发达。因此女性的力量、速度、耐久力，受到打击后的承受力及恢复能力等各方面与男性相比要逊色得多。

很多女性朋友在遭受侵害时往往会漫无目标地乱打，就算把歹徒打痛、打伤，由于没有击中要害部位，也无法使自己脱离险境，反而可能会激怒歹徒，招致更大的伤害。因此，女性朋友在面对侵害时必须要准确击中歹徒要害部位，一招制敌，使歹徒丧失侵害能力，从而保证自身安全。

人体不同部位在受到打击后的承受能力并不一样。承受打击力又称忍受力。人体有些部位忍受力特别强，如头部的前额、手臂、大腿等处；相反，有些部位的忍受力就很弱，如男性裆部、眼睛等。这些部位就是人体的要害部位，这些部位即使遭受较小的打击力，也会在短时间内造成休克、昏厥、伤残甚至死亡。

一、眼睛

眼睛是人的心灵之窗，也是人体中极易受到损伤的部位。攻击双眼无须太大的力量，一旦眼睛遭受打击，轻者会流泪不止，怕光而无法睁眼，重者会大量出血。更有甚者会眼球爆裂或脱落，视觉功能产生严重障碍或者失明。

因为眼睛部位防护薄弱，女性朋友为避免受到进一步的侵害，可以食指和中指成 V 形刺入歹徒双眼，使其对外界的反应和侵害能力大大降低，或完全丧失（见图 2-2-1）。

二、咽喉

咽喉这一部位面积较大，由颈部正前方两锁骨内侧、胸骨柄上缘的凹陷处，一直往上到喉结处。因为咽喉下有食道、气管、静脉、膈神经与迷走神经分支，是又一要害部位，所以古人又把它喻为形势险要之处。咽喉一旦受到打击，呼吸、血流受阻，神经反射作用出现，轻则说不出话，难受异常，重则窒息昏迷（见图 2-2-2）。

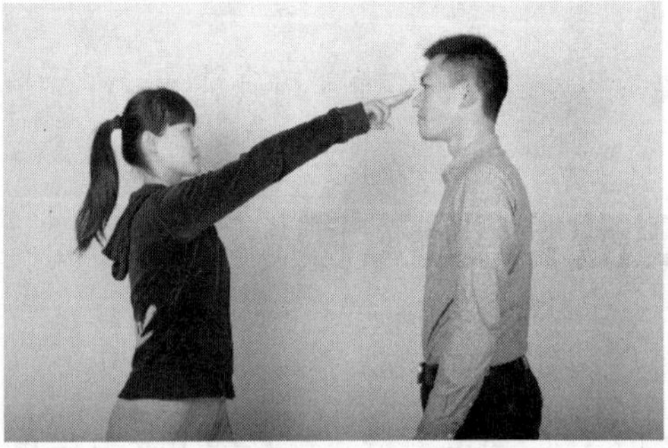

图 2-2-1

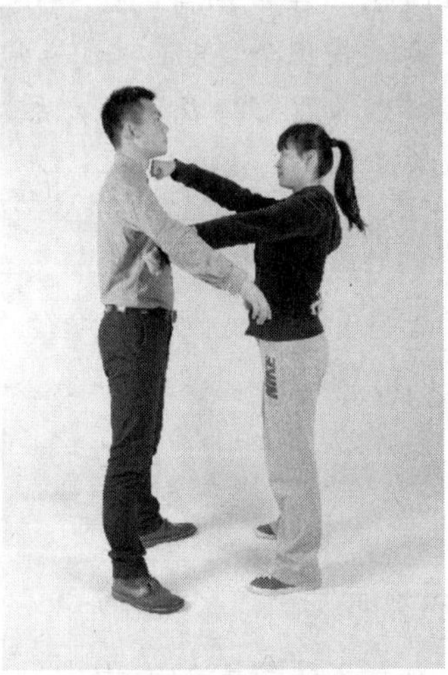

图 2-2-2

三、颈侧

颈部两侧有颈动脉，也是人体的一个要害部位。如果受到有力打击，轻者会导致脑部供血、供氧不足，严重者昏厥甚至死亡（见图 2-2-3）。

四、太阳穴

太阳穴位于前额两侧，外眼角的斜上方。这里是颅骨最薄、最弱的部分。太阳穴受到打击后容易引起骨折，引起颅内血肿，还会使人平衡感觉一时丧失，头晕目眩。受到重击后，还可能造成脑震荡，意识丧失，神志失常，甚至死亡，致使歹徒立即丧失侵害能力。但如击打力度不够，击打不准，就难以奏效。利用女子防身术选择这一要害部位攻击时，一是注意一定要准，二是一定要有相当力量。女性朋友手部的力量相对较弱，很难达到有效的力度，所以攻击太阳穴，最好选择用肘击（见图 2-2-4）。

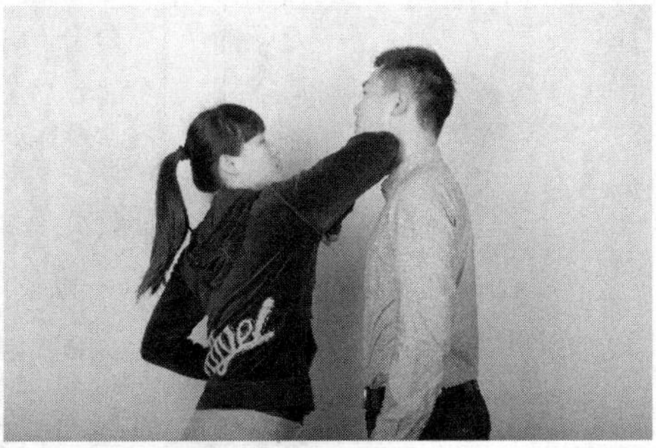

图 2-2-3

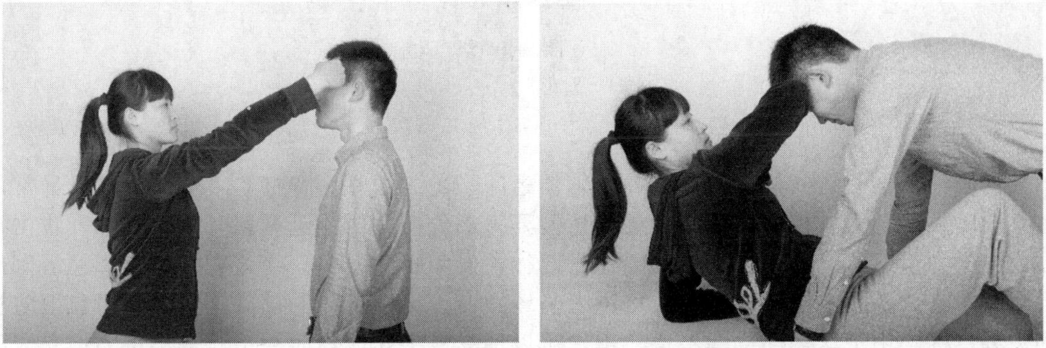

图 2-2-4

五、肋部

俗话称肋部为“软肋”，它也是人体要害部位之一。如果击打作用于肋部，骨折多发生在直接被击打部位，歹徒受伤后会感到局部剧痛，连深呼吸和咳嗽都很困难，上身不敢转动，出现呼吸困难、气短等现象。如果多根肋骨骨折，严重的会引起休克等情况。

肋部打击方法可以用肘击、膝击，或者歹徒倒地后用脚踢向该部等，都可以使歹徒疼痛难忍，迫使其放弃作案（见图 2-2-5）。

知识窗

肋骨是脊椎动物用来保护肺、心脏、肝脏等器官的骨骼。是整个胸腔的构架。人肋骨 12 对，左右对称，后端与胸椎相关连，前端仅第 1～7 肋借软骨与胸骨相连接，称为真肋；第 8～12 肋称为假肋，其中第 8～10 肋借肋软骨与上一肋的软骨相连，形成肋弓，第 11、12 肋前端游离，又称浮肋。

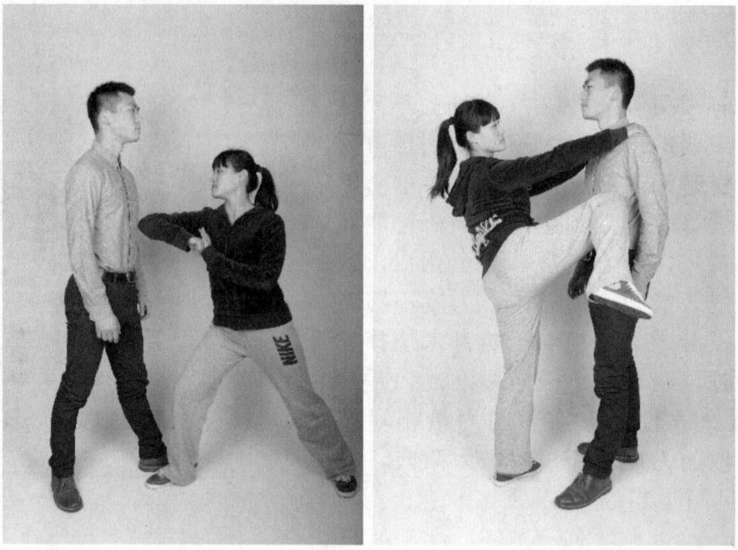

图 2-2-5

六、裆部

人的肛门和会阴穴（位于肛门与外生殖器之间）受到插戳、踢打等攻击，会难受异常，但一般不会丧失战斗力。裆部之所以被称为男性要害部位，主要是因为睾丸位于裆部。攻击裆部无须太大的力量即可奏效。一旦睾丸受损伤，往往发生阴囊血肿，使人剧痛难忍，轻者倒地不起、呕吐恶心。稍重者神经性休克，再重者当场毙命。男性歹徒的裆部应当是女子自卫防身攻击的主要目标。由于这一部位的不堪一击，可以使受侵害女性轻而易举、毫不费力地完成致命的一击，转危为安（见图 2-2-6）。

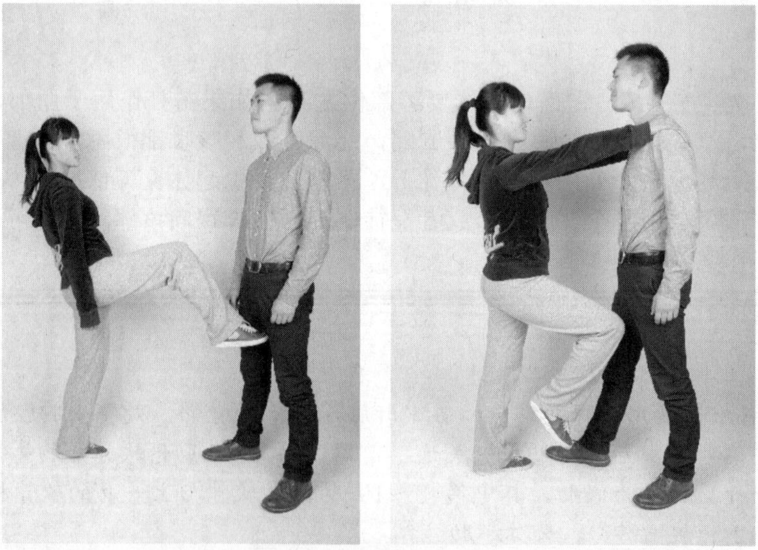

图 2-2-6

拓展阅读

2012 年 4 月 17 日晚 23 时 30 分，刚参加完朋友生日聚会的覃女士骑着一辆电动摩托车回家，被骑着无号牌二轮摩托车的一名男子跟随。对此，覃女士丝毫没有察觉。行至广西容县中环路松山红绿灯路段时，男子猛加油门，以极快速度冲上前拉扯覃女士脖子上的金项链。覃女士一个趔趄，连人带车跌倒在地，此时，金项链未被抢走。

随后，覃女士惊叫一声瘫在地上，一动不动。那名男子并没有就此收手，他再次向“猎物”逼近，企图拿到覃女士的项链。就在该男子靠近覃女士之时，覃女士突然伸腿朝歹徒下身私处踢去！丝毫没有防备的男子，被踢了个正着，捂住下身私处龇牙咧嘴，疼得上下弹跳。

紧接着，覃女士翻身而起，从车篮里拿出一把防盗锁，用尽全身力气朝歹徒砸去，歹徒躲闪不及被砸个正着，疼得嗷嗷直叫。覃女士大声叫道：“别以为我好欺负，有本事再上来，我让你吃不了兜着走……”歹徒不敢再纠缠下去，坐上摩托车落荒而逃。事后，覃女士报警，警方已对此事展开调查。

实战训练

一、请思考除了本节提及的人体要害部位之外，人体还有哪些忍受力较弱的要害部位。

第三节　上肢基本动作方法

知识领航

女性与歹徒搏击中，虽然可以使用“摔”、“打”、“拿”等各种女子防身术的技法，但女性和男性犯罪分子相比，在力量、速度、耐力等方面实力相差悬殊，“摔”、“拿”技法面对身高力壮的歹徒，由于双方力量相差太大，因此很难奏效。

女子防身术中的拳法和肘法具有灵活、机动的特点，在实际运用时既可以出其不意地主动打击，又可以在歹徒攻击时进行防守反击。拳法与肘法打击发力时要注意蹬地并转动身体，最后加上手臂的力量，这样的打击力才更大。

一、女子防身术基本姿势

（一）防身姿势。在平常生活中，女性朋友不可能时常做出实战格斗姿势，否则周围人都会觉得很奇怪。只有当发现歹徒有侵害举动时，才能做出相应的防守或反击动作。在这之前，女性朋友可以使用在日常生活中应用的各种防身姿势，这样的防身姿势很自然，与平时的各种习惯动作差不多，但对人体却起到了很好的保护作用。

当发现危险可能出现时，可将两脚前后开立，两脚之间距离约与肩同宽，两膝略弯曲，身体重心置于前脚上，前脚掌微内扣，两脚保持一定的弹性，一旦需要可以迅速移动，使自己逃离险境，或在运动过程中把握时机快速反击。身体正面朝向歹徒，暴露面积大，而身体侧身站立可以减少受击面积（见图 2-3-1）。

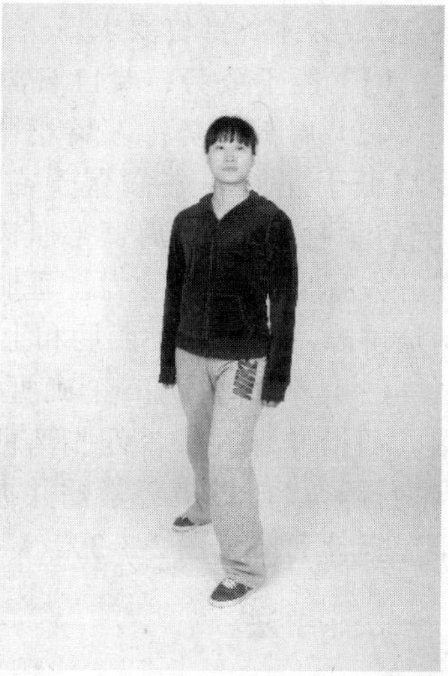

图 2-3-1

（二）实战姿势。实战姿势与防身姿势的站立姿态基本上一致。要保持动作自然、放松协调、进攻或防守时两拳都能快速有力地进行打击，在防守时使自己暴露的受击面越小越好，这样不易被歹徒抓住空当而受打击。正确的实战姿势还应使身体重心稳固，以便脚步移动灵活，进退自如。实战姿势一般要求把有力的手放在后面，同手同脚姿势站立（本书中均以左手左脚在前，右手右脚在后为例，反之亦然）。

1. 脚步站立姿势。两脚分开与肩同宽，左脚在前，左脚尖向内扣，右脚跟微微跷起。左膝关节微屈，右膝关节弯曲度较大。左肩略向右转，身体左侧拉直，身体重心偏向左脚上。这种实战姿势有利于两手发挥攻防技术，同时又可以减少受击面积，具有很大优势（见图 2-3-2）。

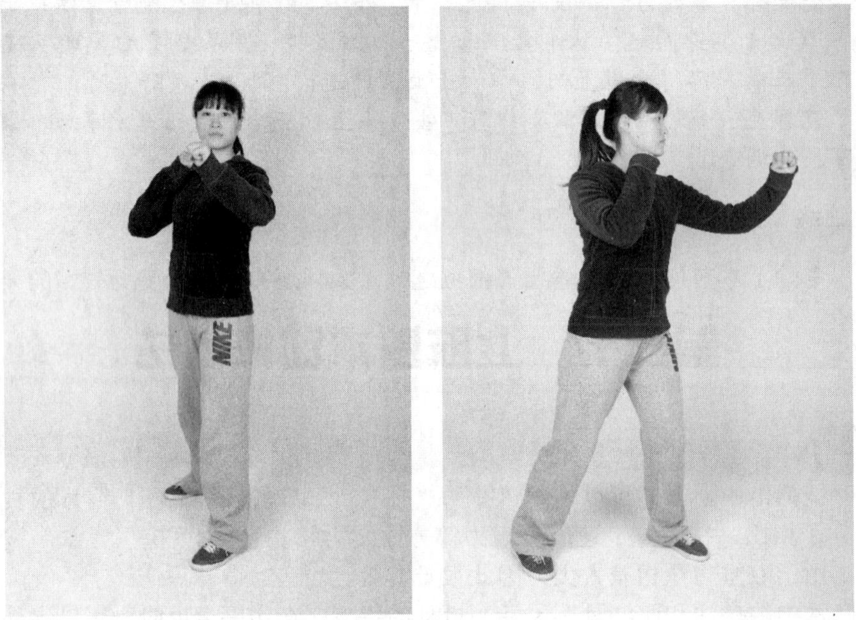

图 2-3-2

2. 身体各部位要求。

（1）躯干姿势：要自然含胸收腹，臀部略微向内收。

（2）肩部姿势：左臂稍微弯曲前举，左拳高度略低于左眼，右拳置于右侧耳垂处。肩臂要"沉肩垂肘"，放松肩臂部肌肉，有利于击打瞬间充分发挥肩臂的爆发力。垂肘可以使两前臂形成两道屏障，起到保护两肋和上体的作用。

（3）拳的握法：正确握拳方法是伸出大拇指，四指伸直并拢，四指弯曲，指尖触及掌心并向内握紧，拇指横着紧贴并握紧于食指及中指的第二指骨上（见图 2-3-3）。

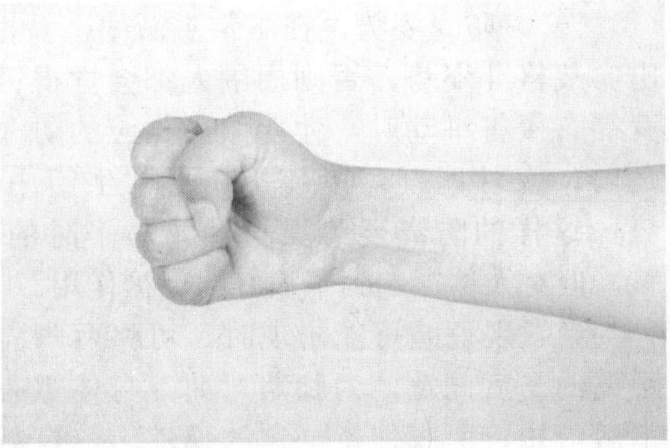

图 2-3-3

二、拳法

手是人体各器官中最灵活的部位，在攻防格斗中，手的威力很大，手的攻击形式最多。手的攻击形式以拳为主，拳法大致可分为：直拳、摆拳、勾拳。

（一）直拳。直拳是远距离拳法。它是从出拳到被击目标，拳头作直线运动的一种打击方法。直拳有左直拳和右直拳两种，可以攻击歹徒面部和胸部。成实战姿势站立，屈膝，与出拳同侧的腿蹬地，并向与出拳另侧的方向转体。同时把蹬地之力与转体之力通过送肩、旋臂、前伸传达至拳面（见图 2-3-4）。

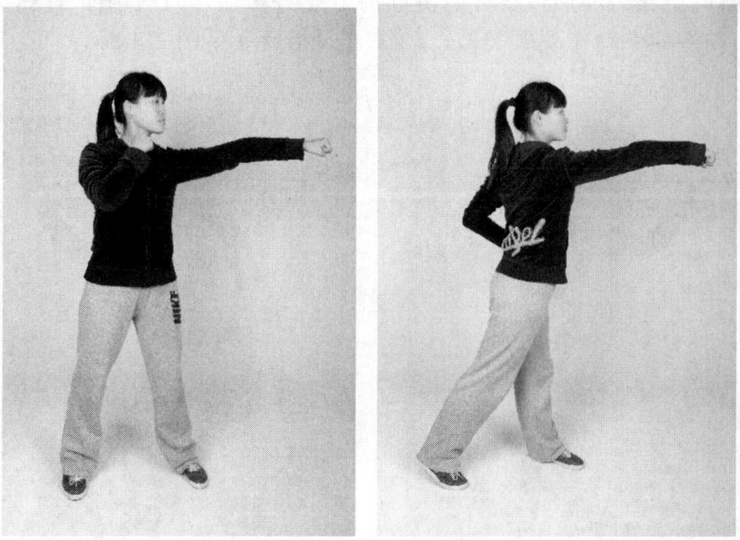

图 2-3-4

（二）摆拳。摆拳属于近距离拳法。它是近身对抗中打击歹徒头部侧面（下颌、太阳穴、后脑等）最有效的拳法。摆拳打击时，拳头运行时呈弧形线路，上臂与前臂的夹角取决于与歹徒的距离，为了取得更好的打击角度，要求肘关节略高于拳头。摆拳分为右摆拳和左摆拳两种。

1．右摆拳：实战姿势站立，脚尖微蹬地并向内扣转，向左转髋扭腰，重心前移，右肘微屈，力达拳面（见图 2-3-5）。

2．左摆拳：动作要领同右摆拳，动作方向与之相反（见图 2-3-6）。

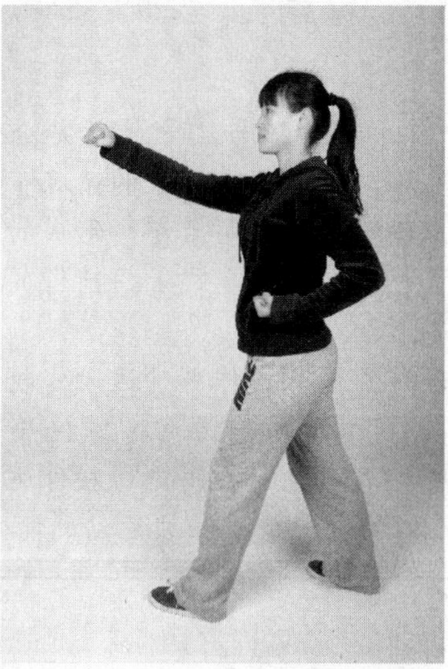

图 2-3-5

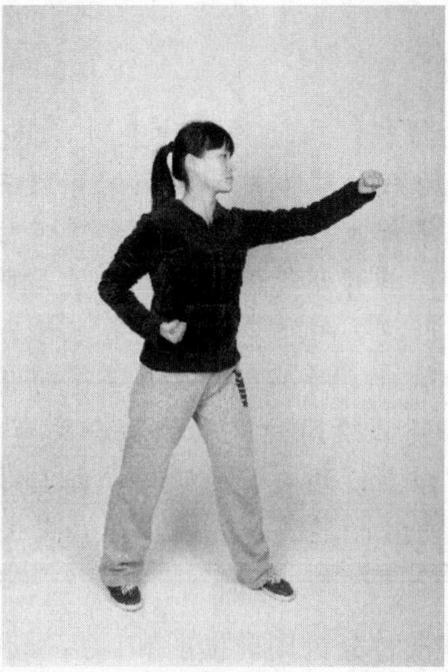

图 2-3-6

（三）勾拳。勾拳是近身对抗中最有效的正面进攻拳法。用勾拳打击时，弧线或直线出拳，用拳面自下而上击打歹徒裆部、腹部、下额等。勾拳分为右勾拳和左勾拳。

1．右勾拳：实战姿势站立，身体重心略下沉，重心移至右脚，右脚跟着地，右膝关节和右髋关节弯曲，上体前倾。右拳拳心转动向上，虎口向外，右肘肘尖位于右肘旁。发力时，右脚积极蹬地，右髋向上猛力伸展，身体右侧向前方充分转动，力达拳面（见图 2-3-7）。

2．左勾拳。与右勾拳动作要领类似，动作方向相反（见图 2-3-8）。

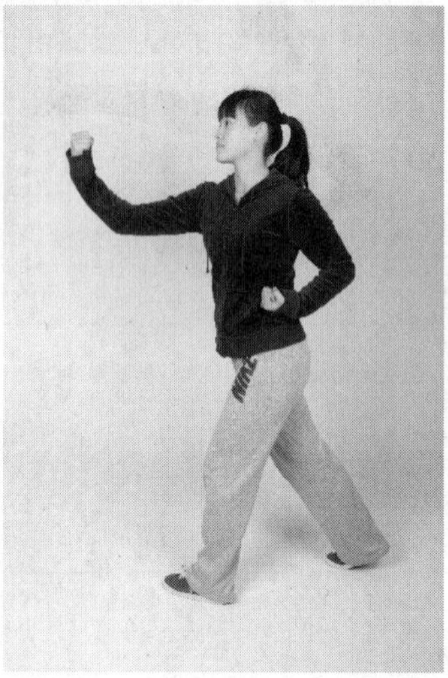

图 2-3-7

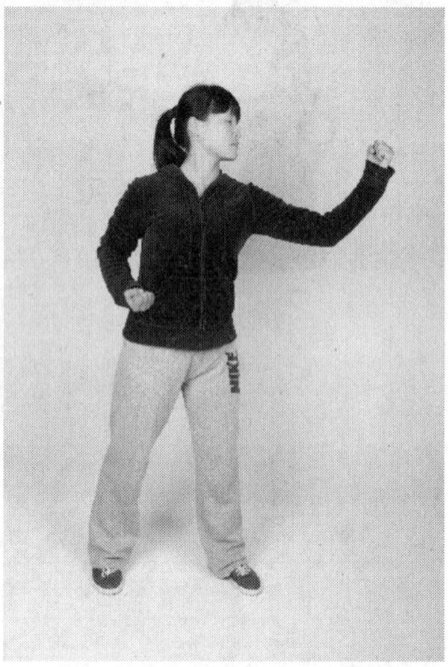

图 2-3-8

三、肘法

肘法是女性近距离防身的实用打击技法。由于肘部的生理构造特点，肘尖的骨头异常坚硬，打击时如果发力发得好，击打力量较之腿和手臂都要重、要狠，比较适合女性用于自卫。主要攻击性肘法有横肘、顶肘、挑肘和砸肘。

> 知识窗
>
> 肘关节的特征。当肘关节伸直时，肱骨内、外上髁与尺骨鹰嘴尖恰位于一条直线上，屈肘时则形成以鹰嘴尖为顶角的等腰三角形。肘关节在伸直的情况下，若受暴力如跌倒时一侧手掌着地，使肱骨下端向前移位、尺骨鹰嘴则向后移，形成肘关节后脱位。当肘关节伸直，前臂处于旋后位时，臂与前臂并不在一条直线上，前臂的远侧端偏向外侧，二者之间形成一向外开放的钝角，称为提携角。
>
> 肘关节的运动。肘关节的肱尺关节可沿略斜的额状轴作屈伸运动；桡尺近侧关节与桡尺远侧关节是必须同时运动的联合关节，司前臂的旋转运动；肱桡关节虽属球窝关节，但只能配合上述两关节的活动，即与肱尺关节一起，共同进行屈伸运动，配合桡尺近侧关节进行垂直轴的旋转运动，但却失去矢状轴的内收、外展运动的能力。

（一）横肘。横肘分为向前横肘和向后横肘两种。

1．向前横肘：实战姿势站立，左臂夹紧回收，右臂屈起、平抬，由侧向前平横击打，力达肘尖。横肘动作主要是两股力，一是蹬地，二是旋转身体。向前横肘主要打击目标是歹徒太阳穴、后脑、耳朵、颈部以及胸肋等处（见图 2-3-9）。

2．向后横肘：当歹徒从后面侵犯时，手臂向后上方抬起，身体随之向后转动发力，用肘尖打击歹徒的面部、颈部等处（见图 2-3-10）。

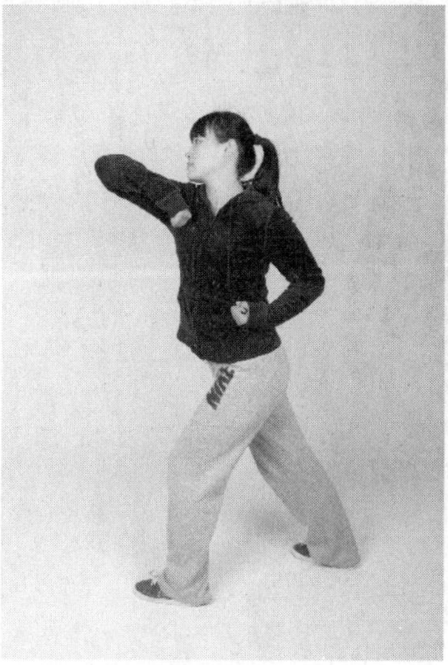

图 2-3-9

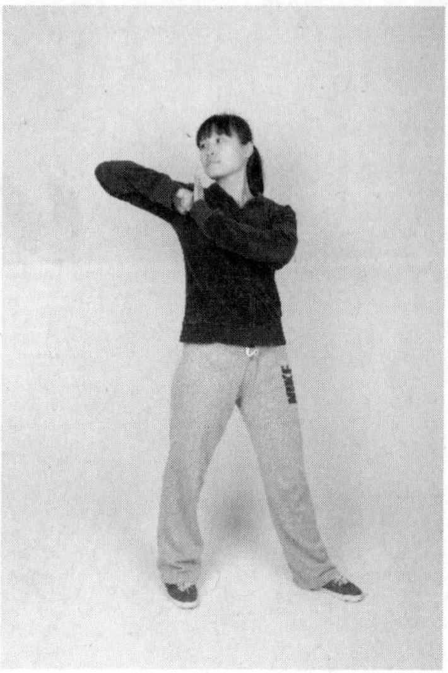

图 2-3-10

（二）顶肘。实战姿势站立，右臂屈肘、平抬，肘尖向前。左手掌竖起推击右拳。出击时蹬地、送髋，同时左大臂向另一侧产生一股伸张力。顶肘主要用于打击歹徒胸腹部（左臂顶肘动作要领类似，见图 2-3-11）。

（三）挑肘。实战姿势站立，左臂回收弯曲，右肘尖由下向前上挑击。出击时蹬地、转体。动作同勾拳。挑肘主要用于击打歹徒胸腹部（左臂挑肘动作要领类似，见图 2-3-12）。

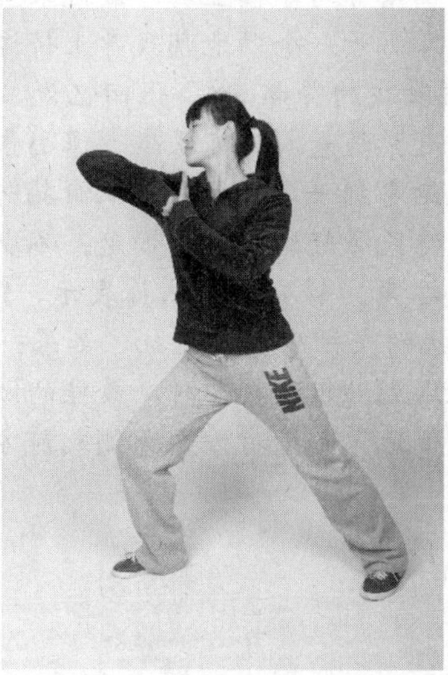

图 2-3-11

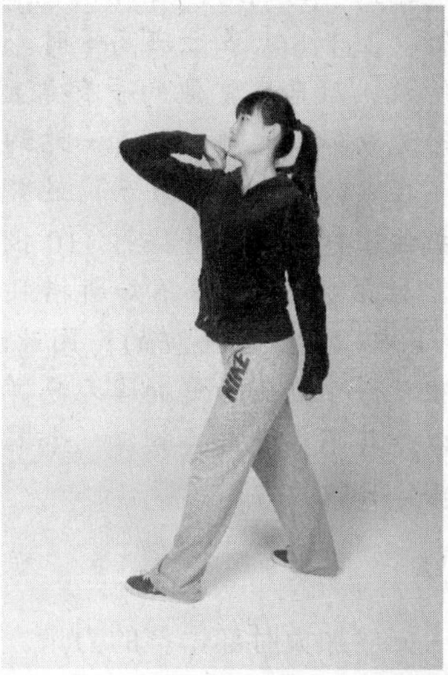

图 2-3-12

（四）砸肘。砸肘又叫剁肘。实战姿势站立，右臂屈曲上抬，肘尖朝前上。出击时身体迅速下沉，肘由上向下砸击。身体的下沉与手臂的砸击这两股力量要融合在一起。砸肘适用于歹徒正面抱住腰或腿，上体处于前倾姿势时；或者歹徒的胃部、裆部受击后，上体处于前倾的姿势时，可以用砸肘打击歹徒后脑、腰部等处（左臂砸肘动作要领类似，见图 2-3-13）。

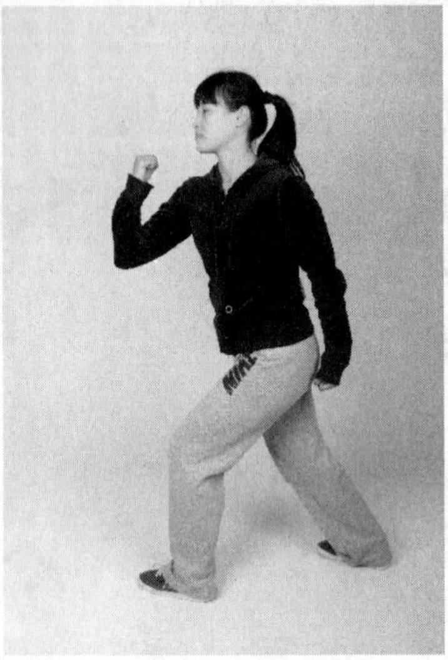

图 2-3-13

拓展阅读

静安特警传授女子防狼术 肘击坏人胸部或拗手指

2013 年 6 月 21 日，上海静安区公安分局特警队实战教学如何防“咸猪手”，前来学习的女白领爆棚。有多年擒拿格斗经验的特警表示，女性遭遇“咸猪手”时，应顺势肘击其胸部或拗手指，浇灭“色狼”的气焰。女白领小张在南京西路一写字楼上班，最近乘坐地铁上班时遭遇了“咸猪手”。“上午 8 点多上班高峰时，一个中年男子一个劲地朝我身上挤过来，我一开始以为是人多的缘故，后来感觉他的手有意无意地碰触我的臀部。”小张回忆说，她当时又气又怕，一边闪躲一边朝车门处挤去，下一站到站时，赶紧随着人流下了车。像小张这样遭遇到骚扰的年轻女性不在少数。王小姐表示，她曾在地铁站看到一名男子用手机偷拍一名女子的裙底，当事人发现后抓住手机不放，并拨打 110 报警，最终民警赶到将男子带走。不少女性称，即使发觉自己遭遇“性骚扰”，往往不知所措且会忍气吞声。静安特警队员表示，“色狼”在实施“性骚扰”时，其内心是惶恐不安的，因此受到骚扰的女性应勇敢反抗，如果一味忍耐或避让，反而会让“色狼”得寸进尺而更加肆无忌惮。女性遇到“性骚扰”时，最佳的做法是：如果对方在身后，可以趁其不备肘击其胸口，令其退让或倒地；如果对方在身侧或前方，可以拗住其手指，迫使其终止骚扰行为。

实战训练

一、请思考如何加大肘部击打的力量。

二、请根据本节学习内容，利用手靶和脚靶练习各种拳法和肘法击打动作（见图 2-3-14）。

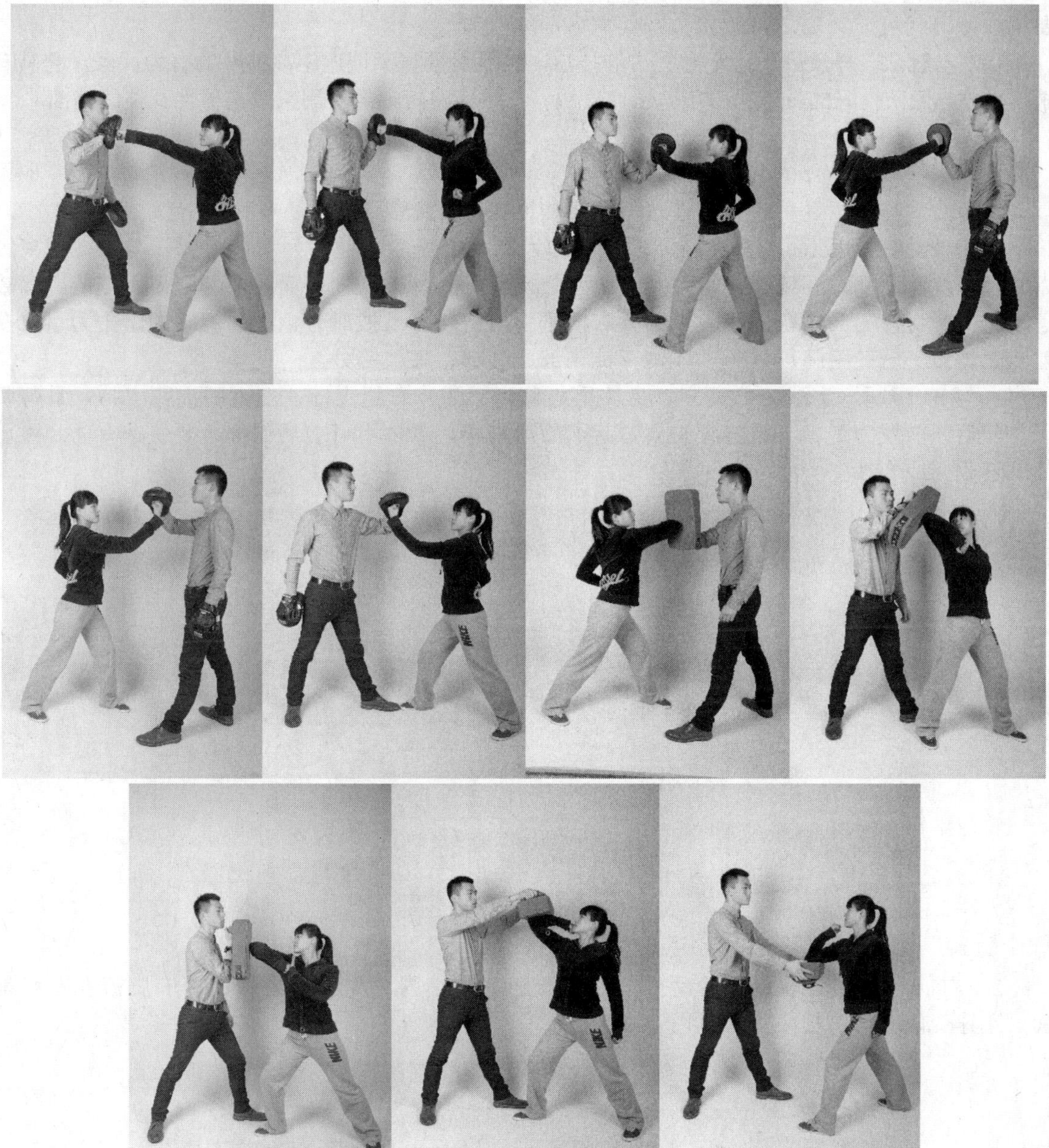

图 2-3-14

第四节 下肢基本动作方法

知识领航

腿法种类繁多，按动作结构可分为屈伸、直摆和扫转三类。腿的长度超过手臂，腿法的打击力大，攻击距离也比拳法远。但直摆性腿法和扫转类腿法难度较大，未经过长期特殊练习，无法产生有效的打击力。所以，这里挑选了几种适宜女性自卫的屈伸性腿法介绍，女性朋友只要稍加练习就可显其攻击力。

膝法与肘法一样，属于近距离打击的技法，也是女性与歹徒近距离搏斗的有力武器，它具有杀伤力强、隐蔽性好的特点。由于膝击速度快，出击线路短，经常用来攻击男性歹徒的裆部。

一、腿法

这里给大家介绍几种适宜女性自卫的屈伸性腿法：蹬腿、弹腿、侧踹腿。

（一）蹬腿。女性面对歹徒站立，左腿称为左前蹬腿，右腿称为右前蹬腿。与歹徒距离较近时使用左前蹬腿，歹徒往往来不及做出防守反应，容易被击中；而右前蹬腿离歹徒的距离较远，蹬击时身体的动作幅度较大，因此右前蹬腿出击时容易被对方识破，但它的蹬击力量比左前腿大得多。一般蹬腿可以用于攻击歹徒裆部、腹部、膝盖等处。

1．左前蹬腿。实战姿势站立，身体重心移到右腿，右腿支撑，左大腿提膝上抬，且与腰平。随后向前发力蹬出。蹬腿脚尖要勾起，力达脚跟。身体不可前后俯仰，要快速有力。蹬出后迅速收回成实战姿势站立（见图 2-4-1）。

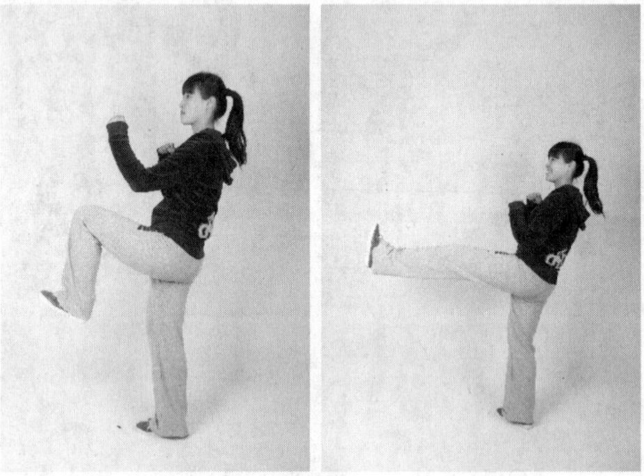

图 2-4-1

2．右前蹬腿。右前蹬腿的动作与左前蹬腿基本相同。如果全力蹬击，右脚落在左脚前面，迅速变成左势实战姿势（见图 2-4-2）。

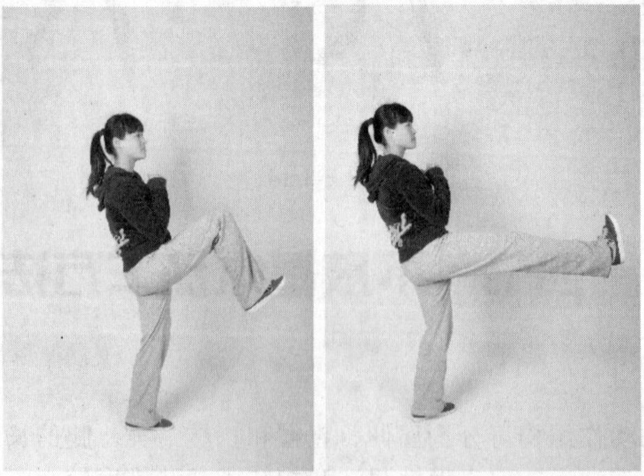

图 2-4-2

（二）弹腿。弹腿和蹬腿有很多相同之处，它是女性的实用性攻击腿法，比较容易掌握，以打击歹徒的裆部为主。弹腿同样分为左弹腿和右弹腿。实战姿势站立，一腿支撑，另一腿提膝，且与腰平。同时膝关节由屈到伸，向正前方弹踢出腿。脚背绷直，力达脚背。弹踢要快速有力，出腿后要迅速收回（见图 2-4-3）。

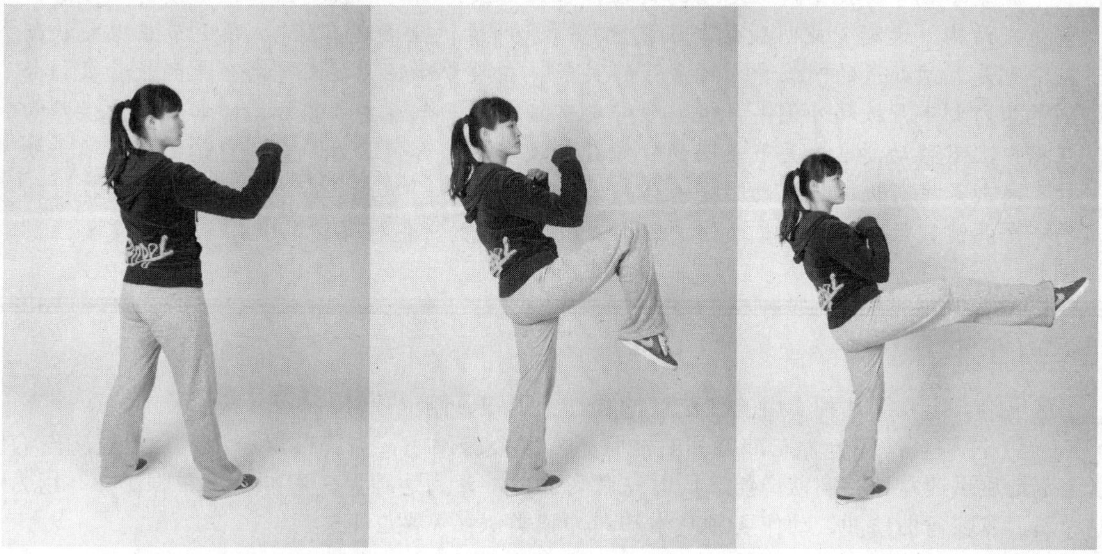

图 2-4-3

（三）侧踹腿。侧踹腿是侧身直线攻击歹徒裆部、大腿和膝部的腿法。左、右侧踹腿打击时，上体向反方向侧倒，对自身而言比较安全。侧踹腿既具有打击力量大的特点，又具备攻击距离远的优势。

实战姿势站立，先侧身转体，右腿上抬、屈膝、勾脚尖并靠拢胸部，踹出时，右髋尽量前送，右大小腿伸展踹击，力达脚跟（见图 2-4-4）。

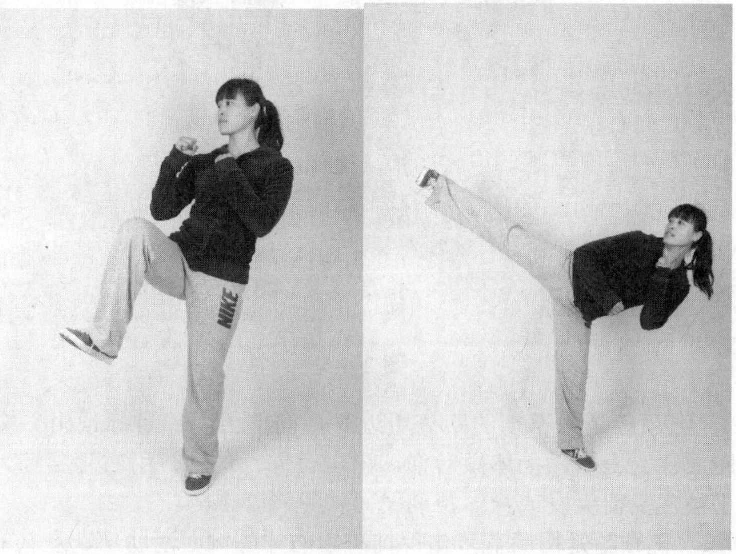

图 2-4-4

知识窗

人体膝盖简介

膝盖不属于身体中最常受伤的部位，但却是最薄弱的。谈到膝部问题要有个概念，首先是结构，大腿骨或叫股骨与小腿的胫骨和腓骨，上面还有膝 。膝关节正中矢状断盖骨也是大家知道的叫髌骨，构成了膝关节。在股骨和胫骨之间有两个大的软骨盘，分别称为内侧半月板和外侧半月板。股骨前下端有槽，合适安放髌骨，能非常满意供髌骨在槽内上下移动，这些关节表面的软骨能吸收震动，承受压力，直到它们出现毛病。软骨，特别是半月板，在运动时是人体最易受伤的部分，并且容易骨折。膝盖是支撑人体的一个关键部位，并且容易跌伤，不小心跌伤膝盖的可能性高达 90%，所以一定要注意保护。

二、膝法

这里给大家介绍几种实用的膝法：冲膝、上顶膝、侧上顶膝。

（一）冲膝。冲膝分为左冲膝和右冲膝。实战姿势站立，右脚前滑一步，靠近左脚，右脚掌全落地后迅速蹬地、向前送髋，同时左膝弯曲前冲，力达膝盖。右冲膝是左脚支撑并用力蹬地送髋，右膝弯曲前冲，动作要领基本和左冲膝类似（见图 2-4-5）。

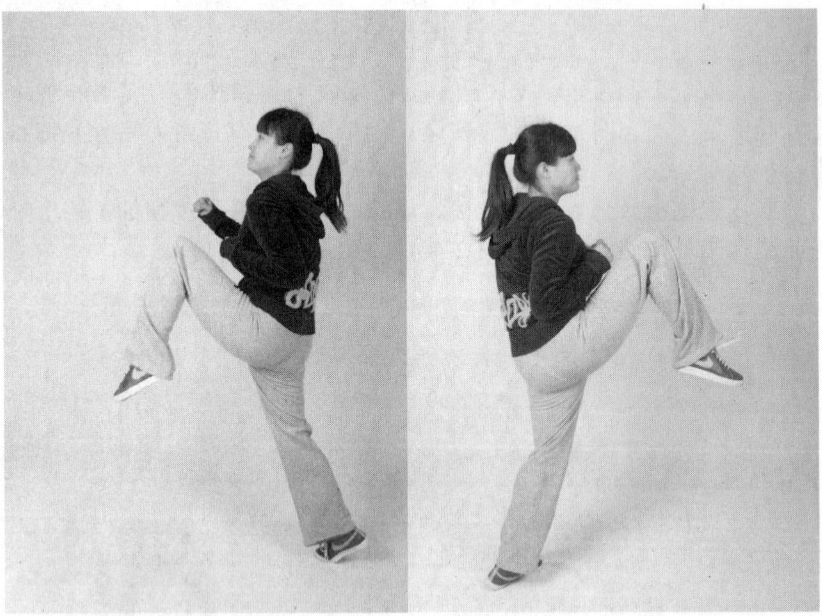

图 2-4-5

（二）上顶膝。上顶膝是与歹徒的距离更近时，向前上方的目标顶出。实战姿势站立，左腿支撑身体，右腿屈膝、上抬，上体微后仰，出击时仰身送髋，用右膝猛撞，力达膝盖。上顶膝时也可以用双手拉住歹徒头发或身体帮助发力（见图 2-4-6）。

（三）侧上顶膝。侧顶膝是用膝盖攻击歹徒疏于防守的侧面两肋部，左（右）侧顶膝是膝盖分别向左（右）两侧上后，再向前侧上方的目标顶击，发力动作与上顶膝类似（见图 2-4-7）。

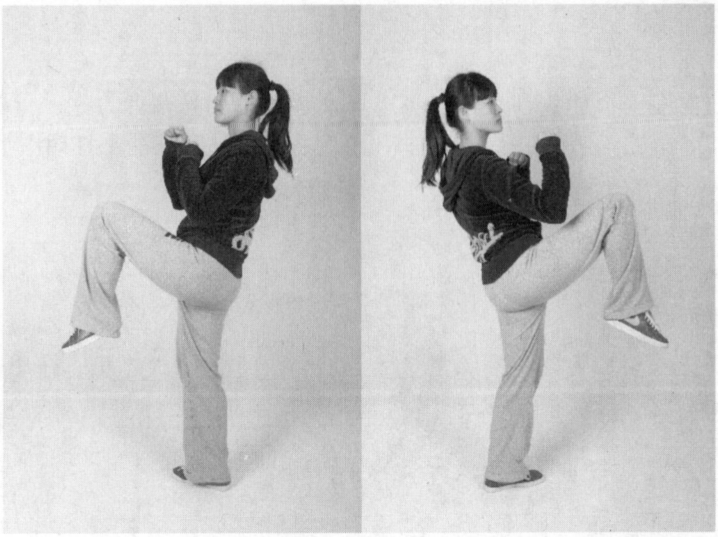
图 2-4-6

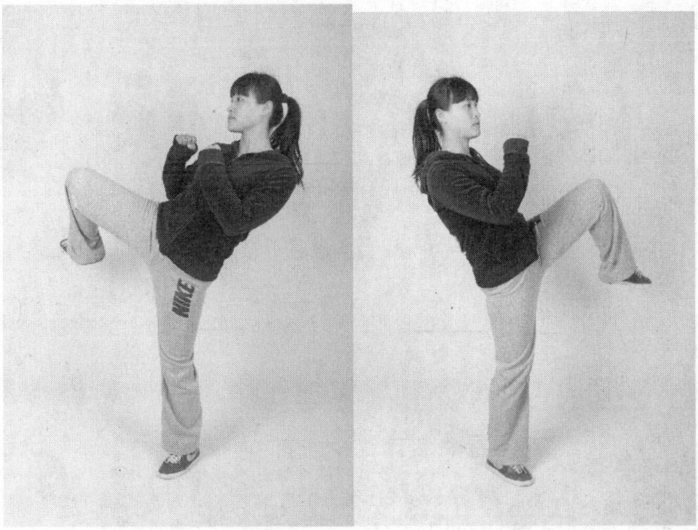
图 2-4-7

拓展阅读

“提膝顶裆”击倒色狼 弱女子冷静退歹徒

2002 年 7 月 1 日南方网讯。汉口周小姐来信说，妇女走夜路遭到色狼侵犯时，可用“提膝顶裆”术击倒歹徒，然后寻机脱险。去年冬天，周下夜班经过一条小路，突然一男子从身后捂着她，往僻静处拖。周挣扎不脱，非常恐惧。这时，歹徒从正面抱她，并欲亲她的脸。周乘其不备，猛地提腿，用膝盖顶击歹徒裆部。歹徒痛苦地护着裆部，弯下腰。周乘机从地上抓起一把砂土，掷向歹徒面部后迅速逃离。周说，受到侵犯时头脑一定要冷静，装作很害怕、无力反抗的样子。歹徒放松警惕时，“提膝顶裆”要准且狠，此后一定要用砂土或随身携带的发夹、钥匙，或用拳头，猛击歹徒眼睛，使其无力继续作恶，脱险后再打“110”报警。

实战训练

一、请思考如何根据歹徒各种站立姿势选择顶膝攻击其裆部的方法。

二、请根据本节学习内容，利用手靶和脚靶练习各种脚法和膝法击打动作（见图 2-4-8）。

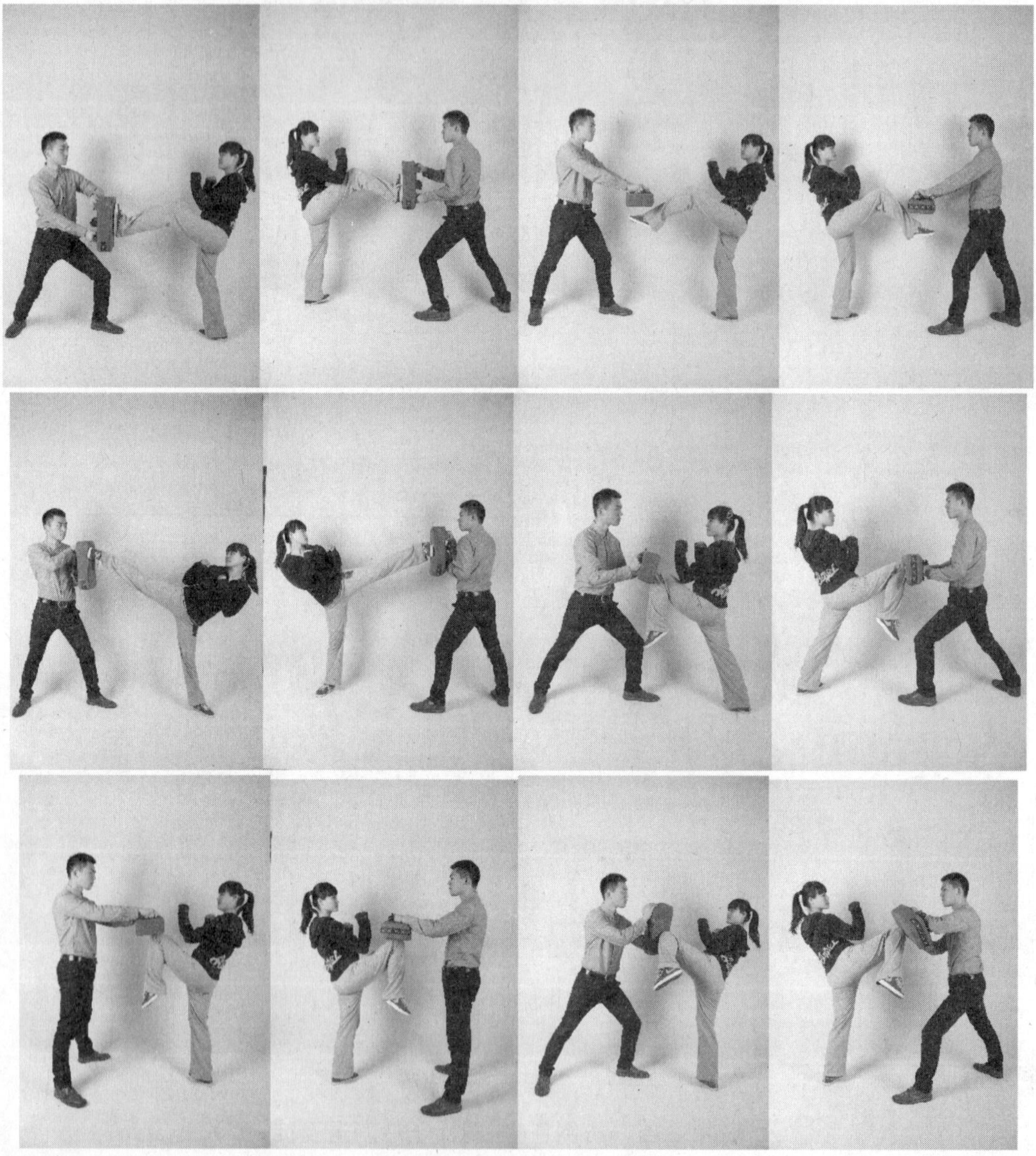

图 2-4-8

第五节 绊摔基本动作方法

知识领航

“腿有运载身体之功，为稳身之根也。”由此可见，两腿是身体稳固的根基，是躯体运动之车船，是组织攻防格斗的主要部位。若两腿遭到抄、拧、扛、别、绊、压等控制，可使重心偏离，造成身体失去平衡，而摔跌于地，失去攻防能力。

中华武术里的绊摔法有很多，如抄抱扛腿摔、抱腿外拧摔、抱腿手别摔、抱腿前靠摔等。经过摘编、加工、提炼，从而总结出一些适合女性使用的绊摔法。只要女性朋友平时多加练习，面对歹徒的侵害沉着冷静，抓准时机使用绊摔法就能起到四两拨千斤的作用，将歹徒瞬间摔倒。下面就给大家介绍几种适宜女性自卫的绊摔法。

一、抱腿绊腿摔

当歹徒向女性小腹或腿部蹬腿进攻时，女性应迅速转身躲避，且双手紧抱歹徒的攻击腿，同时上身下压，双手向侧身后方回拉，将自己腿别住歹徒支撑腿后侧，上身前压将歹徒摔倒。注意抱腿、别腿、双手回拉均要一气呵成（见图 2-5-1）。

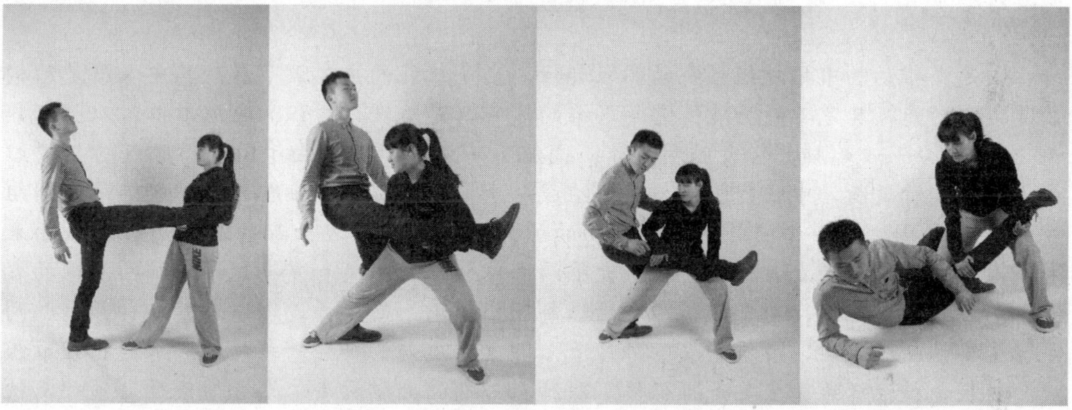

图 2-5-1

二、抱腰搂腿摔

当歹徒从正面抱住女性脖颈时，女性应快速将双手紧扣，将歹徒腰部抱住，双手向内侧用力，同时上身前顶，随即用右腿缠紧歹徒同侧腿，向身后勾起，整个身体前压，将歹徒摔倒，制其后脑着地，从而丧失侵犯能力。注意双手用力搂抱对方后腰并回拉，腿要用力勾绊（见图 2-5-2）。

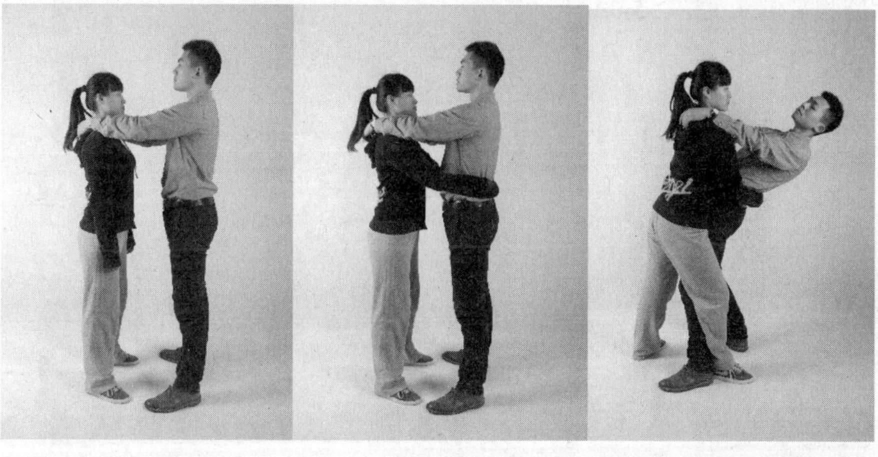

图 2-5-2

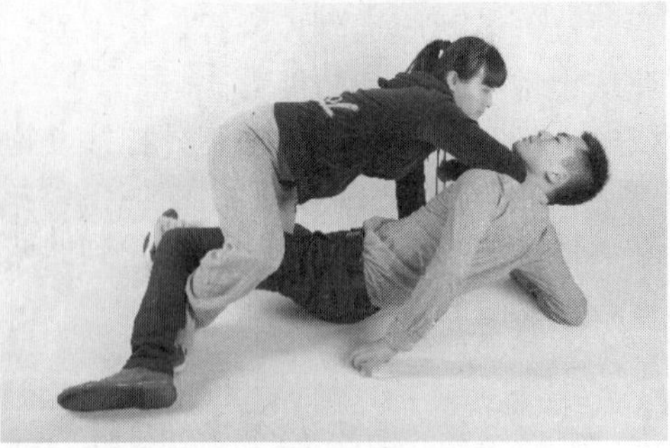

图 2-5-2（续）

知识窗

脑是脊椎动物中枢神经系统的高级部位，生命机能的主要调节器。其中人脑是结构最复杂、功能极其完善的物质。它是思维的器官，是心理、意识的物质本体。人脑可分为 5 个部分——端脑，指大脑两半球；间脑、中脑、后脑，由小脑和桥脑或称脑桥组成；延脑或称延髓。中脑、脑桥与延髓组成脑干，其间有神经细胞团与神经纤维交错组成的脑干网状结构。人脑是从低等动物的原始神经组织经过长期的演化历程发展而来的。人脑达到高度的发展，主要在于大脑两半球的不断扩大和复杂化。大脑两半球的表面积扩大到一定程度，由于颅腔容量的限制而出现沟、回，并逐渐增加其数目。大脑两半球主要由灰质表层、白质和皮下神经节，即大脑皮质、神经纤维髓质和基底神经节组成。由联合神经纤维（主要是胼胝体）联结在一起的大脑两半球划分为额叶、顶叶、枕叶、颞叶与岛叶，而且它们各有一定的机能分工。

三、上步别腿摔

在遇到歹徒从正面抓女性脖颈或肩部时，女性要快速上步，贴靠歹徒身体，伸手抓住歹徒侵犯手臂的肘部，另外一只手紧扣歹徒肩部，同时将同侧腿别在歹徒大腿根后侧，用力蹬直，紧扣歹徒肩部的手向前推出，抓住肘部的手向同侧身后回拉，将歹徒摔倒。注意上步要快，要别摔歹徒大腿根后侧（见图 2-5-3）。

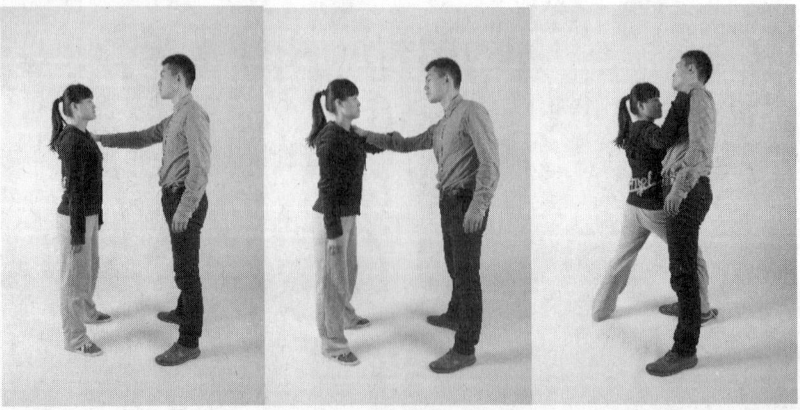

图 2-5-3

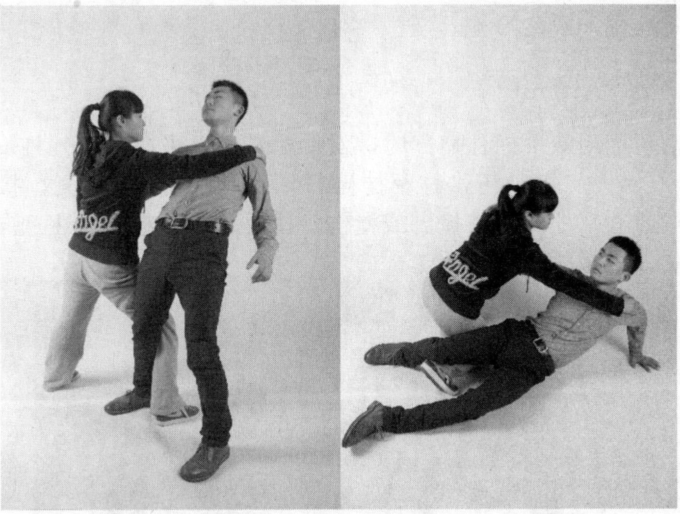

图 2-5-3（续）

拓展阅读

学习女子防身术，男士扮“歹徒”被摔倒十余次

2009 年 03 月 08 日新京报报道：昨日，和平里社区，一名女青年学习用防身术制服“歹徒”。

漆黑的胡同，22 岁女学生小赵眼前突然闪过人影，一名“歹徒”持刀抢劫……在三八妇女节来临前，东城和平里社区近百名女居民学习女子防身术。

“我是一名保镖，曾是美国政要保护学院学员。”下午 2 时 30 分，一身军装的李旭走到台前，自我介绍。李旭向台下近百名女士传授防身术：一名“歹徒”抓住李旭右臂，一眨眼，李旭用右臂由下往上用力回拉，同时身体右转，解脱。还没等女居民回过神，“歹徒”已被按倒在地。

在讲了一些防身术要领后，“模拟场景”开始。女学生小赵右手用力，掰开“歹徒”掐住她脖子的手，顺势将“歹徒”摔倒。一通练习下来，被当成靶子的男“歹徒”摔倒十余次。

居民侯女士说，学些防身术的知识，对于女士作用很大，虽然不见得这么快学会，但遇到类似情况，能知道如何应付。李旭表示，学习女子防身术，目的不是制服歹徒，只要能逃脱就算成功。

实战训练

一、在做好安全保护措施的情况下，模拟练习本节介绍的各种摔法。

二、请通过各种途径进一步了解本节未介绍的其他摔法。

第六节　正面被抓、被锁的反击解脱

知识领航

女子防身术的实战应用，就是在歹徒袭击、侵犯、挑衅时，女性所做的正当防卫。由于歹徒使用不同的手段和方法，侵犯女性不同的身体部位，女性朋友运用防身技术应该随机应变。本节主要介绍当女性被歹徒正面抓肩、抓头发、锁头颈、抓手腕及抓胸部时，如何合理有效地使用女子防身术进行反击，脱离险境。

一、被抓肩

当女性被歹徒从正面用双手抓住肩部时，女性朋友可以采取以下几种反击动作进行自卫。

（一）女性用手（或拳）向前下击打歹徒裆部，并用手猛捏其睾丸，接着两膝弯曲，用头的前额猛撞歹徒鼻梁或心窝处，将其撞到或撞伤，使歹徒疼痛难忍。注意向前下击打和用手猛捏睾丸的动作要连贯，这是关键（见图 2-6-1）。

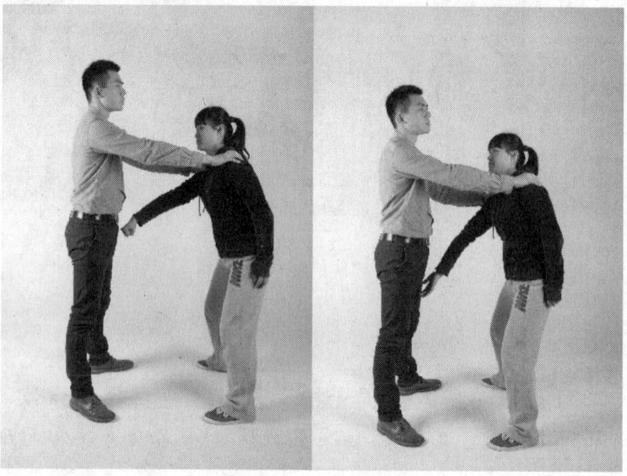

图 2-6-1

（二）女性用头的前额部向前猛力撞击歹徒的鼻梁，随后迅速用上顶膝技术动作向上猛力顶击其裆部。注意这套反击动作使用时，女性身高要与歹徒基本差不多，这样撞击鼻梁的成功率才更大。向前撞击歹徒鼻梁时，两手要拉住歹徒的两臂，从而增加撞击力。撞击鼻梁和顶击裆部动作要连贯，当然也可以直接运用上顶膝技术动作攻击其裆部（见图 2-6-2）。

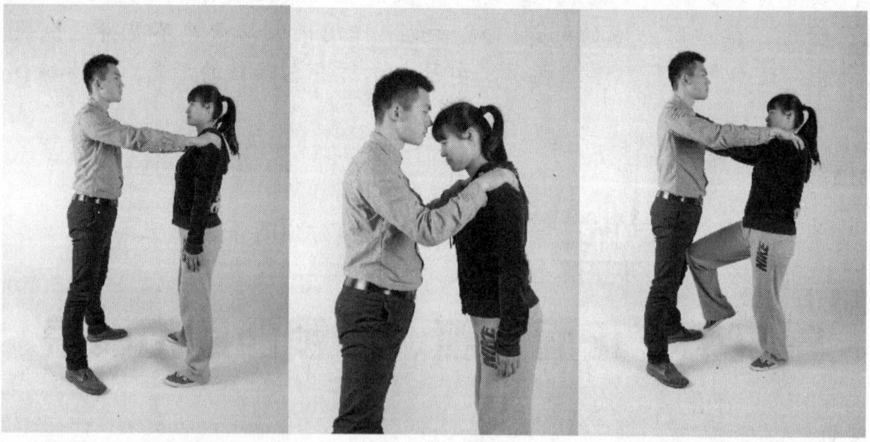

图 2-6-2

（三）女性用直拳打击歹徒心窝。歹徒受击后松手并身体前倾时，两手拉住歹徒的后颈向下用力拉，同时使用上顶膝技术动作猛击其面部。注意直拳打击心窝位置要准确，这样才能造成歹徒身体前倾，从而给予其进一步顶膝的重创（见图 2-6-3）。

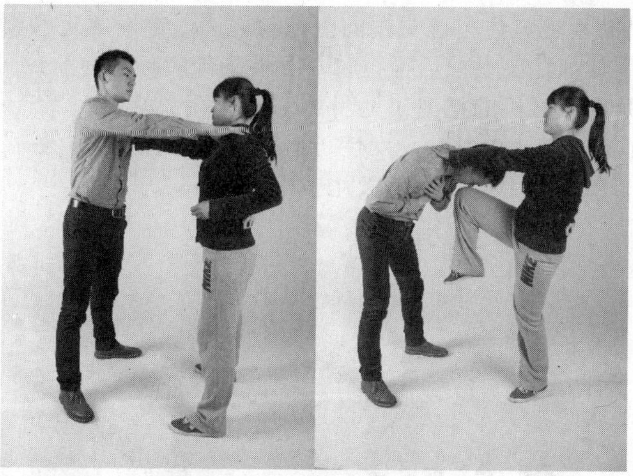

图 2-6-3

二、被抓头发

歹徒对女性进行侵害时，经常会出现正面抓住女性头发的情况，针对这样的情况，下面介绍几种实用的反击动作。

（一）女性用双手压住歹徒手腕的根部，同时一只脚后撤一步，上体猛力向下前屈，使歹徒手腕及关节受伤。注意这套动作只是解脱法，不能对歹徒造成严重的伤害（见图 2-6-4）。

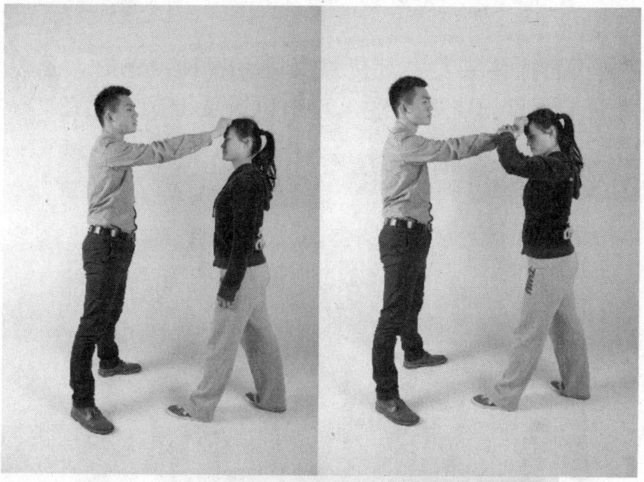

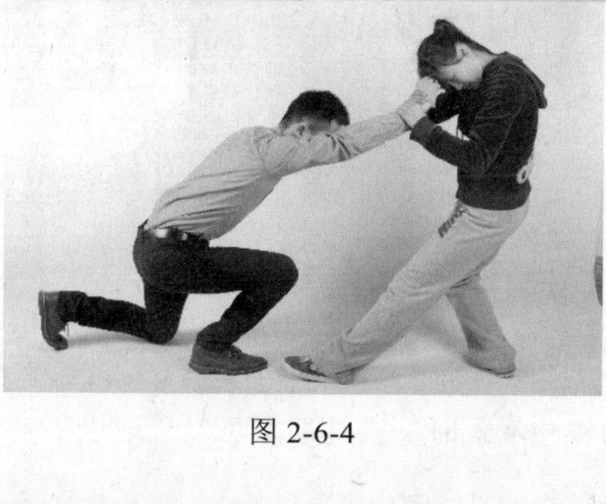

图 2-6-4

（二）女性可以借助歹徒抓住自己头发向内拖拉之力，趁着靠近和惯性使用上顶膝技术动作猛击其裆部。注意歹徒抓住头发前后推拉时，女性头部应顺势向前或向后，以免头部受伤。顶膝攻击裆部要注意角度和时机的把握（见图 2-6-5）。

（三）当歹徒正面抓住女性头发时，女性可借其向内拖拉之力，如在歹徒身侧，则顺势用手（或拳）击打歹徒裆部，并用手猛捏其睾丸（见图 2-6-6）。

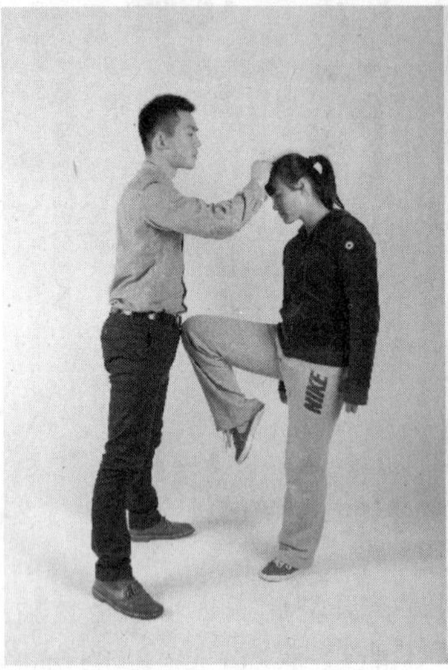

图 2-6-5

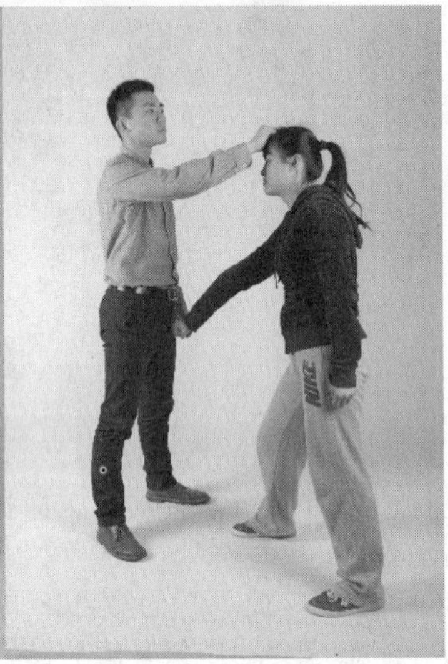

图 2-6-6

（四）若女性被歹徒正面抓住头发，且位置又处在歹徒身侧时，可以使用勾拳或侧上顶膝技术动作攻击歹徒的两肋。注意出击要迅猛，攻击位置要准确（见图 2-6-7）。

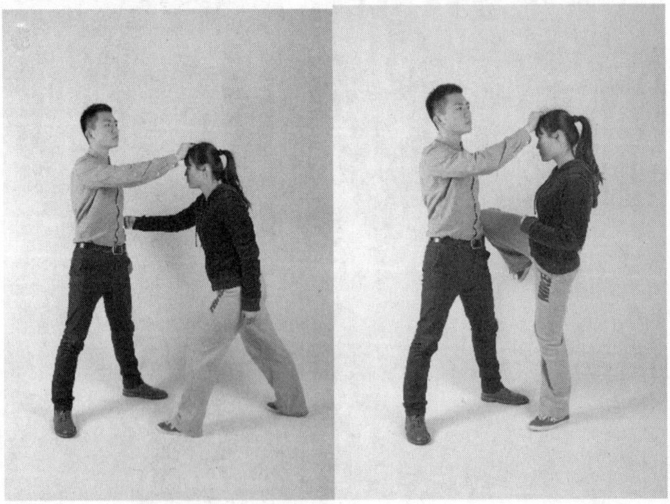

图 2-6-7

三、被锁头颈（正、侧面）

当女性被歹徒正、侧面锁住喉颈时，女性朋友可以采取以下几种反击动作进行自卫。

（一）女性被正面掐住喉颈时的反击动作。

1．当女性被歹徒正面掐住喉颈时，双手要抓住歹徒手腕根部，同时一只脚后撤一步，然后上体突然前倾弯腰下压，使歹徒手腕及关节受伤。动作要领与被正面抓住头发时的解脱方法类似（见图 2-6-8）。

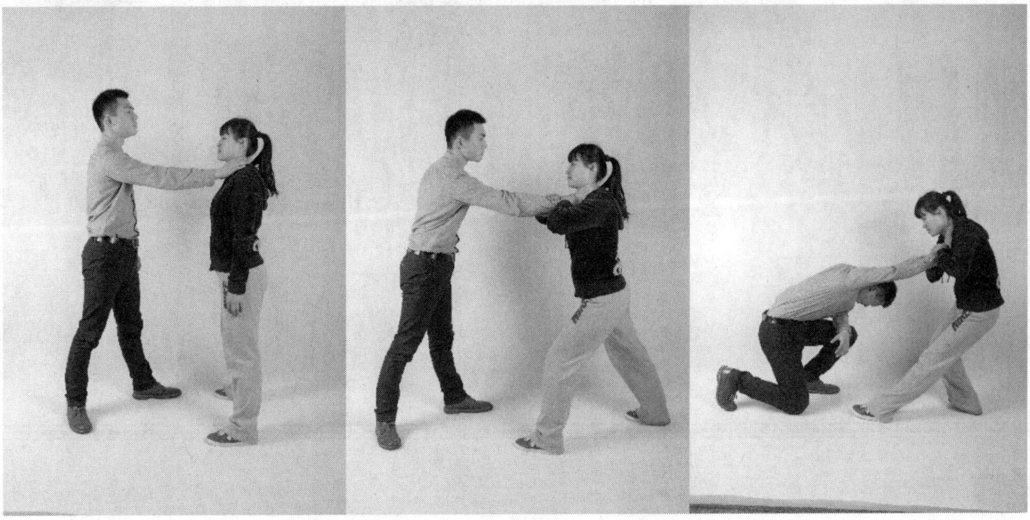

图 2-6-8

2．当歹徒的右手正面掐住喉颈时，女性右手压在其手背上，左臂弯曲，用左肘尖向下猛击歹徒手腕，使其手腕受伤或骨折（见图 2-6-9）。

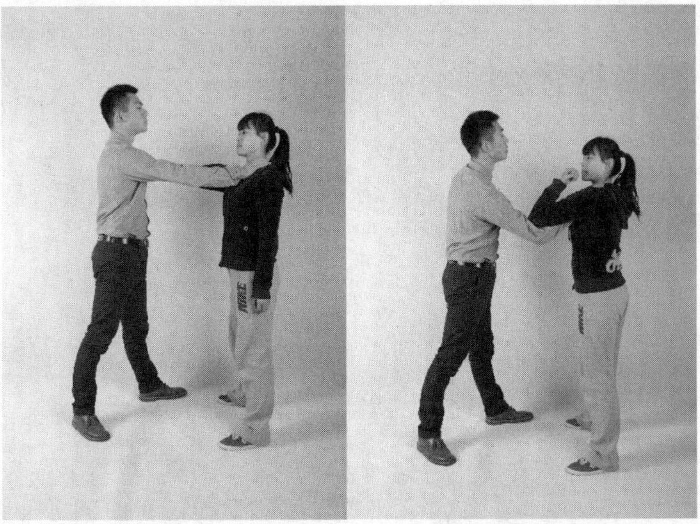

图 2-6-9

3．当歹徒的右手正面掐住喉颈时，女性可以用右手抓住其右手背，同时上体向右转动，以左肘猛砸歹徒右肘关节外侧。由于歹徒此时肘关节处于反关节状态，并受打击，从而可能造成骨折的损伤。注意这套反击动作一定要固定歹徒手臂，并使歹徒手臂伸直，再加身体的转动发力才能达到最佳反击效果（见图 2-6-10）。

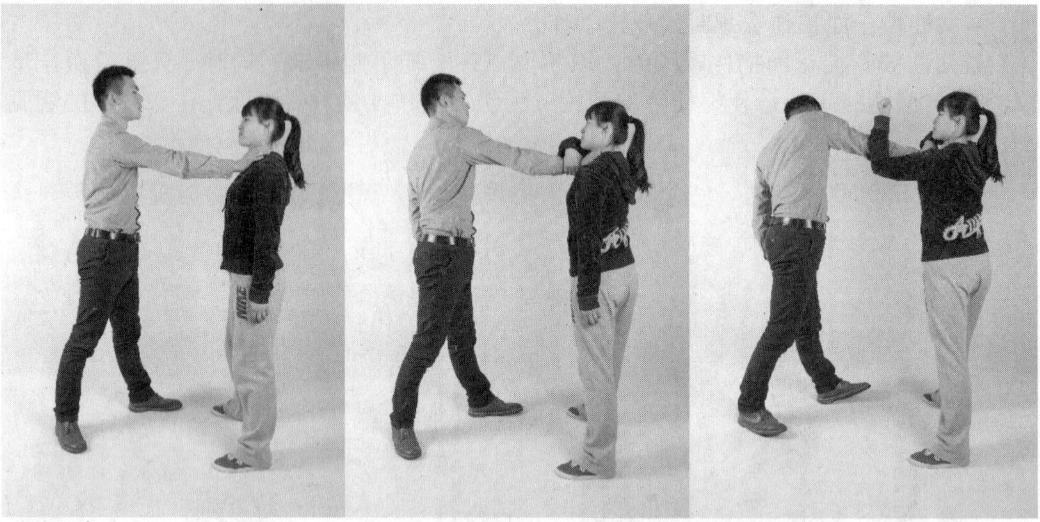

图 2-6-10

知识窗

反关节技和擒拿分不开，擒拿基本上都是反关节技巧。反关节技巧不是硬别，而是通过螺旋运动，借助杠杆原理，使对方的关节向与其生理结构相反的方向转动，从而起到擒住对方或者伤害对方关节的作用。

（二）女性被侧面锁住头颈时的反击动作。当女性被歹徒侧面锁住头颈时，可以用另一侧手的食指和中指猛力戳其双眼，使其受伤或失明。亦可用手（或拳）击打歹徒裆部，并用手猛捏其睾丸（见图 2-6-11）。

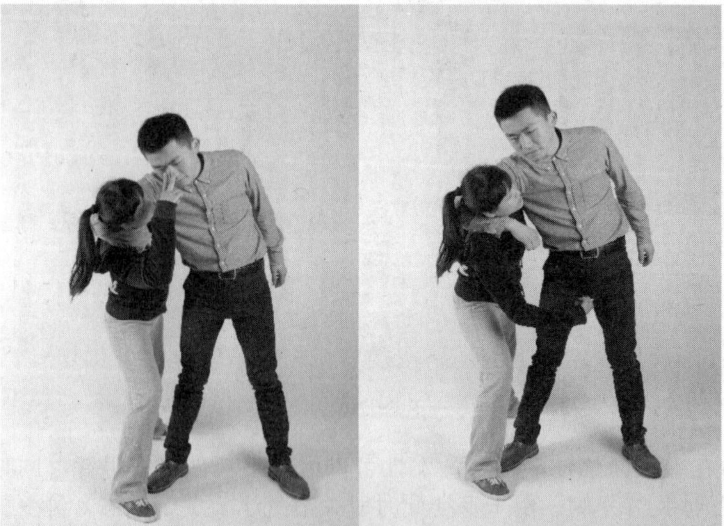

图 2-6-11

四、被抓手腕

当女性被歹徒抓住手腕时，女性朋友可以采取以下几种反击动作进行自卫。

（一）当两手腕被歹徒两手抓住时，两肘用力向外，同时前臂内屈，两手腕从歹徒的虎口处解脱。如果歹徒一手抓住女性右手时，女性可用左手抓住其大拇指，突然发力向外撕开，而获得解脱。注意不管是单手还是双手被歹徒抓住，都可按照从其虎口处解脱的原则，也可先将手和手臂外旋并屈肘的方法从其虎口逃脱（见图 2-6-12）。

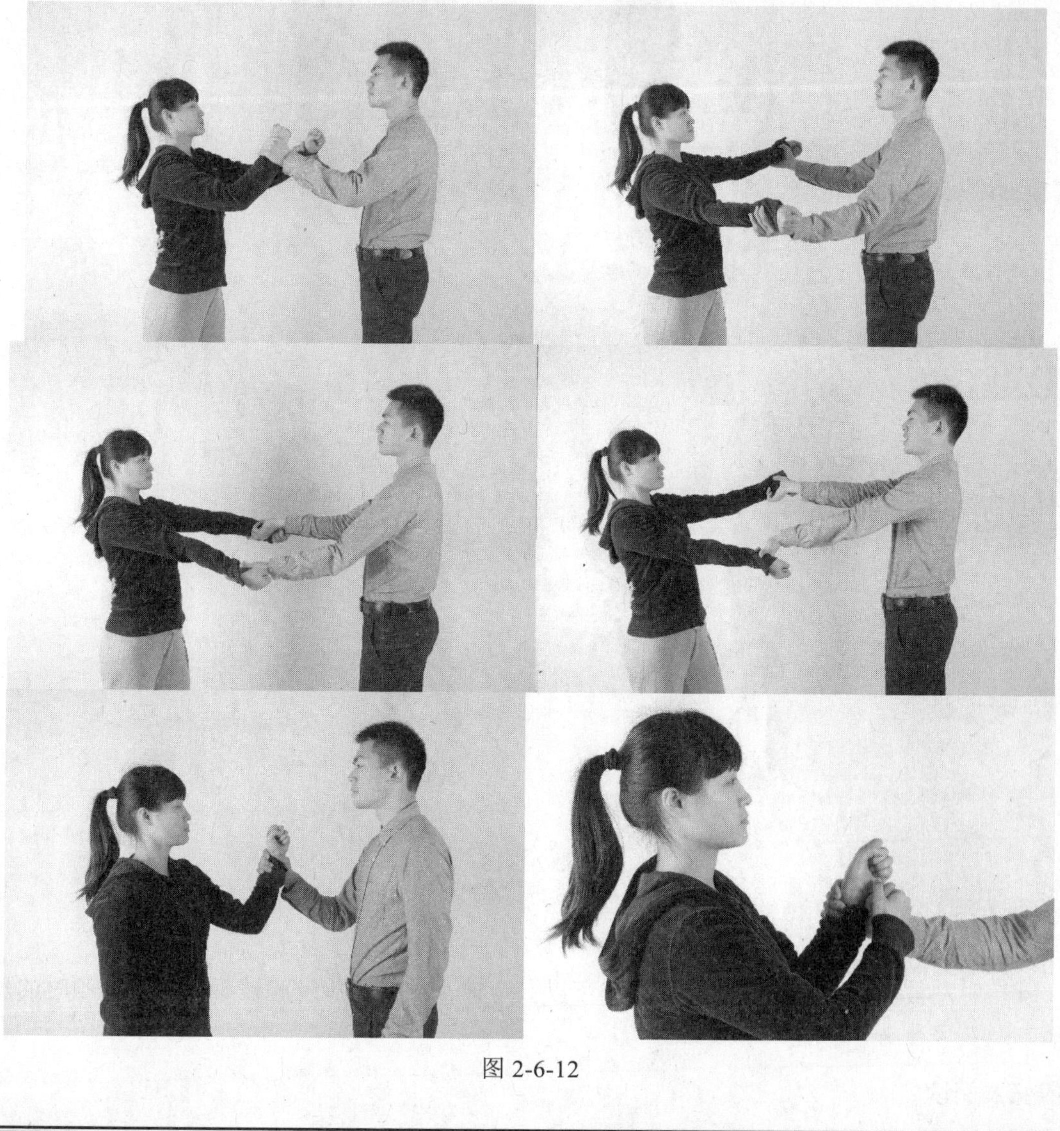

图 2-6-12

知识窗

虎口，中医中的一个名词，在手背拇、食指之间，主治烦热、头痛、眩晕、心痛、等症。

（二）如果女性一只手被歹徒抓住并扭到背后时，可以立即向另一侧转身顺势握拳击打歹徒颈部、下颌或太阳穴。亦可以手指戳其双眼，或用手（或拳）击打歹徒裆部，并用手猛捏其睾丸（见图 2-6-13）。

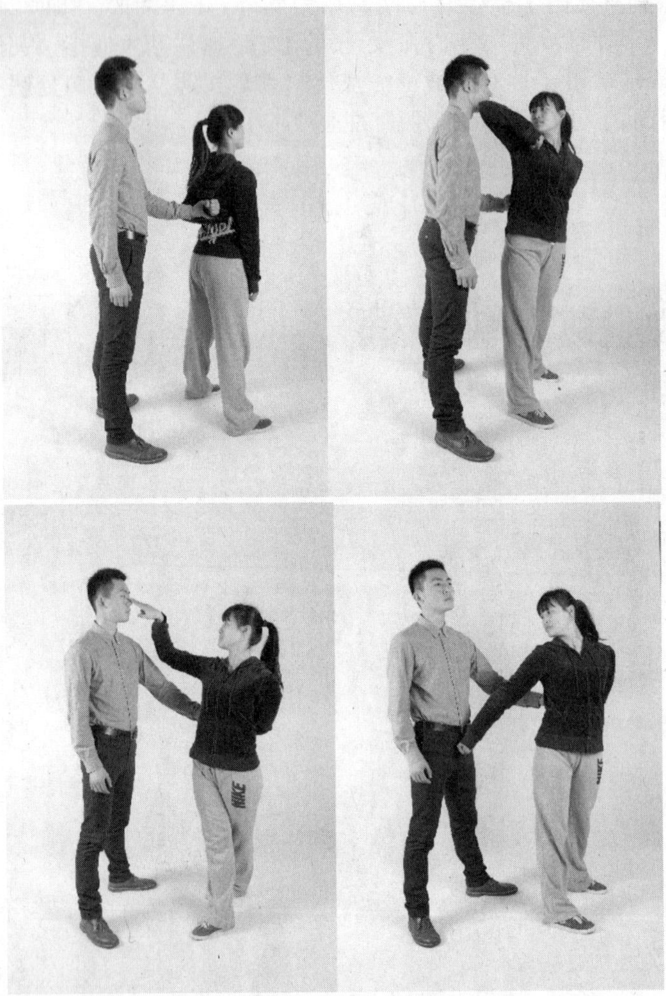

图 2-6-13

五、被抓胸部

女性朋友被歹徒抓住胸部的反击动作可以参考被歹徒抓住头发和被歹徒掐住喉颈时的反击动作。

拓展阅读

男人睾丸真的伤不起 女子猛抓男子下体致其死亡

2012 年 4 月 21 日中国广播网报道：4 月 19 日，海口市美兰区上贤路附近一名女子邓某因停车纠纷抓住一男子下体致其昏厥死亡。警方称，邓某“动手后没有想太多，只想制服对方，所以就抓着对方的软肋，不想造成如此悲剧”，称邓某在案发后很后悔。警方已将该案定为故意伤害致死案，邓某和其弟被刑拘。

对于该起案件，海南昌宇律师事务所的刑事律师关绍斌称，邓某抓住被害人下体导致其死亡，是主犯，其行为已构成故意伤害致死罪，是构成被害人死亡的直接人，按照刑法，量刑应处于7年以上至死刑。另外两名男子在争执中不是直接导致被害人死亡的原因，但有间接的关联，一个普通女子的力气不足于控制住一名男性，在抓住下体的过程中，两名男子或有可能控制住被害人，从而怂恿了邓某的犯罪行为。按照刑法量刑方面来分析，共同犯罪的男子负有刑事责任，量刑应该会在8年至10年之间。

实战训练

一、在做好安全保护措施的情况下，模拟情景练习本节介绍的各种反击动作。

二、请利用手靶和脚靶练习各种拳法、肘法、腿法和膝法的击打动作。

第七节　背后被抓、被锁的反击解脱

知识领航

上一节介绍了当遇到歹徒正面侵害时应采取的各种防身技巧。本节主要介绍当女性被歹徒从背后抓肩、锁头颈、抓住背部或被捂住嘴时，如何合理有效地使用女子防身术进行反击，脱离险境。

一、被抓肩

当女性被歹徒从背后用双手抓住肩部时，女性朋友可以采取以下几种反击动作进行自卫。

（一）如果歹徒用单手抓住肩部，女性可以侧身成开步站立，以两脚掌为轴，迅速向未被抓肩的一侧旋转90°，快速顶肘击打歹徒的下颌（见图2-7-1）。

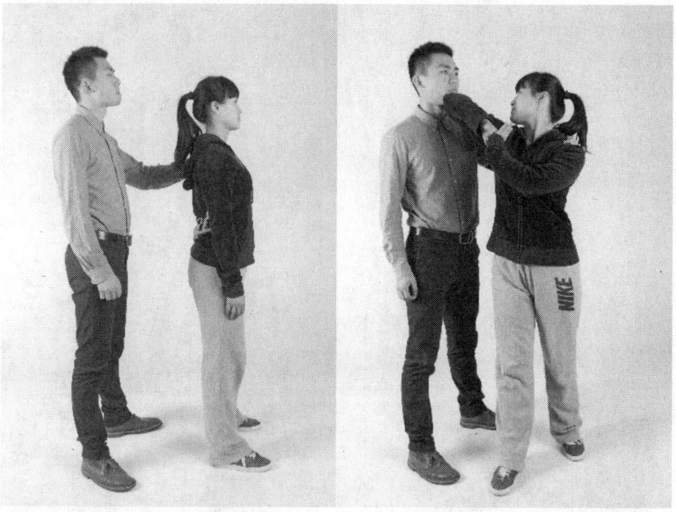

图 2-7-1

（二）当歹徒从背后双手抓住两肩时，女性两腿微曲，随即身体向右后方转动，同时用右肘向歹徒肋部或心窝猛击。在歹徒受击后上体前倾之时，可以用砸肘的技术动作攻击其后脑（见图2-7-2）。

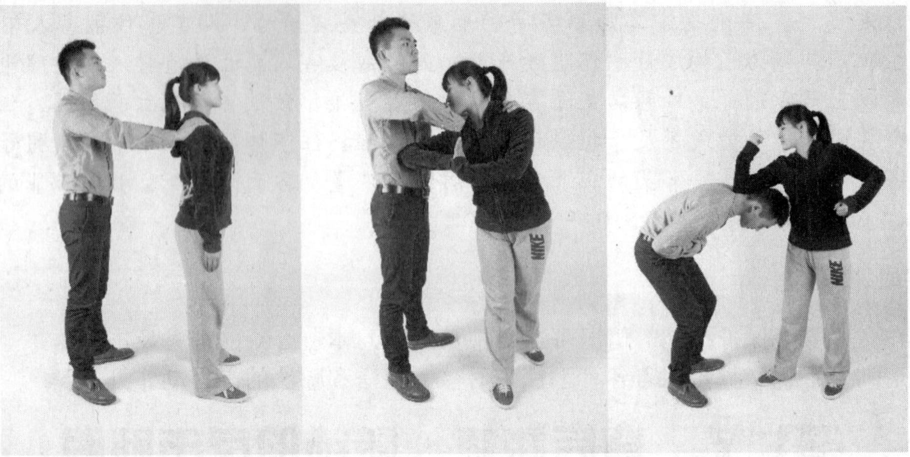

图 2-7-2

二、被锁头颈（背后）

歹徒从女性背后锁住女性头颈的侵害方式比较常见，针对这样的侵害方式，女性朋友可以采取以下反击动作进行自卫。

当被歹徒从背后锁住头颈时，女性要赶紧收紧下颚防止窒息，然后把头转向歹徒肘窝处，用力咬其手臂（如果穿着高跟鞋，也可用脚跟狠踩歹徒脚背）（见图 2-7-3）。同时，注意含胸、收腹，脚成丁字步站稳，侧转身反手顶肘攻击歹徒肋部。在歹徒手臂松开后，迅速用拳击或脚向后上方踢击其裆部（见图 2-7-4）。

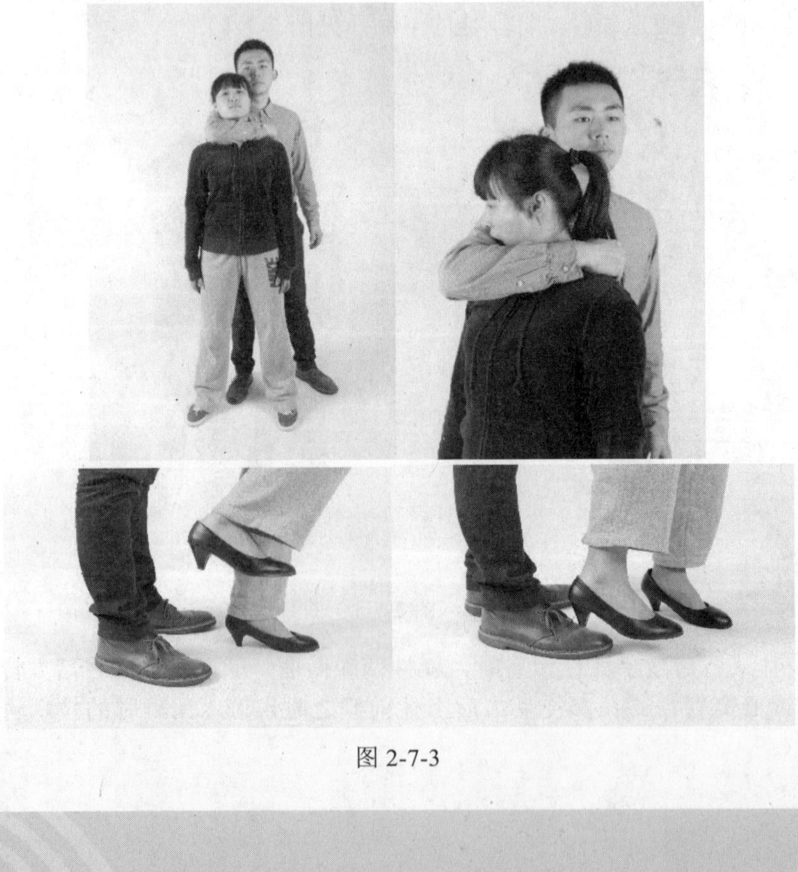

图 2-7-3

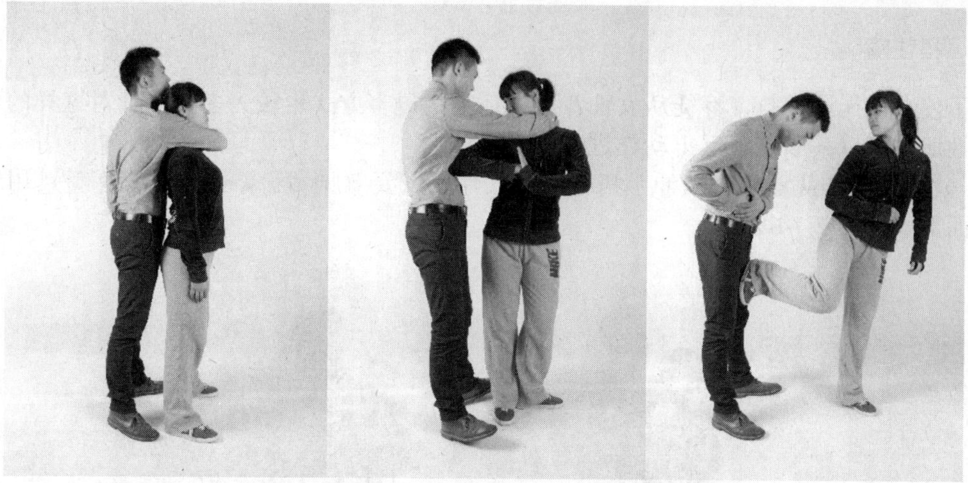

图 2-7-4

知识窗

人体要害——喉。喉部的要害主要为咽喉和喉结。在颈部前面，两锁骨内侧、胸骨柄上缘有一个凹陷，凹陷内有下行的无名静脉、气管、食管以及膈神经和迷走神经分支。气管位于皮下最表层。这一凹陷部位通常被俗称为咽喉，在中医经络学上，又被称为“天突穴”。

以手指用力直戳天突穴，可以猛烈地压迫气管，刺激迷走神经和膈神经，引起反射性的呼吸困难和剧烈咳嗽，甚至引起窒息。

三、被抓背部

如果歹徒左手在后面抓住女性背部或背部的衣服，女性要立即左脚向前一步，同时向右后方转身，顺势可用左手（或拳）打击歹徒裆部，并用手猛捏其睾丸，或者用左膝顶击歹徒裆部。注意转身动作与左臂打击或左膝顶击动作要协调、连贯（见图 2-7-5）。

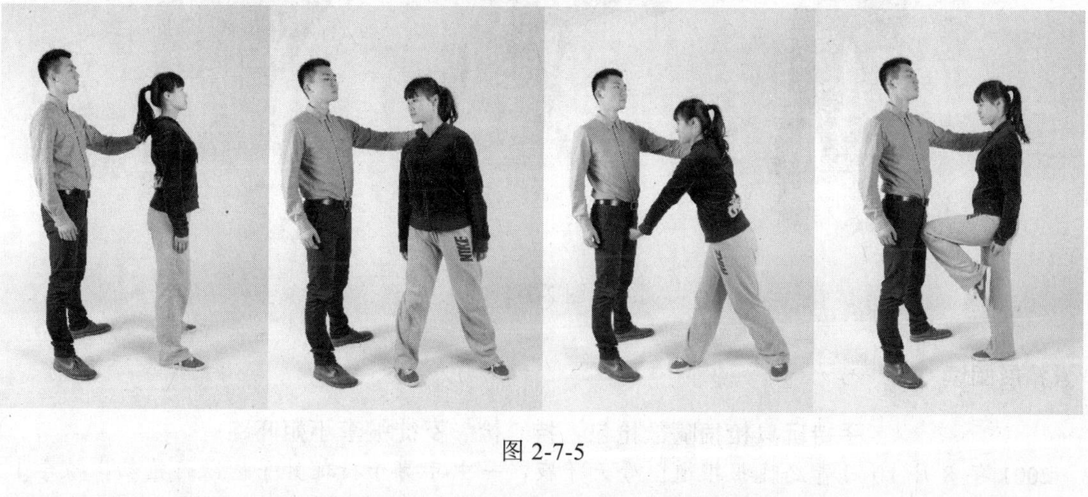

图 2-7-5

四、捂住嘴

为了使女性无法呼救，歹徒从女性背后捂住嘴的侵害方式也较为多见。针对这样的侵害方式，女性朋友可以采取以下反击动作进行自卫。

（一）如果歹徒从女性右侧伸手捂住嘴，女性朋友要双脚站稳，抬起左侧手臂，用左肘攻击歹徒面部（见图 2-7-6）。

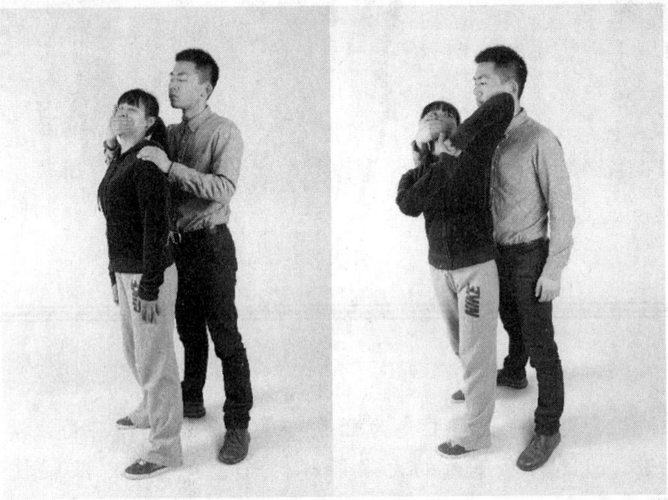

图 2-7-6

（二）女性被歹徒从背后捂住嘴，可以狠咬歹徒手指，如果无法咬到其手指，便可以突然向前俯身，抬起一条后腿撩击歹徒裆部（见图 2-7-7）。

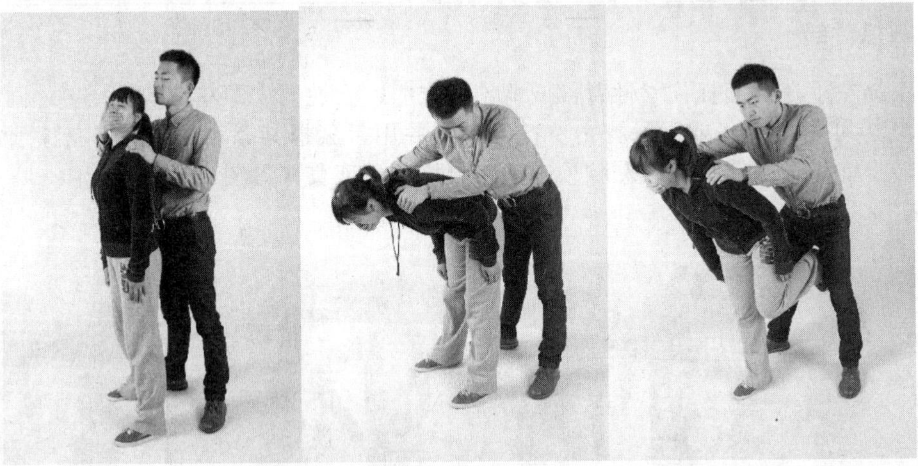

图 2-7-7

拓展阅读

手持玩具枪捂嘴欲抢包　持“枪”歹徒被李小姐吓跑

2001 年 8 月 10 日青岛晚报报道：今天子夜，一中年男子持玩具手枪欲行抢劫，被李小姐识破，李小姐奋起反抗将歹徒吓跑。

子夜零时许，家住冠县路附近的李小姐回家时忘记带钥匙，就在楼门口坐等同住的同伴回家。这时有一个中年男子凑上来向李小姐问时间，他见四处无人，突然捂住李小姐的嘴，掏出“手枪”威胁李小姐把包交给他，李小姐一眼看出对方拿的是一把玩具手枪，她奋起反抗，并咬了对方的手。中年男子一看李小姐不从，抢过包来就想跑，李小姐拽住包带，并大声呼救，中年男子吓坏了，赶紧放手，撒腿就跑，玩具手枪也扔在了地上。

实战训练

一、在做好安全保护措施的情况下，模拟情景练习本节介绍的各种反击动作。

二、请利用手靶和脚靶练习各种拳法、肘法、腿法和膝法的击打动作。

第八节　正面搂抱反击解脱

知识领航

由于女性体形、骨骼比男性都普遍较小，所以歹徒在侵害女性时往往会直接抱住女性的腰部或腿部。本节就主要介绍当女性被歹徒从正面抱住腰、腿或持武器侵害时，如何合理有效地使用女子防身术进行反击，脱离险境。

一、被单手搂腰

当歹徒单手正面搂住女性腰部时，女性朋友双脚站稳，用手迅速猛力向外格挡开歹徒搂腰的手臂，同时右手握拳抬起快速猛击歹徒的咽喉或鼻梁部位，给歹徒以致命打击（见图 2-8-1）。

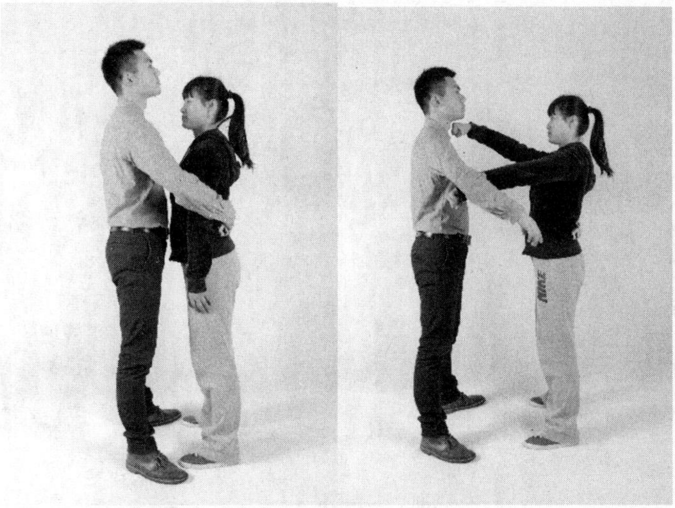

图 2-8-1

二、被正面抱腰

歹徒正面抱住女性腰部的情况分为两种，一种是抱住腰部但未抱住手臂，另外一种是连腰带臂都抱住。下面就分这两种情况介绍该如何反击。

（一）被抱住腰部但未抱住手臂。

1．女性此刻双脚分前后开立，侧转身同时抬起肘部，利用顶肘的技术动作，迅速发力肘击歹徒咽喉或面部（见图 2-8-2）。

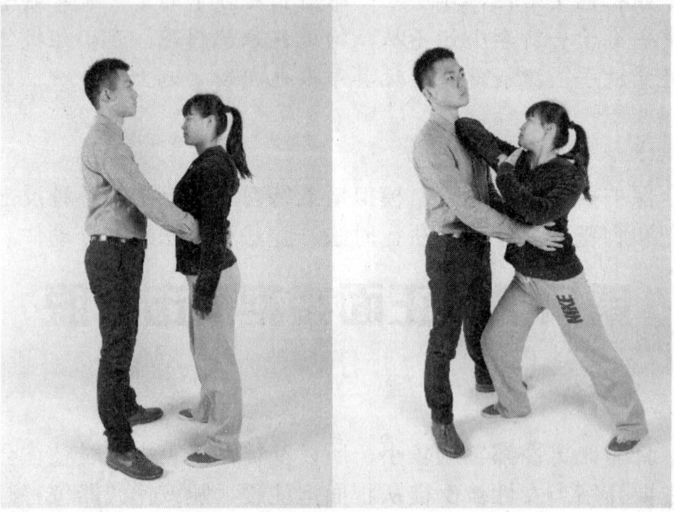

图 2-8-2

2．女性可以假装害怕或害羞，上体后仰，与歹徒拉开一定距离，迅速抬起肘部用横肘的技术动作，猛击歹徒的太阳穴或下颌。亦可用手指、中指狠戳歹徒双眼，致其失明。女性被正面抱腰，用肘击歹徒太阳穴是很实用的反击动作。但是如果歹徒贴得紧，就没有打击的空间。因此，只有上体后仰，拉开与歹徒的距离才行（见图 2-8-3）。

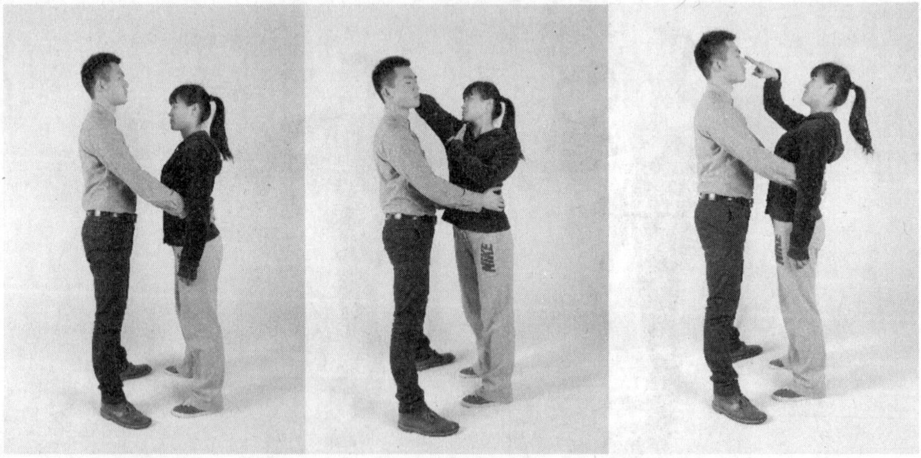

图 2-8-3

（二）被连腰带臂抱住。

1．女性双臂和腰部被歹徒正面抱住时，可以用前额迅速而猛力地撞击歹徒的鼻梁，歹徒受击后有所松懈时，迅速握拳击打其胃部或裆部，亦可上顶膝攻击其裆部（见图 2-8-4）。

2．女性双脚前后开步站立，迅速向左侧转身，抬右臂利用挑肘的技术动作猛击歹徒下颌部。歹徒受击疼痛弯腰时，迅速利用砸肘技术动作攻击歹徒后腰部（见图 2-8-5）。

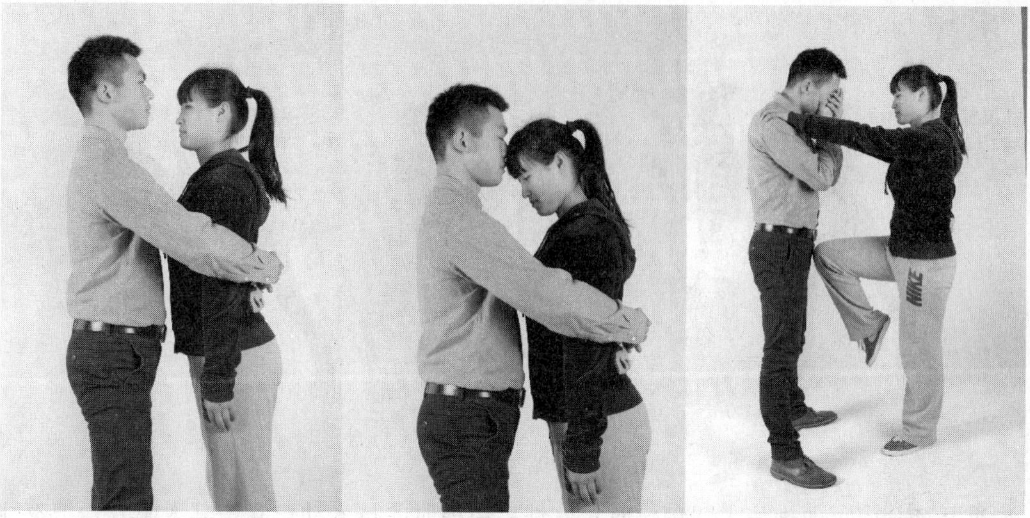

图 2-8-4

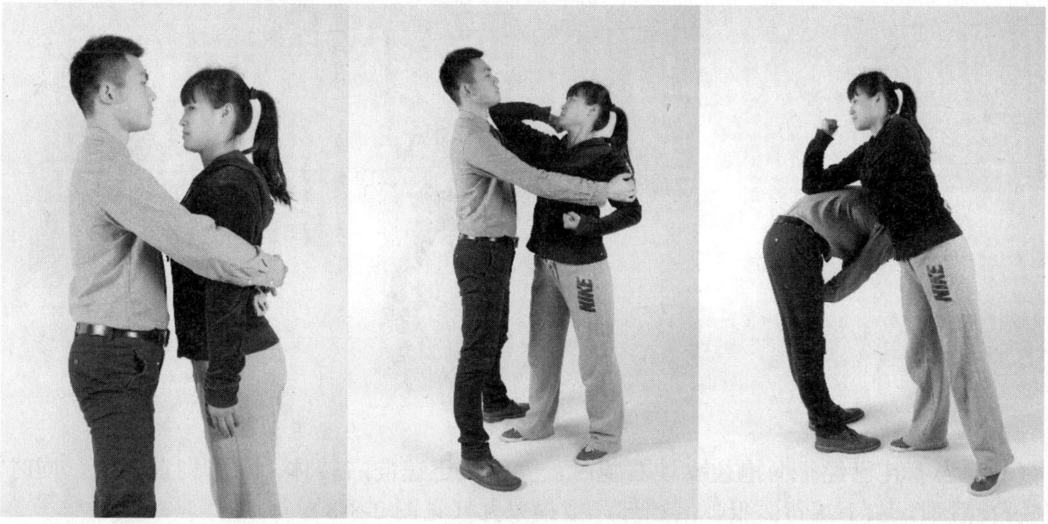

图 2-8-5

知识窗

脊椎里是脊髓。猛力打击此部位，可使人脊椎关节脱位，导致瘫痪或死亡。打击的最好部位是腰带上方 7～9 厘米处，因为此处防护最薄弱。

三、被正面抱腿

（一）当歹徒试图正面抱膝盖时，女性可趁歹徒上身刚刚俯下还未抱膝之时，双手按住歹徒头部或抓其头发，同时，利用上顶膝技术动作猛击其面部，随后用砸肘的技术动作砸击其后脑，致其休克（见图 2-8-6）。

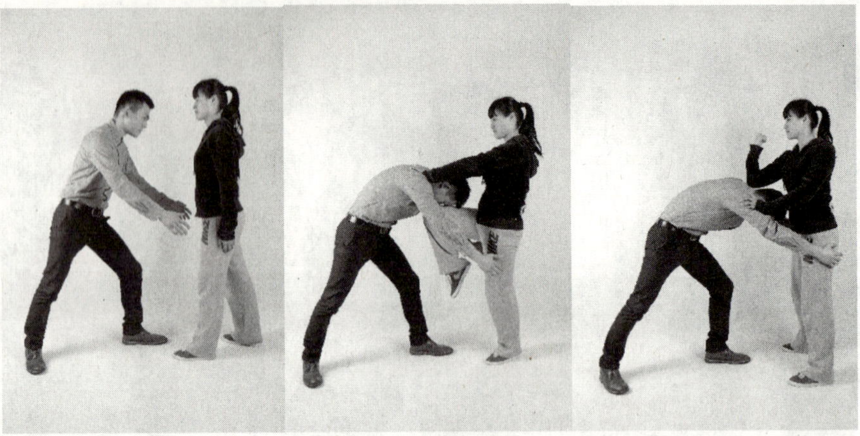

图 2-8-6

如果歹徒企图正面抱住大腿部位时，女性可用横肘的技术动作猛击其太阳穴，把歹徒打成休克或昏迷（见图 2-8-7）。

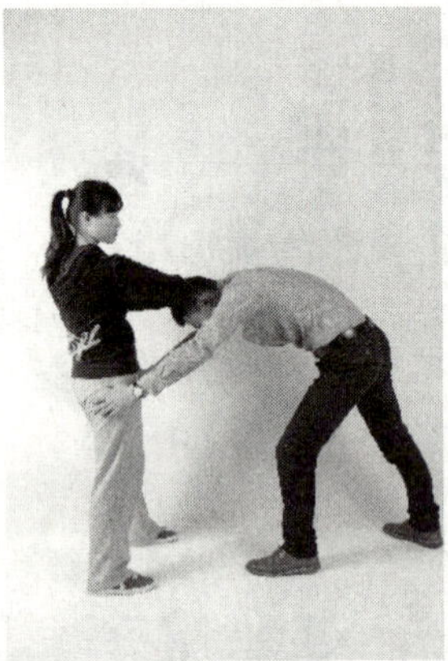

图 2-8-7

（二）当歹徒已经正面抱住女性右腿时，女性应迅速向右转体，左脚向前一步，同时右手抓住歹徒后颈，左手从背面狠抓其裆部，猛捏睾丸（见图 2-8-8）。

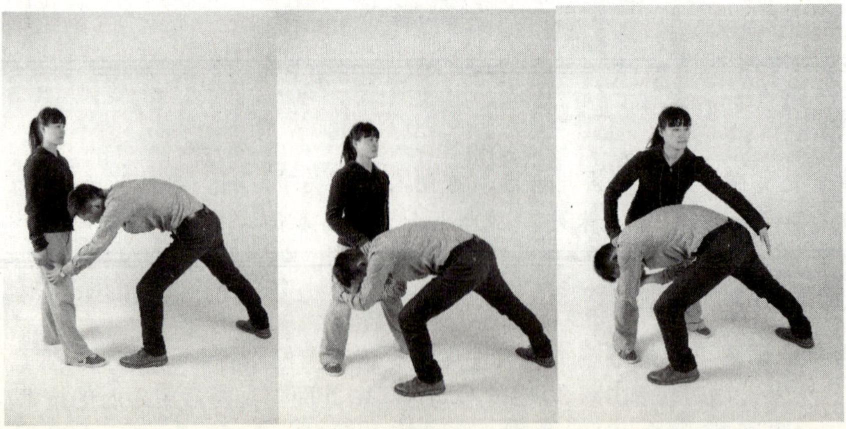

图 2-8-8

（三）如果歹徒正面抱住女性双腿时，女性为了防止被摔倒地，双脚要尽量后移，同时利用砸肘的技术动作砸击歹徒后脑。如果来不及肘击，则要俯身压住歹徒，并握拳猛击歹徒腰部侧面的两肋（见图 2-8-9）。

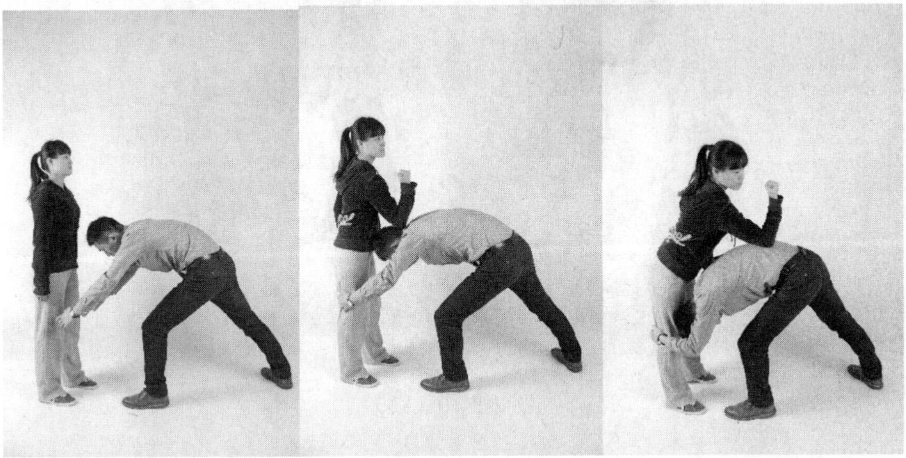

图 2-8-9

四、歹徒持武器从正面侵害时

很多歹徒穷凶极恶，常常持武器对女性朋友进行侵害。歹徒所持的凶器主要是短刀、匕首，另外还有棍棒、酒瓶、菜刀等日常器具。当然，我们女性朋友在进行反击时，也可以利用随身携带或触手可得的物品作为武器。下面介绍女性遇到歹徒持械袭击时该如何自卫反击。

当歹徒持械正面从上劈砍时。此刻，女性要用手架挡住歹徒持械的手腕，迅速上步贴近歹徒，同时用冲膝的技术动作攻击其裆部，抑或是用横肘技术动作肘击其太阳穴或下颌部。如果距离较远也可采用弹踢的技术动作攻击其裆部或直拳攻击其面部（见图 2-8-10）。注意用手架挡歹徒持械手腕是关键，一定要判断准确、眼疾手快。

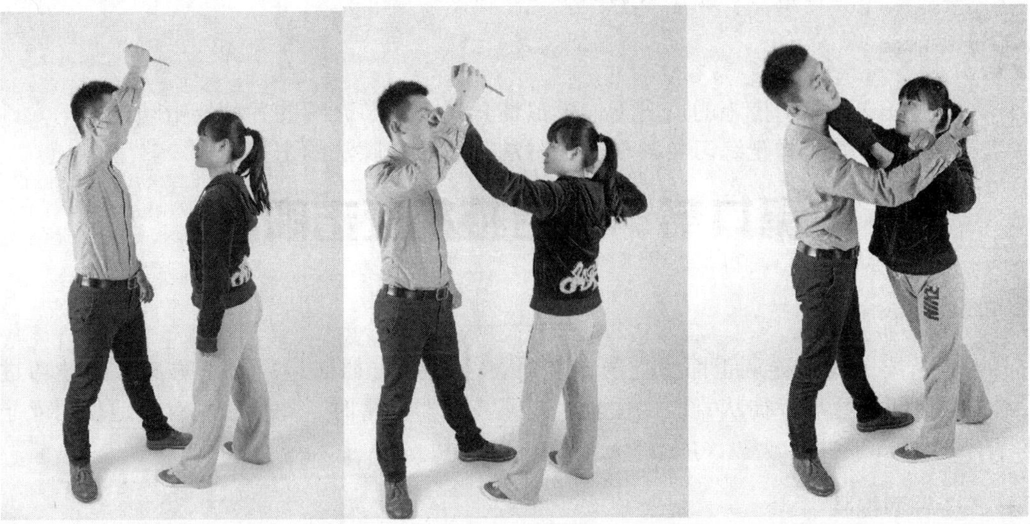

图 2-8-10

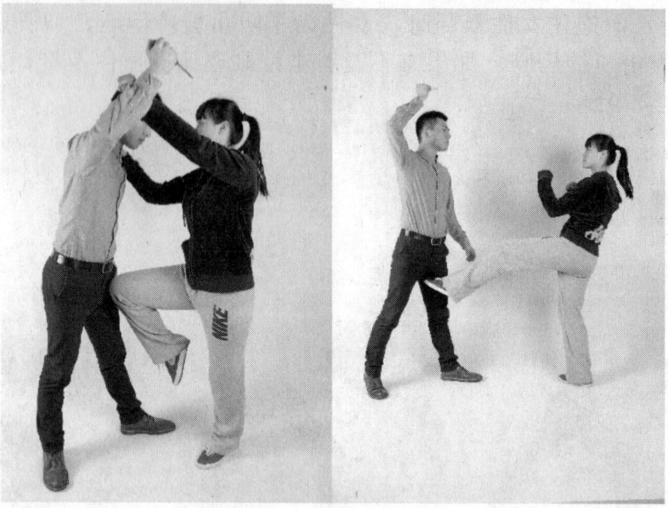

图 2-8-10（续）

拓展阅读

歹徒抢手机后又强吻 少女急中生智咬伤嫌犯舌头

2009 年 11 月 24 日新文化报报道：11 月 22 日 19 时许，梅河口市湾龙乡某村 7 组 17 岁少女李某独自行走，边走边与好友打电话聊天。身后突然蹿上来一个满嘴酒气的男子，不容分说就拽着她要往 9 组的桥下拉。“大哥，你要手机我可以给你，别伤害我就行！”李某把手机给了对方。拿到手机后，男子并未罢手，将李某拉至桥下。在对方亲吻李某时，她急中生智将对方的舌头咬伤出血。就在对方愣神时，桥上走来 3 个人，李某大喊救命。男子见事情败露，迅速逃离现场。

李某到湾龙派出所报了警。所长王永强带领民警迅即赶到现场，发现雪中嫌犯留下的脚印，顺着脚印找到了嫌犯的住所，将正躺在炕上呼呼大睡的嫌犯车某抓了个正着。有被咬坏的舌头作证据，车某对抢劫的犯罪事实供认不讳。

实战训练

一、在做好安全保护措施的情况下，模拟情景练习本节介绍的各种反击动作。

二、请利用手靶和脚靶练习各种拳法、肘法、腿法和膝法的击打动作。

第九节 背后搂抱反击解脱

知识领航

上一节介绍了被歹徒从正面抱住腰或腿时，女性朋友如何运用女子防身术的技巧进行反击。本节将介绍女性被歹徒从背面抱住腰、腿或持武器侵害时。如何合理有效地使用女子防身术进行反击，脱离险境。

一、被后面抱腰

上节介绍过歹徒正面抱住女性腰部的情况分为两种，而歹徒从后面抱住女性腰部的情况同样分为两种。一种是抱住腰部但未抱住手臂，另外一种是连腰带臂都抱住。下面就分这两种情况介绍该如何反击。

（一）被抱住腰部但未抱住手臂。

1．当歹徒从背面抱住腰时，女性一只脚向前迈出一步，做挣脱的动作，歹徒会用力拉回，女性顺势转身抬起肘部，用横肘的技术动作猛击歹徒的太阳穴或下颌。随后迅速大转身用手撩击其裆部，并猛抓睾丸。注意肘击动作要迅速、准确（见图 2-9-1）。

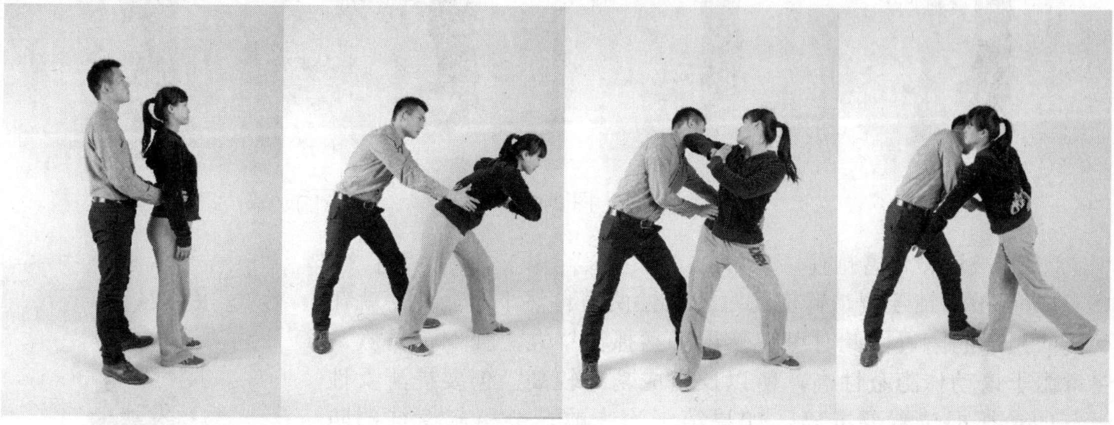

图 2-9-1

2．如果歹徒两脚前后站立抱住女性腰部时，女性可以屈膝下蹲、上体前倾，同时两手迅速拉住歹徒前脚，并向上提起的同时猛力向下坐在歹徒的膝部。这个反击动作轻则使歹徒仰面跌倒，便于女性可以进一步攻击或者有时间逃跑，重则使歹徒膝部受伤而无法行走。因此女性上拉歹徒脚和臀部下压动作要迅速、连贯（见图 2-9-2）。

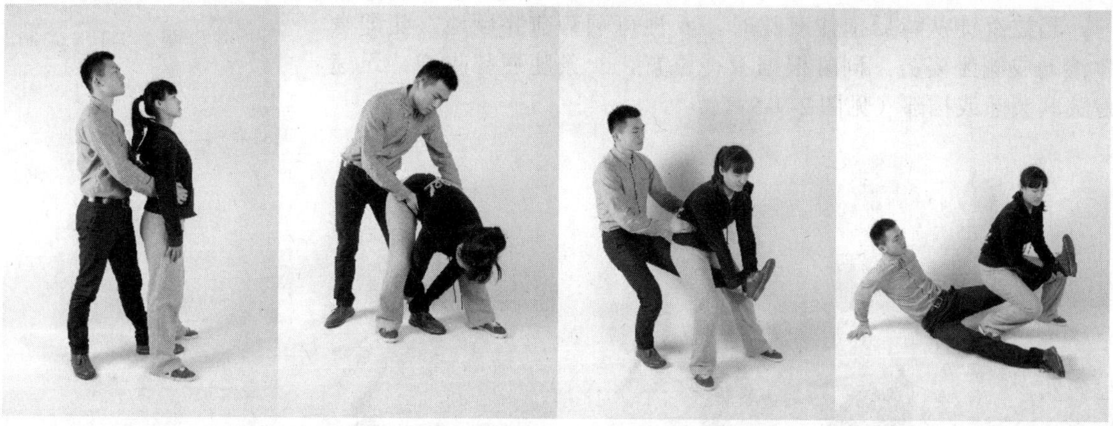

图 2-9-2

3．如果歹徒两脚左右开立抱住女性腰部时，女性可以提起膝盖，随即用脚后跟（穿着高跟鞋最好）猛踩歹徒脚背。当歹徒受击松手一瞬间，女性可迅速大转身用手撩击其裆部，并猛抓睾丸，亦可用膝盖顶击其裆部（见图 2-9-3）。

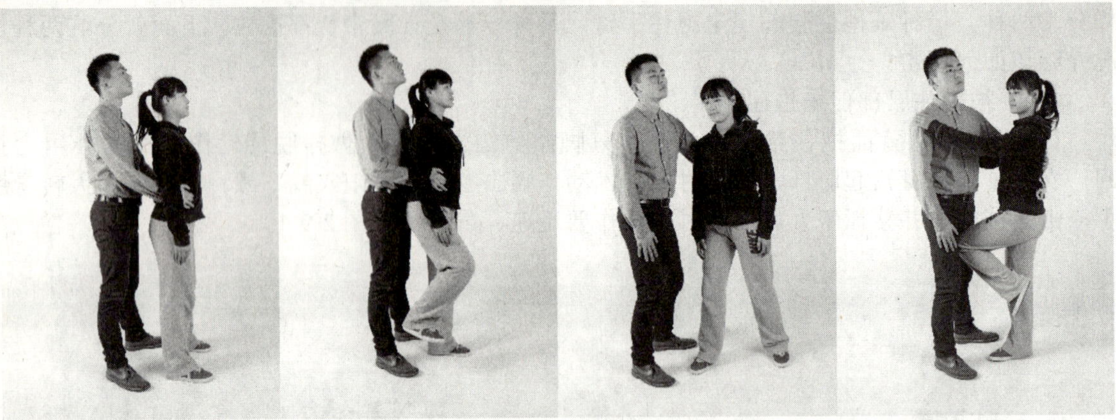

图 2-9-3

（二）被连腰带臂抱住。

1．当被歹徒连腰带臂抱住时，女性两臂自然下垂，两手就在歹徒的裆部的附近，此时可突然用手猛抓其睾丸，使歹徒昏厥。注意由于该动作隐蔽性高，所以反击成功率较高。但要提醒女性朋友的是抓握位置要准确，如果第一次失败，会引起歹徒的防备，就没第二次机会了（见图 2-9-4）。

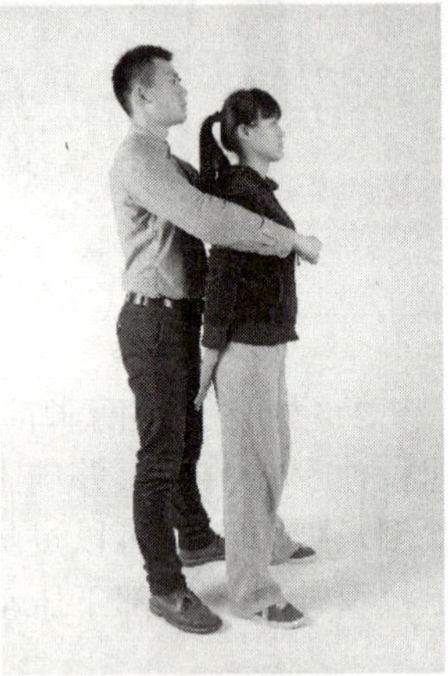

图 2-9-4

2．可以参照“被抱住腰部但未抱住手臂”的第三种反击方法。女性可用脚后跟猛踩歹徒脚背，当歹徒受击松手一瞬间，进一步反击。

二、被从后面抱住腿

当被歹徒从背后抱住双腿时，女性可顺势前扑倒地，随即身体滚动成侧卧姿势，同时根据歹徒位置，一条腿屈膝收腿，迅速蹬踹其头部或裆部（见图 2-9-5）。

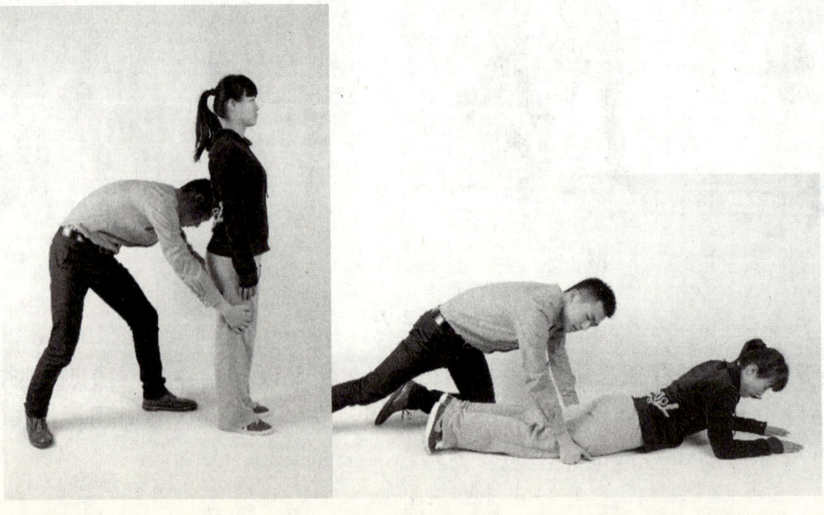

图 2-9-5

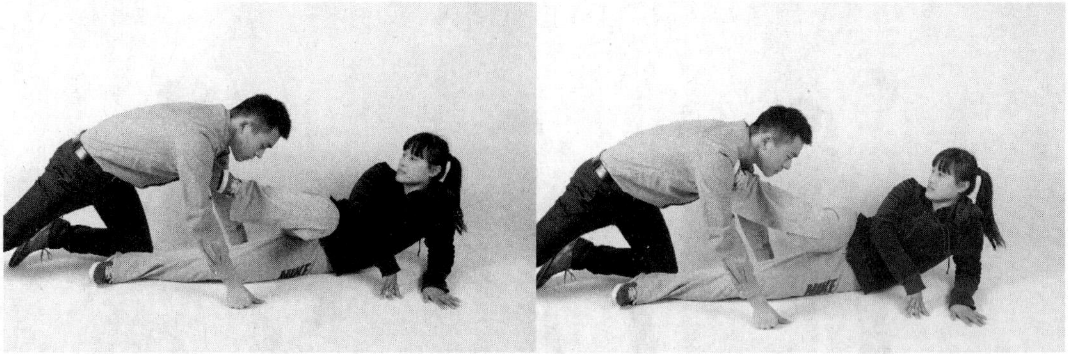

图 2-9-5（续）

三、歹徒持武器从背后侵害时

面对这样的险境，女性更要保持沉着冷静，下面就介绍女性遇到歹徒持械从背后袭击时该如何自卫反击。

（一）当女性被歹徒用利器抵住腰，且一只手被反锁身后时，此时女性双脚站稳，迅速向未被锁住手臂方向转动身体，并用手臂猛击歹徒持利器的手臂，同时迅速用头部前额猛力撞击歹徒鼻梁或心窝处（视双方身高差距而定）（见图 2-9-6）。

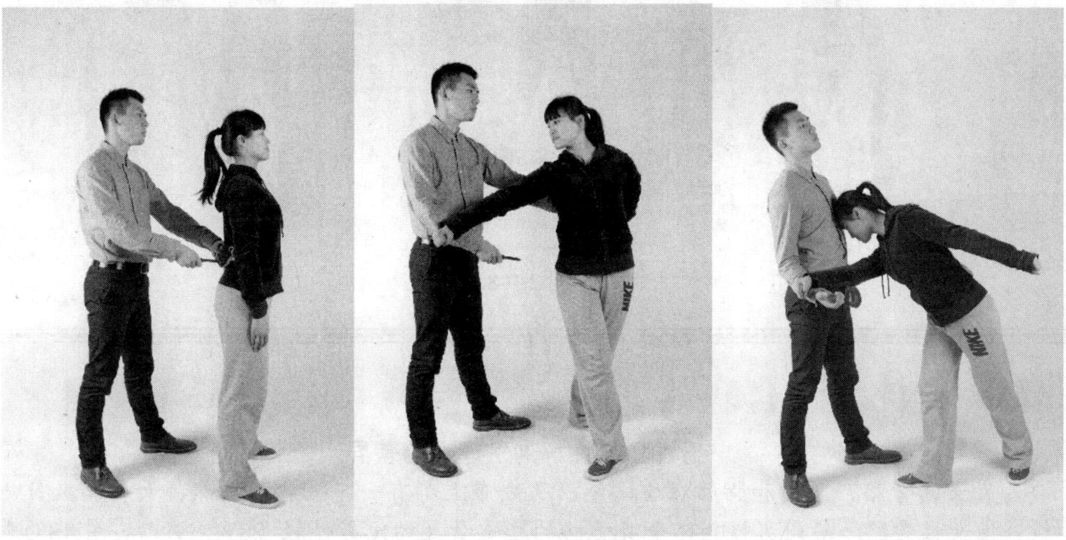

图 2-9-6

（二）被歹徒用绳索勒颈。

1. 当歹徒试图将绳索套住女性脖颈时，女性应迅速用双手抓住绳索，脚迅速前后成弓步站立，顺势俯身，然后转身用一只脚别住歹徒的一条腿，将身体压向歹徒使其跌倒，继续攻击要害部位（见图 2-9-7）。

2. 如果歹徒已使用绳索勒住脖颈时，女性脚左右开立站稳，然后将腰部移转向一侧，迅速用肘猛击歹徒肋部。女性应注意腰部的移动是为了使歹徒的肋部暴露在攻击范围内，肘击位置要准确，力量要大（见图 2-9-8）。

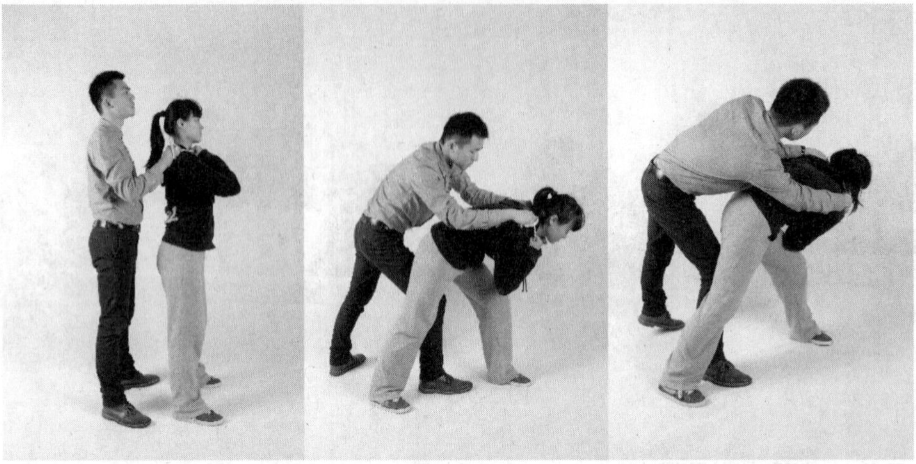

图 2-9-7

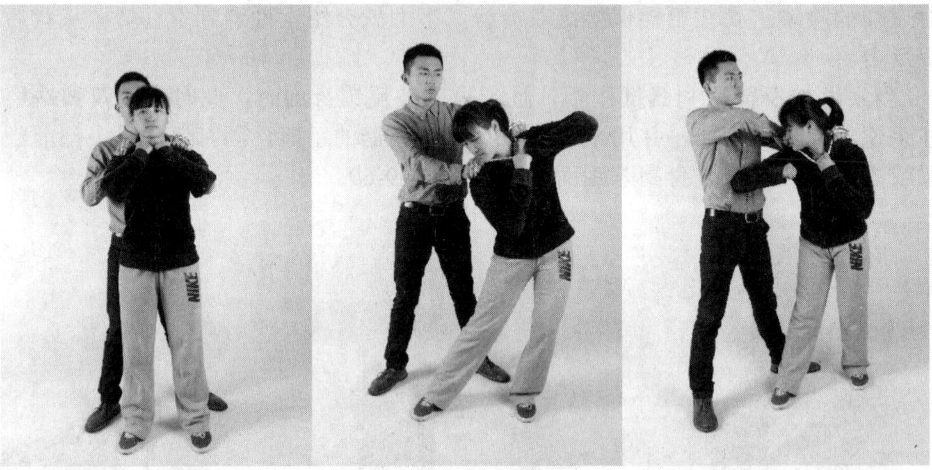

图 2-9-8

知识窗

男性和女性解剖生理上的差异

男女的骨骼、肌肉和脂肪在质、量以及分布上都有一定差异。虽然男女骨骼数目一样，但女性骨骼一般比男性轻，全身骨骼的总重量大约比男性轻 20%。另外，骨骼的骨皮质较薄，骨密度较小，上肢骨和下肢骨都比男性短，导致了女性外形较矮。

从肌肉上看，男性肌肉比女性发达，肌纤维较粗，男女肌肉总量的比是 5∶3，并且男性肌肉中所含水分较少，而蛋白质和糖的成分较多，因此男性肌肉不仅力量大而且耐性强，不容易出现疲劳。

从脂肪上来看，女性脂肪比较丰富，其重量大约占体重的 28%，而男性脂肪只占体重的 18%。

男性由于在骨骼、肌肉发育方面具有优势，所以一般的男性体力强，力量大，能承受较重的体力劳动和较大的运动负荷。

拓展阅读

让劫匪带她吃夜宵 女子智擒劫匪

2012 年 12 月 04 日新安晚报报道：深夜回家路上，如果不幸遇到劫匪，你会怎么做？是拼命抵抗还是任人宰割？20 多岁的年轻女子小许用她的亲身经历告诉我们：其实，你可以用计，让不法分子“自投罗网”。

几天前，小许就曾遇到抢劫，但她凭着冷静和机智，将劫匪引到了路边的警车旁，自己成功脱险，还让劫匪当场落网。昨天，瑶海刑警一队向记者通报了这起案件。

小许家住长江东路的花冲新村小区。事发当晚，她下夜班时，已接近凌晨2点，随后独自一人回家。然而，就在她上楼梯时，突然被人从后面捂住了嘴。同时，一把刀抵在了她的胸前。“我当时吓坏了！”小许回忆说，当时自己先是一愣，然后反应过来是遇到抢劫了。“抢钱的人让我把包里的东西全给他，要不然就杀了我。”无奈之下，小许只好按照对方所言行事。“我包里的一部手机还有几百块钱，全被他抢走了，损失共 2 千多元。”

更让小许想不到的是，劫匪拿了财物，竟又要求小许开门，要跟进屋去。“要是他进了我家，后果就不堪设想了。”小许说，家里当时没有其他人，“刀当时就在我眼前晃，我也不知该怎么办，只好尽量拖延。”

又过了几分钟，也许是担心被人察觉，小许发现劫匪有些着急了。突然，她心生一计，决定冒险一试。“我的钱全被你抢走了，我下了夜班还没吃饭呢。要不你给我点钱，让我去吃夜宵吧？”小许壮着胆子对劫匪说。劫匪没想到她会提出这种要求，不禁一愣，小许紧接着说：“你要是不放心，可以跟我一起去。”

据劫匪事后交代，由于怕小许报警，自己便跟了出去，不想小许慢慢地靠近了一辆停在路边的警车。原来下班路过时，小许曾留意过，这辆警车里有人。眼看渐渐靠近了，小许突然朝警车跑去，同时大声呼救。劫匪发现不妙，扭头就跑，但觉察出端倪的民警已经冲下警车，最终将他当场抓获。目睹劫匪被警方控制，小许再也按捺不住，“哇哇”地哭了起来。

警方提醒广大市民，临近年终时应提高防范意识，而对于尾随分子，警方还专门支了三招：首先，市民们尤其是年轻女性应尽量避免夜晚独自走动，身上不要带太多现金；其次，当发现自己被尾随时不要惊慌，可以给家人打电话，甚至可以问路为由，故意上前与其说话，这样往往可以将对方吓走；最后，倘若不幸遭到抢劫，保证人身安全最要紧。被劫后应立即报警，便于警方获得第一手资料。

第十节　倒地后的反击解脱

知识领航

如果利用前几节介绍的女子防身术技巧仍然没有摆脱险境，那么也许就会被歹徒推倒或者按在地上，所以倒地后如何有效地反击并摆脱显得非常重要。本节内容介绍如何针对女性朋友倒地后与歹徒的不同位置、姿态，采取不同的方式进行有效的反击。

女性朋友被歹徒摔倒以后，倒地的姿势有仰卧、侧卧和俯卧。对于我们反击解脱来说最有利于自己的是仰卧位，最不利于自己解脱的是俯卧位。所以无论开始时摔倒时什么姿势，尽量通过自己的冷静处理使自己能够处于仰卧位，这样才能更好地实施反击并解脱。因此，本节重点讲解仰卧位时的各种反击技巧。

（一）仰卧位摔倒，歹徒用手臂支撑并压在女性身上时。女性要迅速挣脱出一条腿，并屈膝，用膝关节顶击其肋部或裆部（见图 2-10-1）。

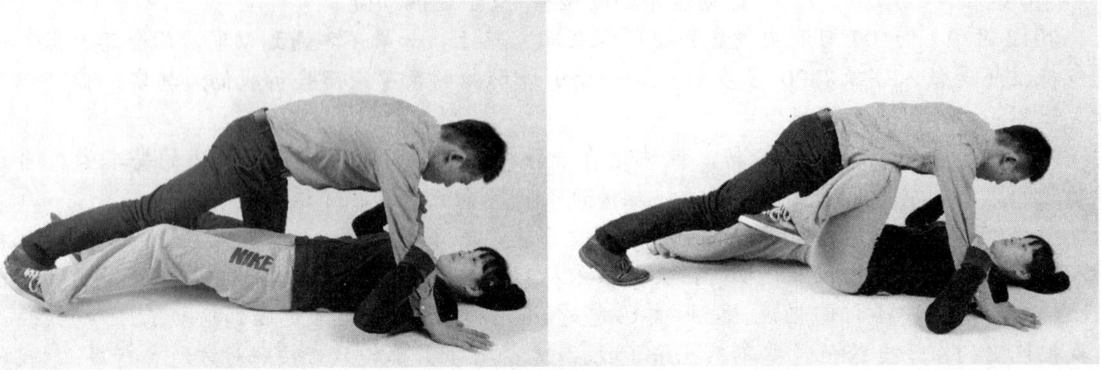

图 2-10-1

（二）仰卧位摔倒，歹徒在体侧双手掐头颈部时。女性首先自己的双手尽量按住歹徒的双手，从而减轻自己颈部的压力，其次迅速上举远离歹徒一侧的腿扣住其前颈，猛力下压，可以解脱，解脱后腿向歹徒裆部猛蹬（见图 2-10-2）。

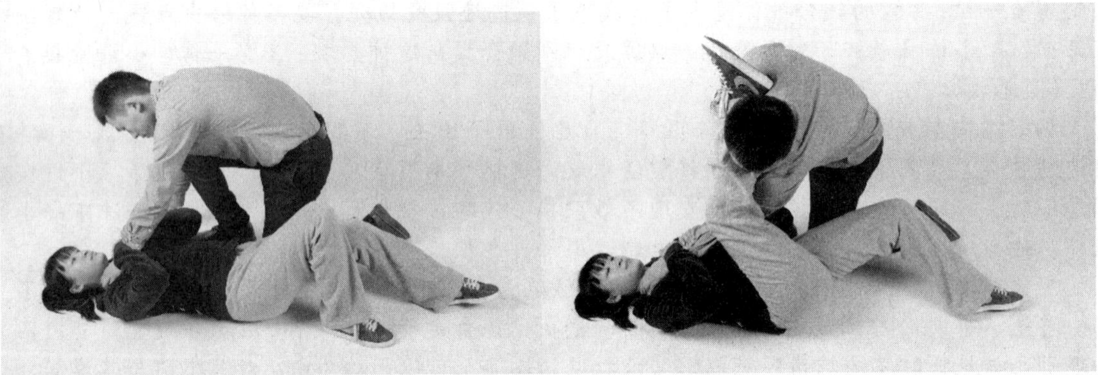

图 2-10-2

（三）仰卧位摔倒，歹徒双臂撑在肩上企图扑在身上时。女性可一腿或者双腿尽量弯曲，并用力蹬其裆部（见图 2-10-3）。

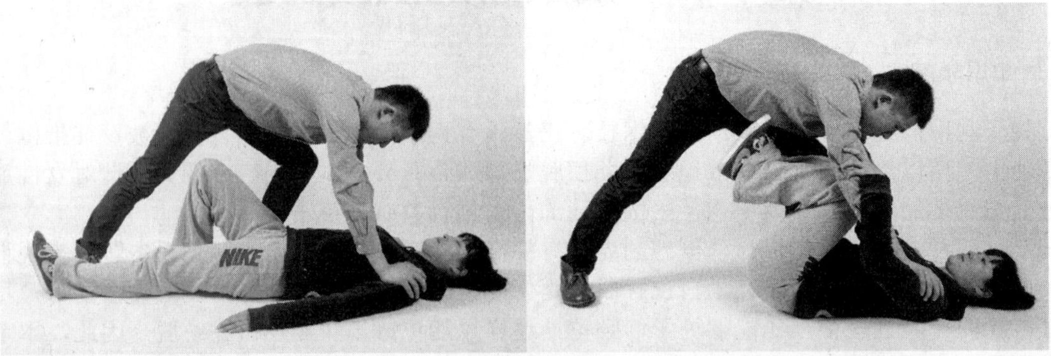

图 2-10-3

（四）仰卧位摔倒，歹徒双手按住胸部或者肩部时。女性要迅速双手抓住歹徒的手臂，同时两膝弯曲举起双腿扣住歹徒双肩，两膝紧紧压住其肘关节，用力向一侧滚动，可以解脱（见图 2-10-4）。

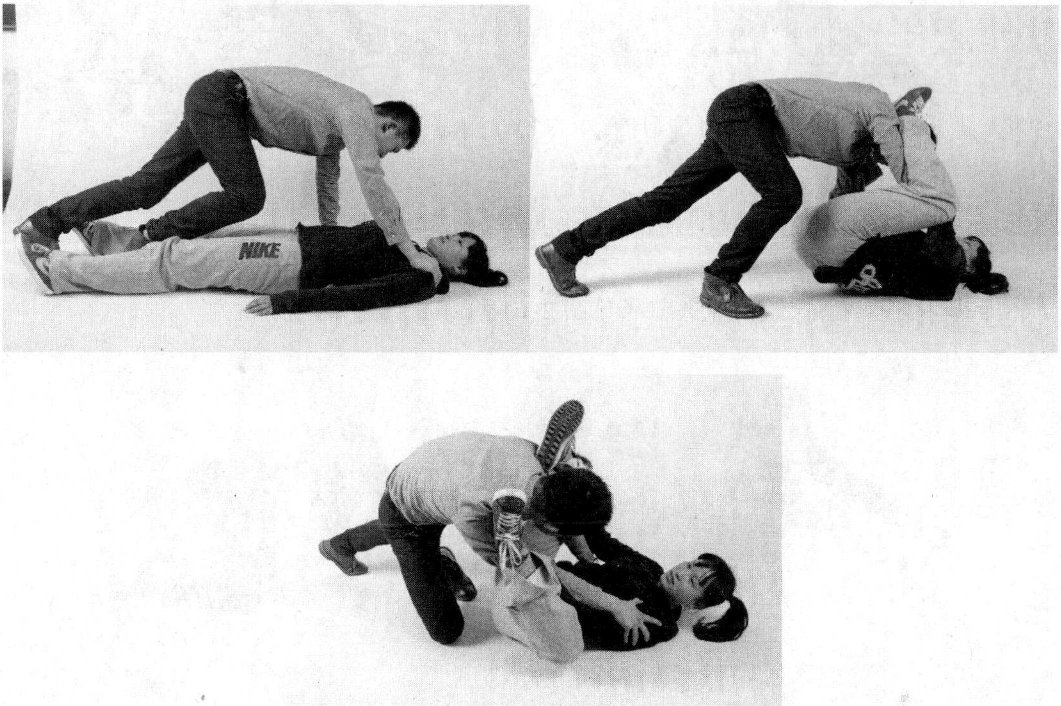

图 2-10-4

（五）仰卧位摔倒以后的其他反击动作。

1．用手指戳其双眼（见图 2-10-5）。

2．用肘关节击打其太阳穴（见图 2-10-6）。

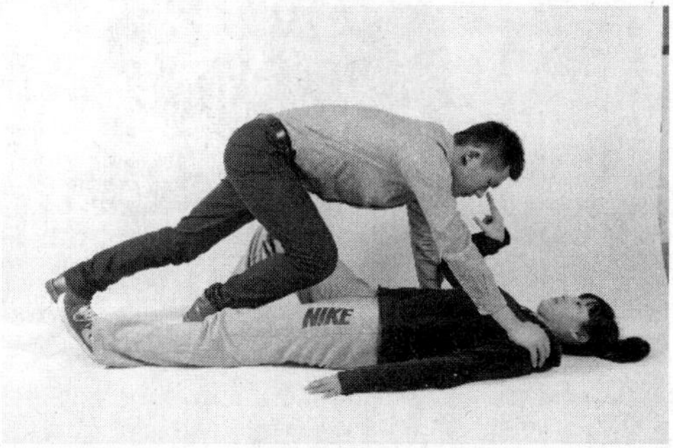

图 2-10-5

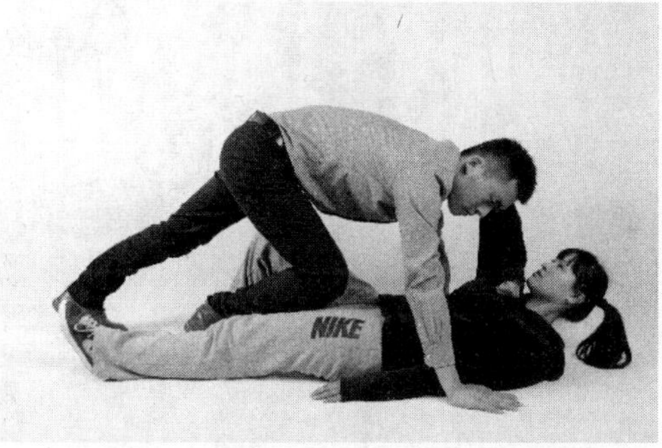

图 2-10-6

3．用拳击打其肋部（见图 2-10-7）。

4．用前额猛撞其鼻部（见图 2-10-8）

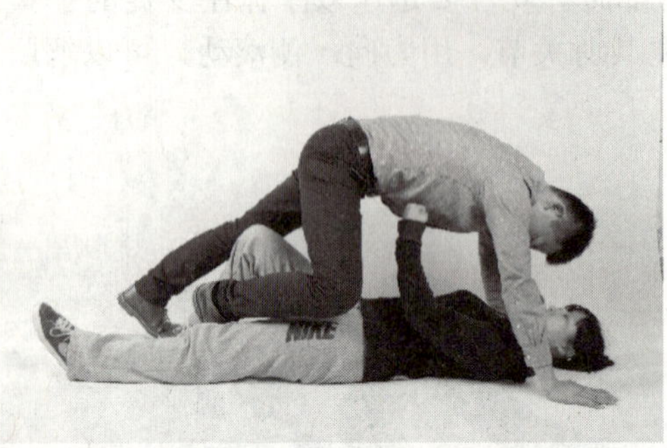

图 2-10-7

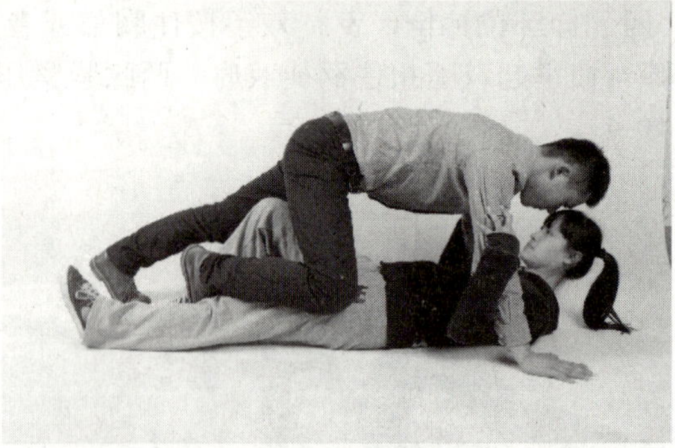

图 2-10-8

5. 抓其手腕，两脚夹蹬其髋关节（见图 2-10-9）。

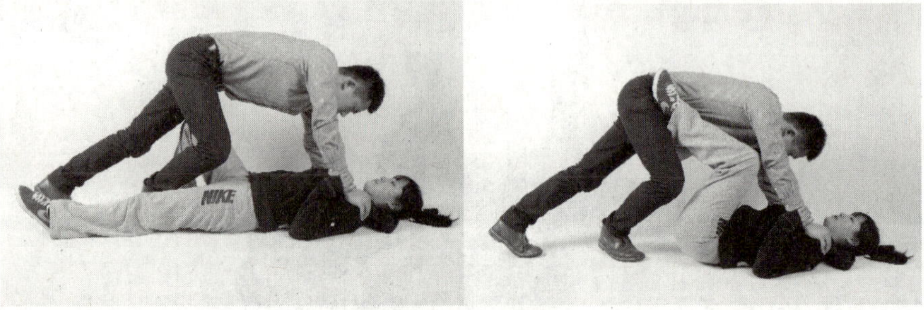

图 2-10-9

（六）俯卧位摔倒，被其勒住颈部时。女性为防止被勒死，首先头转向腋窝处，也可以同时咬歹徒一口。并用力向一侧滚动，可以解脱（见图 2-10-10）。

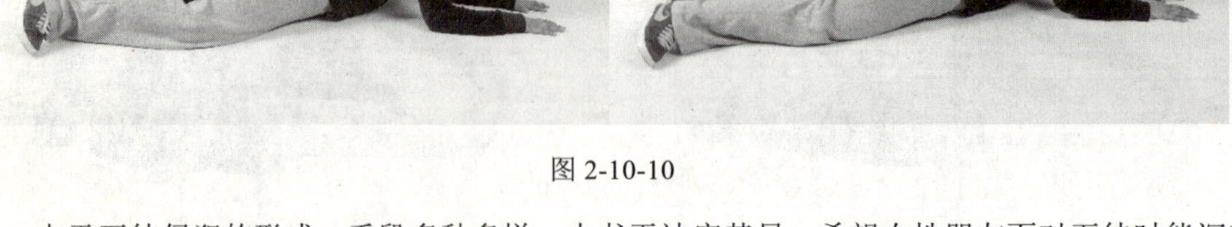

图 2-10-10

由于歹徒侵犯的形式、手段多种多样，本书无法穷其尽，希望女性朋友面对歹徒时能沉着冷静，随机应变，巧用女子防身术中的各种技术动作反击歹徒，脱离险境。

第三章　日常损伤及应急处理

第一节　日常损伤急救处理原则及生命体征的观察

第二节　常见损伤的处理

第三节　止血法及常见损伤包扎方法

第四节　骨折的急救处理与固定术

第五节　人工呼吸及心肺复苏术

第六节　日常突发事故应急处理

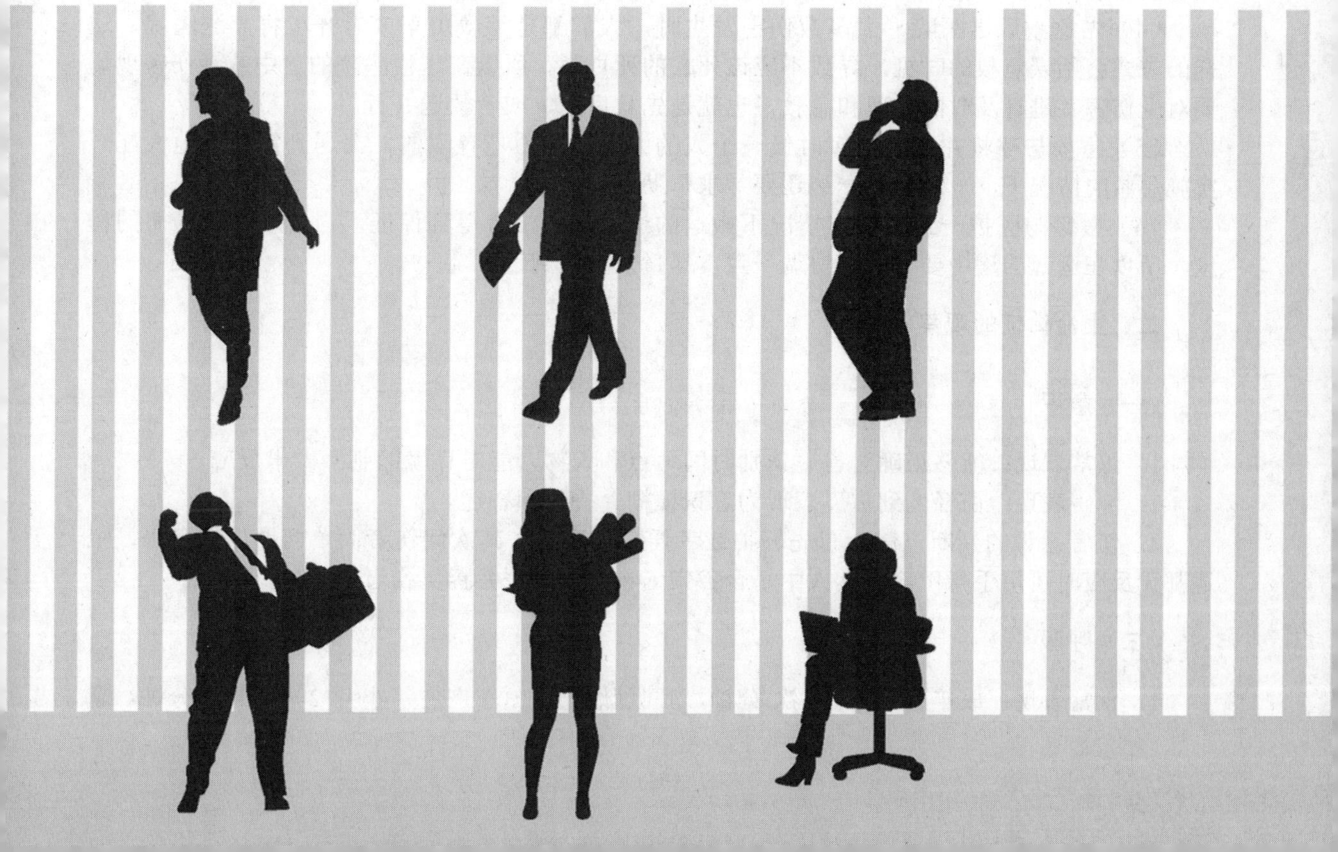

第一节 日常损伤急救处理原则及生命体征的观察

知识领航

人们日常生活或者运动锻炼过程中，身体的损伤时常会在无意间出现，而很多时候人们对于损伤的应急处理不够或者处理的不恰当会对以后的治疗和康复起到副作用，相反如果现场急救处理及时妥当就会在第一时间为后面的治疗打好基础。学习并掌握日常损伤急救处理的原则和生命体征的观察方法对于选择何种现场急救处理方案至关重要，可以说是展开急救处理的第一步也是重要的一步。

一、日常损伤急救及其处理原则

1．急救的定义：对意外或者是突然发生的伤害事故，进行紧急的临时性的处理。

2．急救的目的：保护伤病者的生命安全、避免再度伤害、减轻伤病者的痛苦、预防并发症，为伤者的转运和下一步的治疗创造条件。

3．损伤的应急处理原则：

（1）先恢复后固定。在心跳呼吸停止而且又有骨折发生时，应该先进行口对口的人工呼吸和胸外按压的方法使其心跳和呼吸恢复，再针对不同位置和不同程度的骨折进行骨折部位的固定。

（2）先止血后包扎。日常损伤发生时，伤者有大面积的出血或者有出血创伤口，首先应该利用指压或者绷带等可以利用的物件进行止血，止血后才对出血处进行包扎。

（3）先危重后较轻。当多人同时发生伤害时，通过自己的判断了解其伤害程度，先对危重者实施急救，再对伤害较轻者实施处理。

（4）先急救后送医院。大多数伤害发生时，人们都是等救护车或者开车将其送医院，这样的方式会贻误急救的时机，导致不应该死亡的死亡了。所以在送往医院的途中或者伤害现场要对受伤害者进行及时的处理和急救，也就是先救后送，或者救送并行。

（5）急救与呼救并重。很多时候一个人的力量和能力是有限的，在遇到需要其他人配合实施急救的情况下，一边急救一边还要寻求帮助。

（6）搬运与医护一致。很多情况下搬运的途中急救没有得到保证，造成增加了伤病的程度，所以在运送的途中要与医护协调一致，尽量安全地到达医院。

二、生命体征的观察

（一）意识

1．正常表现：能够正确对答、识别时间地点和人物，能对环境的刺激做出反应。

2．障碍表现：由轻度到重度表现为意识模糊、昏睡和昏迷。

3．伤者意识的判断方法：首先轻拍或者摇晃其肩部，其次问伤者简单问题如姓名等，上述都无反应时可用手指甲掐压其人中、合谷穴 6 秒。期间严禁摇晃伤者头。

（二）呼吸

1．正常表现：成年人 16～20 次/分钟，呼吸脉搏比 1∶4 左右，小儿 20～30 次/分钟。新生儿可以达到44次/分钟。

2．障碍表现：呼吸困难、呼吸加快、潮式呼吸、呼吸减慢、深大呼吸和间停呼吸。

3．呼吸的判断及处理方法：首先将伤者慢慢放置心肺复苏体位，并利用仰头举颌法、双手抬颌法和仰头抬颈法等使其呼吸道开放畅通。其次看伤者胸部是否有呼吸起伏，听口鼻有无出气声、感觉伤者面颊部有无气体吹拂感。如判断有呼吸则保持其呼吸道畅通，如判断其无呼吸则立即进行人工呼吸。

（三）脉搏

1．正常表现：安静时婴儿130～150次/分钟，儿童110～130次/分钟，成人60～100次/分钟，老人55～75次/分钟。

2．异常表现：脉率增快（100次以上），脉率减慢（60次以下），脉律不齐（快慢不一），脉微欲绝（十分微弱），交替脉（一强一弱）。

3．脉搏的判断及处理：用食指和中指触手腕桡动脉，感觉不明显可以触颈动脉，再感觉不清可以耳贴左胸听心跳。看伤者的受伤程度怎样。如判断其脉搏消失，应该立即胸外心脏按压进行抢救。

（四）血压

1．正常值：正常成人高压130mmHg，低压85mmHg，40岁以后年龄增加10岁，高压增加10mmHg，小儿高低压都比成年人要低。

2．测量用品：血压计（水银、指针和电子式）。

（五）瞳孔

1．瞳孔位置及观察方法：眼睛虹膜的中央位置，直径3～4毫米，正常人瞳孔圆形，两侧大小一致。观察时用拇指和食指分开眼皮露出眼球，用光照刺激眼球观察瞳孔的反应。

2．瞳孔不同的表现代表的病症情况：

（1）两侧散大：颅脑外伤、颅内压高、药物影响，濒临死亡状态。

（2）两侧缩小：中毒、药物反应等。

（3）两侧大小不对等：脑外伤、脑肿瘤、脑疝等颅内病变。

（4）对光反应迟钝或消失：伤者昏迷。

（5）散大、固定、对光反应消失，同时伴有呼吸、心跳停止：伤者死亡。

（六）体温

1．正常值：37℃左右，24小时变化不超过1℃。

2．测量工具：水银温度计、电子温度计。

3．测量方法：口腔测量3分钟（36.2～37.2℃），腋下测量5～10分钟（36～37℃），肛门测量3分钟（36.5～37.5℃）。

4．体温程度：低热（37.5～38.5℃），中热（38.5～39℃），高热（39～40℃），超高热（40℃以上）。

拓展阅读

急救不当或急救不及时造成的死亡案例

新华网天津 1 月 19 日专电，家住河东区巨福园的刘大爷哮喘病复发，其儿子赶紧找人帮忙把他从楼上抬到楼下，由于剧烈活动，刘大爷的呼吸变得更加急促，面色青紫，家人赶紧拨打“120”，等急救医生快速赶到现场，刘大爷已经死亡。李开涛惋惜地说，哮喘等疾病患者发病后，应让病人保持半坐位，把其双腿放平，拨打“120”，等急救医生赶到后，给氧、输液，缓解病人支气管痉挛后，病人症状就会减轻。

龙虎网讯，昨天清晨 6 : 30，家住下关建宁路安乐村 75 岁的陈老汉，在金川河大堤上晨练时突然倒下。陈老汉的儿子接到邻居呼叫后赶到现场，一边拨打了 110，一边将昏倒在地的爸爸扶起，架到建宁路边让他坐下。这时，陈老汉的病情加重，其子陈某又拨打 120 急救电话，110 和 120 先后到达，陈某为省下救护费，拒绝了 120 急救车，让 110 警车将陈老汉送往医院。5 分钟后，下关特巡警 110 警车将陈老汉送到长征医院南京分院。该院急救中心医生对其进行了心肺复苏，可老人病情加重命危。进行急救的医生告诉记者，在老人倒下后的 10 分钟内是急救的黄金时间，家人应该将他放平，然后对其进行人工呼吸等心肺复苏急救措施。由于老人有冠心病，并有高血压和中风病史，家人将他扶起坐下时，老人的头耷拉下来，造成气管歪曲堵塞。更不当的是，在分秒如命的情况下，家人不应只考虑救护车费用，而应当将病人抬上 120 急救车上，由医护人员实施途中急救。

第二节　常见损伤的处理

知识领航

在掌握了日常损伤的急救原则以后，学会在不同病情伤情下必要的急救处理方法就显得尤为重要，本节着重学习日常生活和运动中常见的损伤起因及处理方法。包括休克、虚脱、中暑、运动抽筋等症状的应急处理，以及挫伤、拉伤、冻伤、扭伤等外伤的处理。在日常生活和运动时合理恰当地运用损伤的处理方法可以在出现损伤时第一时间做出及时的救护，减少伤者不必要的痛苦，并能缩短其康复的时间，提高康复的效果。

一、常见症状的应急处理

（一）休克

1. 定义及病因：急性循环功能不全综合征，由于有效血循环量不足，导致组织缺血、缺氧代谢紊乱和脏器功能障碍的病理生理改变。

2. 症状：血压下降、心率增快、脉搏细微、全身乏力和面色苍白等。休克开始时伤者意识尚清醒，如果急救不及时可能使其昏迷甚至死亡。

3. 应急处理方法：首先使其处于平卧位，下肢稍抬高（有利静脉血回流）。保持呼吸道畅通，将伤者颈部垫高下颌抬起，使头部后仰并偏向一侧，防止呕吐物误入呼吸道。其次伤者体温低时注意保暖，高热时及时降温。再次给予一定条件的初步治疗并将其送往就近的医院急救，搬运过程中动作越轻越少越好。

（二）虚脱

1．定义及病因：由于重度运动出汗或者不恰当的液体补充引起，多发生于过度疲劳、饥饿、高温、通气不畅导致的暂时性脑缺氧。

2．症状：头晕、面色苍白、呼吸浅、全身出冷汗无力，突然瘫倒在地。

3．应急处理方法：伤者平卧休息，应用温水，并用手指掐人中、内关、合谷等穴位。

（三）中暑

1．定义及病因：高温环境引起，以体温调节功能障碍、汗腺功能衰竭和水、电解质丢失过多为特点的疾病，也是热天生活运动常见的疾病。

2．症状：高温环境下，出现头痛、头晕、口渴、多汗、四肢无力发酸、动作不协调并伴有体温升高，严重的出现大量出汗、血压下降、脉搏增快甚至肌肉痉挛等。

3．应急处理方法：轻者迅速到通风处仰卧休息，服用仁丹等药物。在头部、腋窝、腹股沟等处冷敷降温，应用含盐的清凉饮料等。

（四）运动抽筋

1．定义及病因：学名肌肉痉挛，指肌肉突然、不自主的强直收缩现象，造成肌肉僵硬、疼痛。抽筋也是运动时常见的症状之一。主要由于运动前准备活动不充分，环境温度的突然改变，长时间运动疲劳，剧烈运动等情况下引起。

2．症状：肌肉不自主的收缩且无法很快放松，抽筋部位最常见于小腿后侧，大腿前、后侧，持续时间可能从几秒到十几分钟以上。

3．应急处理方法：

（1）手指抽筋：手掌握拳，然后用力伸张打开，反复此动作直到复原。

（2）手掌抽筋：两掌相合，未抽筋的手掌用力压抽筋手掌向后弯再放开。

（3）手臂抽筋：抽筋的手握拳，将小臂屈肩，然后伸臂伸掌，重复至还原。

（4）足趾抽筋：用手握住抽筋的脚趾向后拉，重复动作至恢复。

（5）小腿抽筋：用手握住脚趾用力向后拉，另一手按住膝盖，使其伸直，重复至还原。

（6）大腿抽筋：大腿膝盖弯曲至腹前，双手环抱再放开并伸直腿，重复至还原。

二、常见外伤的应急处理

（一）单纯性挫伤

1．定义及造成原因：钝性外力直接作用于人体某部引起的急性闭合性损伤，如运动中冲撞、日常生活中撞到一些硬质的器物等，都会发生局部的深层组织挫伤。

2．症状：伤后局部疼痛、肿胀、组织内出血、压痛和运动障碍，疼痛多为先轻后重，持续 24 小时，少数续发感染化脓等。

3．应急处理方法：伤后 1～2 天局部冷敷、加压包扎、抬高伤肢休息，外敷消肿药物。1～2 天后肿胀基本消除后进行热敷和按摩理疗等，恢复期增加抗阻力练习参加适当运动。

（二）拉伤

1．定义及造成原因：骨关节周围的韧带、肌肉和关节囊等软组织因为突然用力或是受到外力过度牵拉发生的损伤。主要由于体育运动时准备活动不充分，肌肉猛烈收缩超过了其本身分担，或突然被拉长超出其伸展度等造成。

2. 症状：局部充血、肿胀和疼痛，活动受限，肌肉痉挛紧张等。

3. 处理方法：首先让受伤肌肉休息，冷敷，最好用冰袋冷敷，制止受伤部位进一步的肿胀和瘀血。其次对局部进行加压包扎，但不宜过紧。24 小时后结合热敷。

（三）刺伤

1. 定义及造成原因：长而尖的东西刺入人体后造成的损伤。

2. 症状：伤口多半小而深。

3. 处理方式：伤口较浅刺物已被拔出时，在伤口周围挤压，挤出瘀血和污物后冲洗消毒。刺物还留在伤口时要顺着刺入方向慢慢拔出刺物并冲洗消毒，事后注射预防针。如果刺物拔不出来，用手指固定住伤口后前往医院救治。

（四）头部外伤

1. 定义及造成原因：很常见的一种外伤，主要由于跌落、头部与硬物撞击等情况造成。

2. 症状：头皮血肿，头皮擦伤（少量的出血），头皮裂伤（出血量较大），骨折等。

3. 应急处理方法：头皮血肿时冷敷阻止其继续出血，24 小时热敷并涂跌打药，安静休息，头皮裂伤无骨折时加压包扎止血，怀疑有骨折时在伤口周围包扎。

拓展阅读

家庭应常备哪些伤口处理药物及常见外伤如何正确用药

创可贴：如发生擦伤、割伤，先用碘酒及酒精迅速擦拭伤口，然后将创可贴无菌面朝向伤口进行粘贴。但有毛发的地方或关节活动的地方不要使用创可贴；另外，炎热潮湿的夏季也不宜使用创可贴。

纱布：先将擦伤、割伤处止住出血，用碘酒或酒精清洁伤口，然后将大小合适、干净的纱布轻轻盖在伤口表面，贴上胶布固定。注意纱布包扎伤口不要过紧，脏了要及时更换。

碘酒：擦伤、割伤及小脓疱，碘酒主要用来清洁伤口，小擦伤、割伤及皮肤小脓疱，可以用棉签或棉球蘸取少量碘酒涂在伤口表面，每日三到四次，每次要用酒精擦掉碘酒。但面部皮肤及黏膜部位（唇、口腔黏膜及生殖器部位）绝对不能用碘酒；不要让碘酒在伤口处存留过久；对碘过敏时也不要使用。

酒精：擦伤、割伤高烧时物理降温，用酒精擦拭小伤口可以起到清洁和消毒作用。不过，黏膜部位（唇、口腔、生殖器部位）不能使用；对酒精过敏时也不要使用。

跌打类喷雾剂：磕伤、碰伤及扭伤等，先用冰块冷敷青肿处，然后喷适量的喷雾剂，可以减轻疼痛。对喷雾剂过敏的不要使用。

第三节　止血法及常见损伤包扎方法

知识领航

创伤引起的出血在日常生活和运动中都很常见。血液是人体宝贵的液体，如果失血过多，就会发生生命危险。而及时止血抢救，则能使伤员转危为安，包扎有保护伤口、减少感染机会、压迫止血、固定骨折和减少伤痛的作用，是损伤急救的主要技术之一。所以，学会一些简单的止血、包扎知识是非常必要的。

一、止血法

（一）指压动脉止血法

指压动脉止血法适用于头部和四肢某些部位大出血的处理。指压止血法就是用手指压使得血管被压在附近的骨块上，从而阻断血流，达到止血的目的。由于会影响整个肢体组织的血液供应，应限制使用，每次施压时间不能超过 10 分钟，只能临时和短时间使用，尽快换用其他止血法。

1. 头面部指压动脉止血法

（1）指压颞浅动脉：适用于一侧头顶、额部大量出血。在伤侧耳前，拇指对准下颌关节压迫，另只手固定伤者头部（见图 3-3-1）。

（2）指压面动脉：适用于面部大量出血。用拇指和食指分别压迫在双侧下额前 1 厘米处（见图 3-3-2）。

（3）一指压耳后动脉：适用于一侧耳后大量出血。一只手的拇指压迫伤侧耳后乳突下凹陷处（见图 3-3-3）。

（4）指压枕动脉：适用于一侧头后枕骨附近大量出血。一只手四指压迫耳后与枕骨之间的凹陷处（见图 3-3-4）。

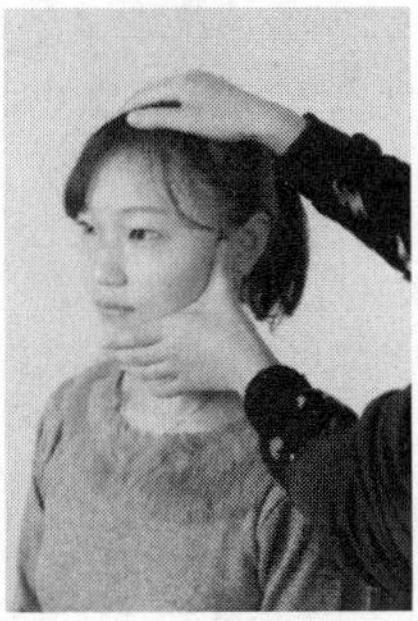

图 3-3-1

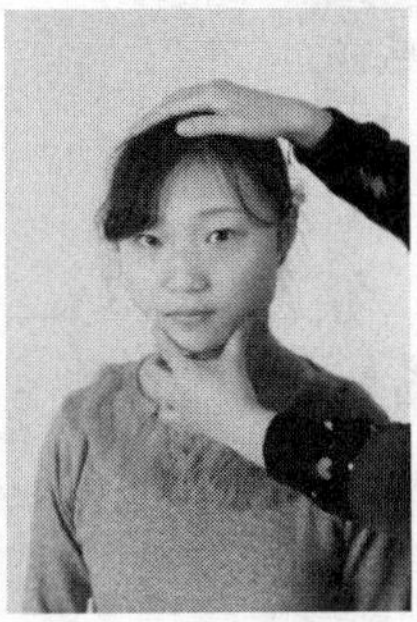

图 3-3-2

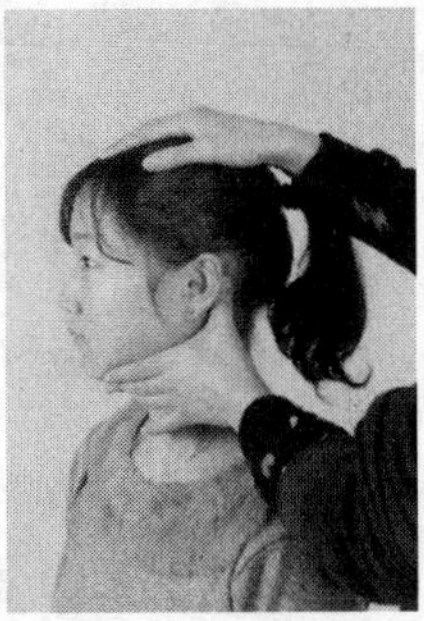

图 3-3-3

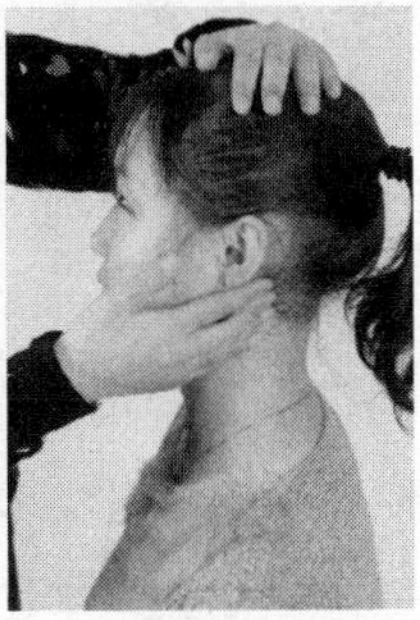

图 3-3-4

2. 四肢指压动脉止血

（1）指压肱动脉：适用一侧肘关节以下部位大量出血。一只手拇指压迫上臂中段内侧，另一只手固定伤者手臂（见图 3-3-5）。

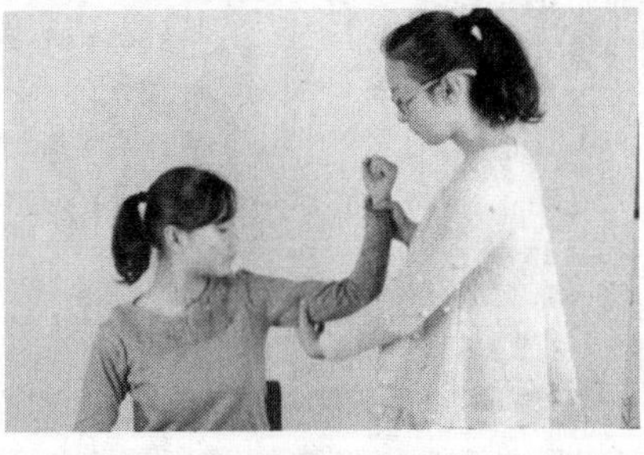

图 3-3-5

（2）指压指（趾）动脉：适用手指（脚趾）大量出血。用拇指和食指分别压迫在手指（脚趾）两侧的动脉上（见图 3-3-6、图 3-3-7）。

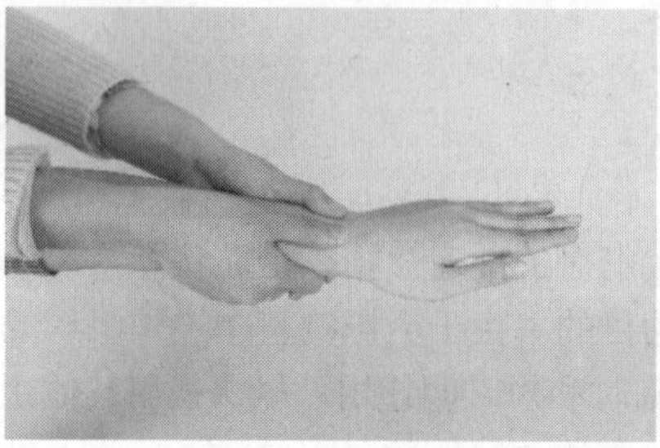

图 3-3-6

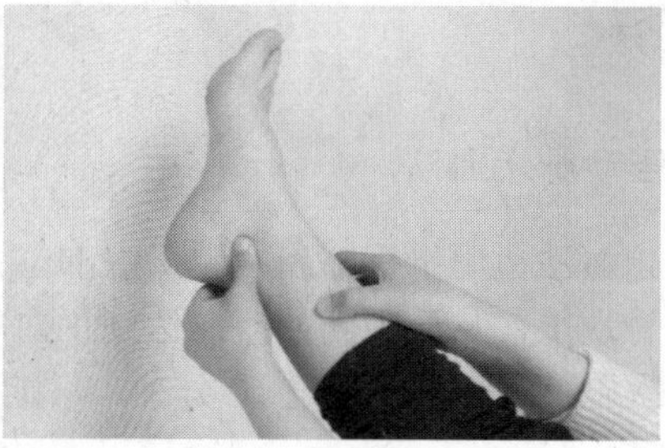

图 3-3-7

（3）指压股动脉：适用一侧下肢大量出血。用双手的拇指用力压迫腹股沟中点稍下方的股动脉（见图 3-3-8）。

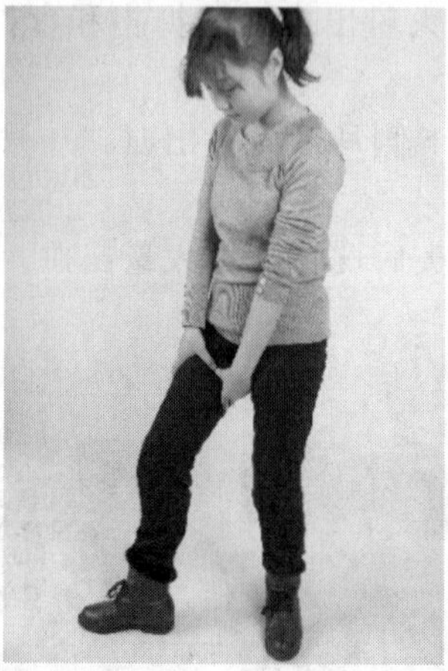

图 3-3-8

（二）直接压迫止血法

直接压迫止血法适用于较小的伤口，直接用无菌纱布压迫伤口处。时间约 10 分钟，出血情况基本停止（见图 3-3-9）。

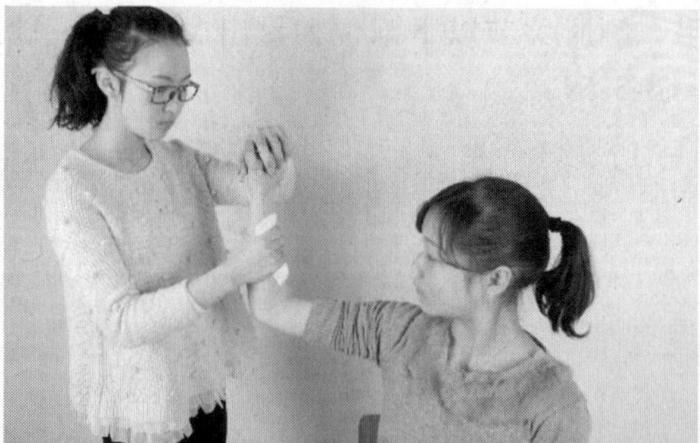

图 3-3-9

（三）加压包扎止血法

加压包扎止血法适用于各种伤口，是一种比较可靠的止血法，在外伤出血时应首先采用。先用无菌纱布压住伤口，再用绷带用力包扎，包扎的面积要稍大于伤口的大小（见图 3-3-10）。

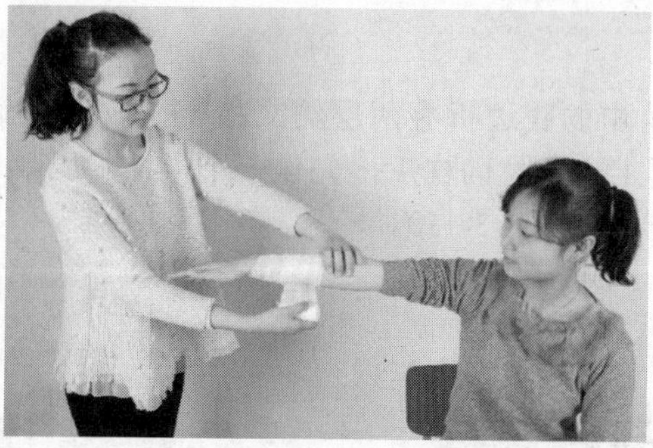

图 3-3-10

（四）止血带止血法

如果是动脉大出血，用上述方法难以达到效果，必要时可以使用止血带止血法。止血带可以压住出血的血管，阻断血流，但它只能用在四肢动脉的出血。常用的止血带有橡皮带、橡皮管等具有弹性的管带，情况紧急时也可以用绷带、三角巾等棉织软物，但绝不能用塑料带及铁丝等。最好用充气式止血带，因为它的压力均匀，止血效果好，对组织没有损伤。止血带的使用时间不能过长，以免造成局部缺血时间过长，导致肢体组织坏死，肢体组织坏死严重时甚至不得不截肢。一般止血带只能使用半小时至 1 小时，最多不能超过 2～3 小时，而且每隔半小时就应松开 1 分钟。上止血带时，注意先把毛巾、布块等柔软的东西垫在皮肤上。

知识窗

人体大致的血容量

血液是维持生命的重要物质，成年人的血容量约占体重的 8%，即 4000～5000 毫升，如出血量为总血量 20%（800～1000 毫升），会出现头晕、脉搏加快、血压下降等状况，如出血量达到总量的 40%（1600～2000 毫升）时，就会出现生命危险。

二、包扎术

（一）定义及作用

包扎术是日常运动救护及日常生活救护中的基本技术之一，它可直接影响伤病员的生命安全和健康恢复。外伤造成的伤口很容易被污染，不仅局部可以引起感染，而且可以引起全身性的感染，包扎好伤口可以保护好伤口，避免感染。

（二）包扎材料

1. 三角巾：将宽幅 1 米的正方形白布对角剪开，就是 2 个三角巾。

2．袖带卷：俗称绷带，长条布制成，长度有多种规格。常用的是宽 5 厘米和 8 厘米，长 60 厘米的两种。

（三）包扎方法

1．三角巾包扎法

（1）头部包扎：将三角巾的底边折叠两层约二指宽，放于前额齐眉以上，顶角拉向后颅部，三角巾的两底角经两耳上方，拉向枕后，先作一个半结，压紧顶角，将顶角塞进结里，然后再将左右底角到前额打结（见图 3-3-11）。

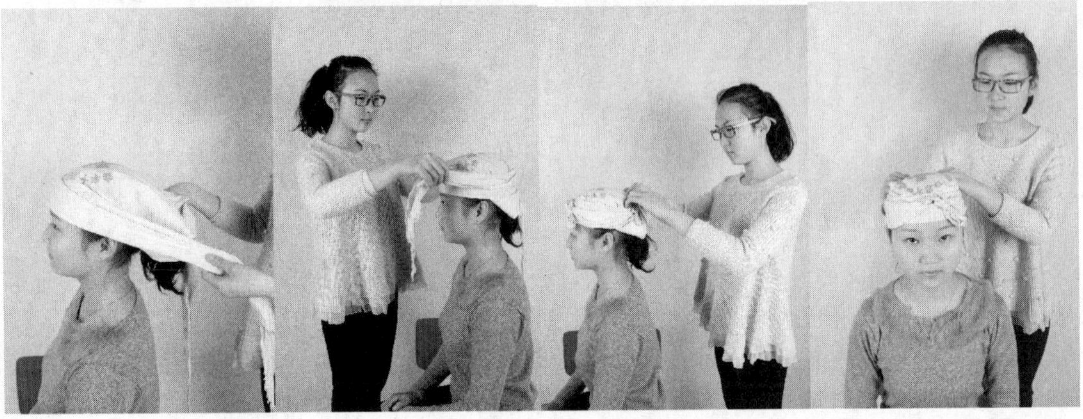

图 3-3-11

（2）面部包扎：在三角巾顶处打一结，套于下颌部，底边拉向枕部，上提两底角，拉紧并交叉压住底边，再绕至前额打结（见图 3-3-12）。

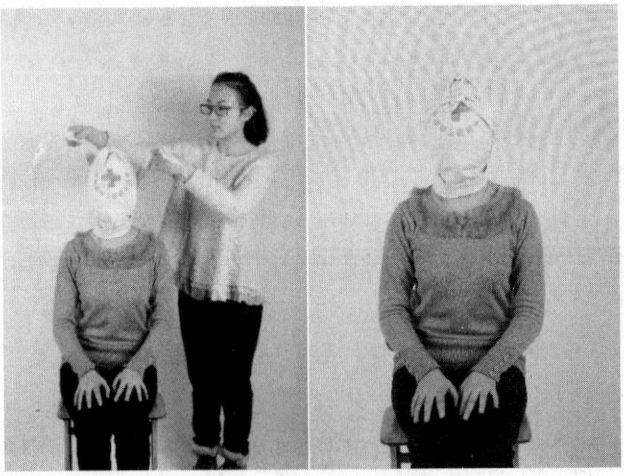

图 3-3-12

（3）胸背部包扎：取燕尾巾两条，底角打结相连，将连接置于一侧腋下的季肋部，另外两个燕尾底边角围绕胸背部在对侧打结，然后将胸背燕尾的左右两角分别拉向两肩部打结（见图 3-3-13）。

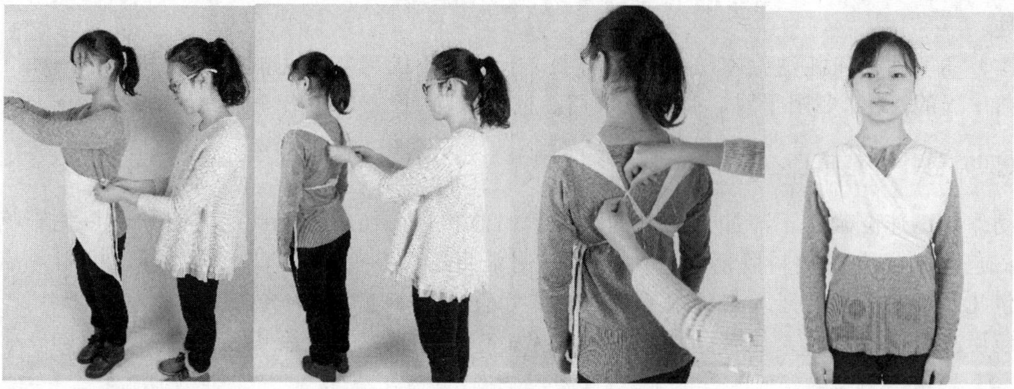

图 3-3-13

（4）膝关节包扎：三角巾顶角向上盖在膝关节上，底边反折向后拉，左右交叉后再向前拉到关节上方，压住顶角结（见图 3-3-14）。

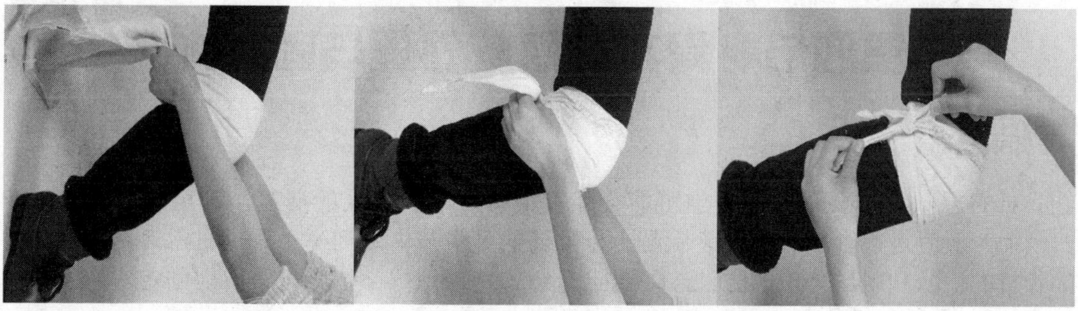

图 3-3-14

（5）手、足包扎：手（足）心向下放在三角巾上，手指（足趾）指向三角巾顶角，两底角拉向手（足）背，左右交叉压住顶角绕手腕（踝部）打结（见图 3-3-15）。

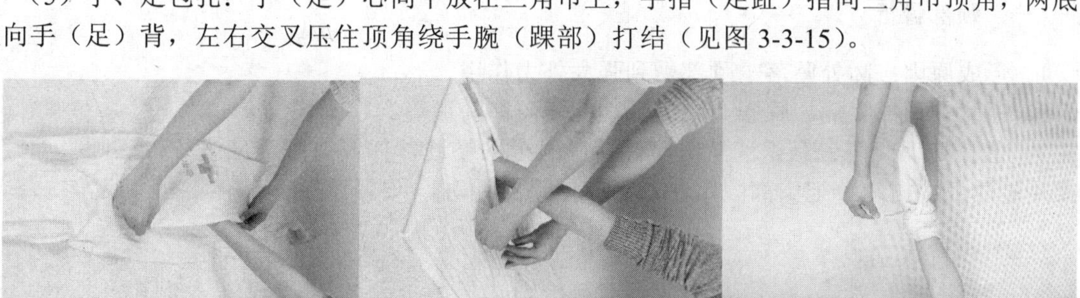

图 3-3-15

2．绷带包扎法

（1）绷带包扎法：用绷带包扎时，应从远端向近端，绷带头必须压住，即在原处环绕数周，以后每缠一周要盖住前一周 1/3～1/2。

（2）环形包扎法：在肢体某一部位环绕数周，每一周重叠盖住前一周。常用于手、腕、足、颈、额等处以及在包扎的开始和末端固定时用。

（3）螺旋包扎法：包扎时，作单纯螺旋上升，每一周压盖前一周的 1/2，多用于肢体和躯干等处。

（4）"8"字形包扎法：本法是一圈向上、一圈向下的包扎，每周在正面和前一周相交，并压盖前一周的1/2，多用于肘、膝、踝、肩、髋等关节处。

（四）包扎注意事项

动作要迅速准确，不能加重伤员的疼痛、出血和污染伤口。包扎不宜太紧，以免影响血液循环；包扎太松会使敷料脱落或移动。最好用消毒的敷料覆盖伤口，紧包时也可用清洁的布片。包扎四肢时，指（趾）最好暴露在外面，以便观察。

应用三角巾包扎时，边要固定，角要拉紧，中心伸展，包扎要贴实，打结要牢固。

实战训练

一、利用身边现有的材料按照规定的尺寸制作三角巾一个和绷带一卷。

二、课后2人一组，利用自制的包扎材料，运用不同的包扎方法对身体不同部位进行模拟性包扎训练。

第四节　骨折的急救处理与固定术

知识领航

骨折的急救很重要，处理不当可能会加重损伤，增加病人的痛苦，甚至形成残废危及生命。因而，及时进行合理有效的急救是十分重要的。本节内容列举了人们日常运动和生活中常见的骨折的症状和现场处理的方法，并重点介绍了针对不同部位骨折采取的固定术。

一、骨折的急救处理

（一）颈部骨折

1．形成原因：高处坠落、颈部受到强大外力作用。

2．症状：颈部疼痛、肿胀、瘀斑、功能障碍和畸形等。

3．急救处理：伤者意识清醒时，保持呼吸道的畅通，如没有呼吸应进行人工呼吸。搬运时要用硬质板物搬运，把头部固定住，不能让颈部活动。

（二）锁骨骨折

1．形成原因：侧方摔倒后肩部着地或手肘部着地、外力直接作用于胸上方。

2．症状：肿胀、瘀斑、肩关节活动时疼痛加剧。

3．急救处理：伤者不能盲目的自行处理，以免加重损伤或造成移位。骨折无移位时，以绷带或者相似的布带进行固定，固定时应向后延伸，两侧腋窝垫软性物件。如有移位时，应尽量挺胸提肩、尽快去医院。

（三）四肢骨折

1．形成原因：多数由于外力的作用引起。

2．症状：疼痛剧烈、受伤部位发生畸形或活动受限。

3．急救处理：判断伤者的伤情进行就地急救，如果有伤口，按照上课所学的知识进行伤口的处理，就地取材进行简单的肢体固定后送往医院。

（四）肋骨骨折

1．形成原因：多数为外力直接或间接的作用所致。

2．症状：疼痛、深呼吸或者咳嗽时疼痛加剧、瘀血斑、有明显的触痛感觉，多根肋骨骨折时会出现呼吸困难，甚至休克。

3．急救处理：疑似肋骨骨折的伤者应静卧休息，观察病情，不要活动，必要时送医院治疗。单纯性骨折时可用胶布或者膏药进行固定，并送往医院。开放性的骨折时首先保持呼吸道通畅，并进行必要包扎后送医院。

二、骨折的固定

（一）固定的目的

避免骨折断端刺伤皮肤、血管和神经。固定肢体使伤员安静以减轻疼痛，便于运送，避免在搬运与运送中增加受伤者的痛苦。

（二）固定的材料

1．夹板：制式木夹板最为妥善，有各种宽度和长度，以适合伤肢固定。现场没有定型夹板时，也可利用伤员胸部、健肢或木棒、树枝、竹竿等代替夹板，上肢可利用厚纸板、画册等。

2．敷料：有两种，一种是作衬垫用的，如棉花、衣服、布；另一种是用来绑夹板的，如三角巾、绷带、腰带等。绝对禁止使用铁丝之类东西。

（三）固定方法

1．锁骨骨折固定

（1）无夹板固定：先在两腋下各垫上一块棉垫，将三角巾折叠成 4 横指宽条带，以横“8”字形缠绕两肩，使两肩尽量往后张，胸往前挺，在背部交叉处打结固定。两肘关节屈曲，两腕在胸前交叉，再用一条三角巾，从上臂肱骨下端处绕过胸廓，两端相遇时打结（见图 3-4-1）。

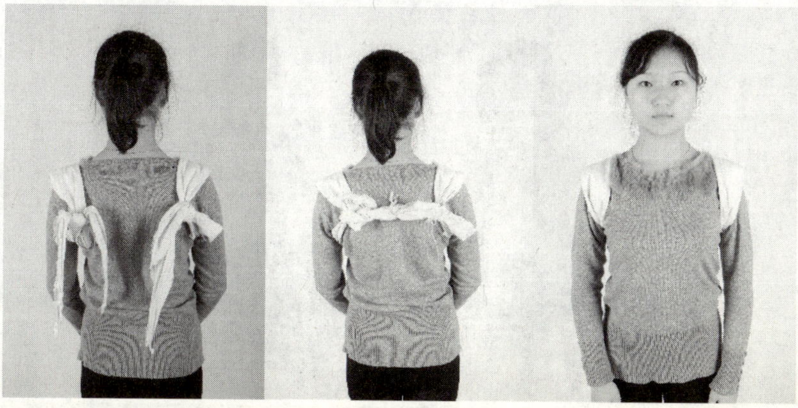

图 3-4-1

（2）“T”字形夹板固定：预先做好“T”形夹板（直板长 50 厘米，横板长 55 厘米）。用“T”字形夹板贴于背后，在两腋下与肩胛部位垫上棉垫，再将腰部扎牢，然后固定两肩部。

2．前臂骨折固定

（1）夹板固定：取两块长短适当的木板（由肘至手心），垫以柔软衬物，将两块夹板分别放在前臂掌侧与背侧（只有一块夹板时放在前臂背侧），并在手心放棉花等柔软物，让伤员握住，使腕节稍向背屈，然后上下两端扎牢固定，再屈肘 90°，用大悬臂带吊起（见图 3-4-2）。

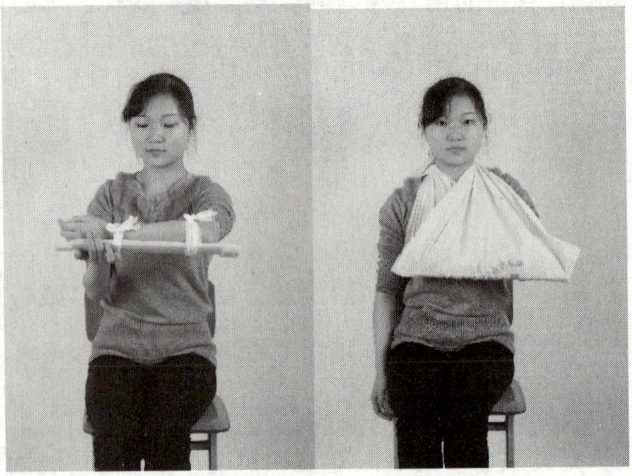

图 3-4-2

（2）衣襟、躯干固定：利用伤员身穿的上衣固定。将伤臂屈曲贴于胸前，把手放在第三、四纽扣间的前衣襟内，再将伤侧衣襟向外翻，反折上提，托起前臂衣襟角系带，拉到健肢肩上，绕到伤肢肩前与上衣的衣襟打结。无带时可在衣襟角剪一小孔，挂在第一、二纽扣上，再用腰带或三角巾经肘关节上方绕胸部一周打结固定。

3．肱骨骨折固定

（1）夹板固定法：用木夹板两块置于上臂内、外侧（如只有一块夹板时则放在上臂外侧），用绷带或三角巾将上下两端扎牢固定，肘关节屈曲 90°，前臂用小悬臂带吊起（见图 3-4-3）。

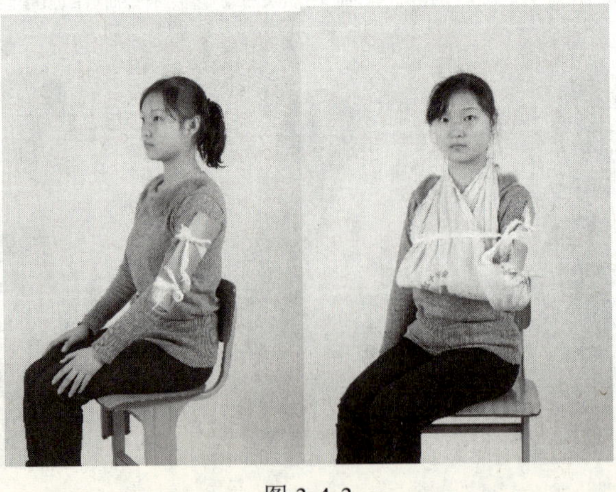

图 3-4-3

（2）躯干固定法：现场无夹板时，可用三角巾躯干固定。三角巾折成约 10～15 公分宽（将三角巾叠成三折的宽带，其中央要正对骨折处）的带子，将上臂固定在躯干上，屈肘 90°，再用小悬臂带将前臂悬吊胸前。

4．股骨（大腿）骨折固定

（1）夹板固定：伤员仰卧，伤腿伸直。用两块夹板放于大腿内、外侧。外侧由腋窝到足跟，内侧由腹股沟到足跟（只有一块夹板则放到外侧），将健肢靠向伤肢，使两下肢并列，两脚对齐。关节及空隙部位加垫，用五至七条三角巾或布带将骨折上下两端先固定，然后分别在腋下，腰部及膝、踝关节等处扎牢固定。此外，固定时必须使脚掌与小腿呈垂直，用“8”字形包扎固定。同时，应脱去伤肢的鞋袜，以便随时观察血液循环（见图 3-4-4）。

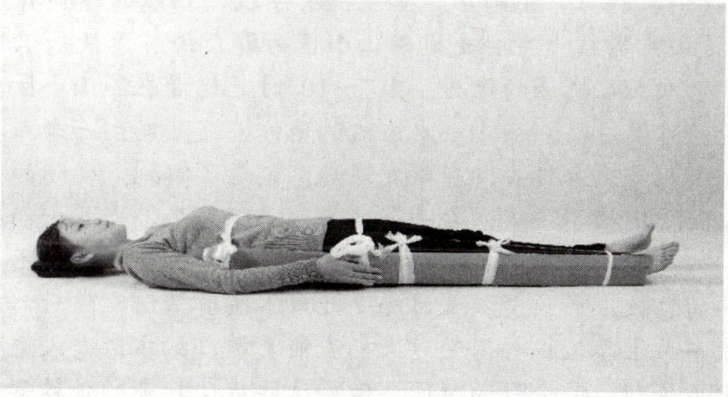

图 3-4-4

（2）健肢固定：无夹板时，可用三角巾、腰带、布带等把两下肢固定在一起，两膝和两踝之间要垫上软性物品。

5．小腿骨折固定

（1）夹板固定：用两块由大腿中段到脚跟长的木板加垫后，放在小腿的内侧和外侧（只有一块木板时，则放在外侧），关节处垫置软物后，用五条三角巾或布带分段扎牢固定。首先固定小腿骨折的上下两端，然后依次固定大腿中部、膝关节、踝关节并使小腿与脚掌呈垂直，用“8”字形固定（见图 3-4-5）。

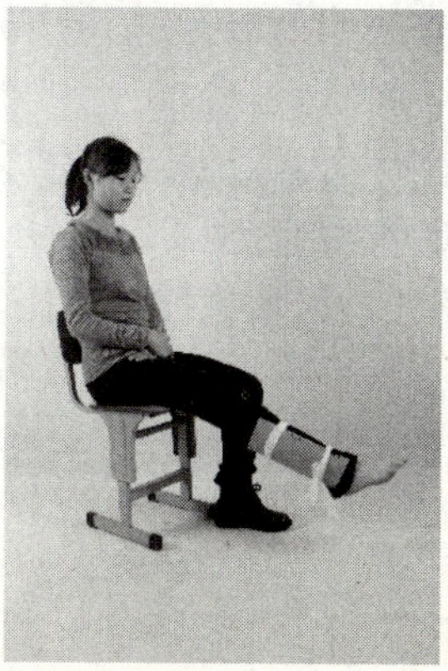

图 3-4-5

（2）健肢固定方法与股骨（大腿）骨折固定法相同。

6. 肋骨骨折固定

因肋骨长而细，很容易折断，可采用宽带固定法或多头带固定法进行固定。先在胸部骨折垫些棉花，在受伤者呼气状态下用宽绷带围绕胸部紧紧地包扎起来，固定胸壁。用大悬臂带扶托伤侧上肢。

拓展阅读

老人摔伤骨折险休克 普及急救知识现场真实救援

齐鲁网9月11日济南讯（记者 勇群）

“真的非常感谢你们，我母亲低血压，如果没有急救，剧烈的疼痛有可能导致她昏迷，那后果不堪设想。”这是山东省红十字会走进燕山小区为群众讲解急救知识时，碰巧为一骨折老人成功现场急救后，老人女儿感谢的话语。上午10时，记者在燕山小区一广场上看到群众正在认真学习急救方式的时候，离广场100米左右的地方，突然发生一老人不小心摔倒致手臂骨裂的事情，现场的护士人员飞奔过去。在事发现场，记者了解到，受伤的老人叫张桂荣，从一小店出来，没看清路面滑倒摔了一下，右手着地导致手腕骨折，当护士们赶去的时候，老人已经面色苍白。护士们从周围小店里找了一个纸盒子做成简易的夹板，并用一个废旧的腰带做吊带，给老人做了简单的急救，并让老人及时喝了几口水缓解情绪。随后，山东省中医院的张济东教授赶来给老人做了手法复位，并用带过来的专业夹板、纱布给老人进行了包扎，并测量了老人的血压，前后用了不到10分钟的时间。做好这些后，赶来的张桂荣女儿把她送到了医院做进一步的治疗。张教授告诉记者，张桂荣虽然是摔伤骨折，但由于张桂荣低血压，剧烈的疼痛已经导致她处于偏休克状态，如果不及时救治有可能发生生命危险，而经过简单的急救能够缓解老人的疼痛，这样不会使老人昏迷休克，从而能减少危险。

实战训练

一、利用身边生活中常见的材料制作对于骨折伤员进行固定所需要的所有材料。

二、课后2人一组，合理利用制作的骨折固定材料，针对不同部位的骨折进行骨折的固定。

第五节　人工呼吸及心肺复苏术

知识领航

急救的首要步骤是保证伤者的呼吸和血液循环功能，当伤病者出现呼吸和心跳停止的时候，必须通过人工呼吸和胸外按压的方式进行急救。了解并掌握人工呼吸和心肺复苏术可以在现场有效地挽救伤病者的生命。据统计，现场进行急救比等专业医护人员到来再急救，伤者获救的概率要高5倍左右。

一、人工呼吸术

（一）口对口吹气法

1. 前期准备：首先伤者仰卧在坚硬平面上，双腿自然放开与肩同宽，头部保持水平；其次畅通伤者呼吸道，解开衣物，清除口鼻内的异物，使其头部后仰。

2．实际操作方法：一手置前额并下压使其头部后仰，同时拇指和食指在吹气时捏住两个鼻孔，防止漏气。另一手食、中 2 指放于下颌骨下方，将下巴抬起。深吸一口气，张开嘴用双唇把伤者嘴包裹住，然后缓慢而持续的吹气，一次吹完后，立即抬起口，手松开鼻孔。

3．操作指标：首次向伤者口内吹 2 次气，每次气量 800～1000 毫升，吹气 1～1.5 秒，每隔 5 秒吹一次，每分钟吹气 12～16 次（见图 3-5-1）。

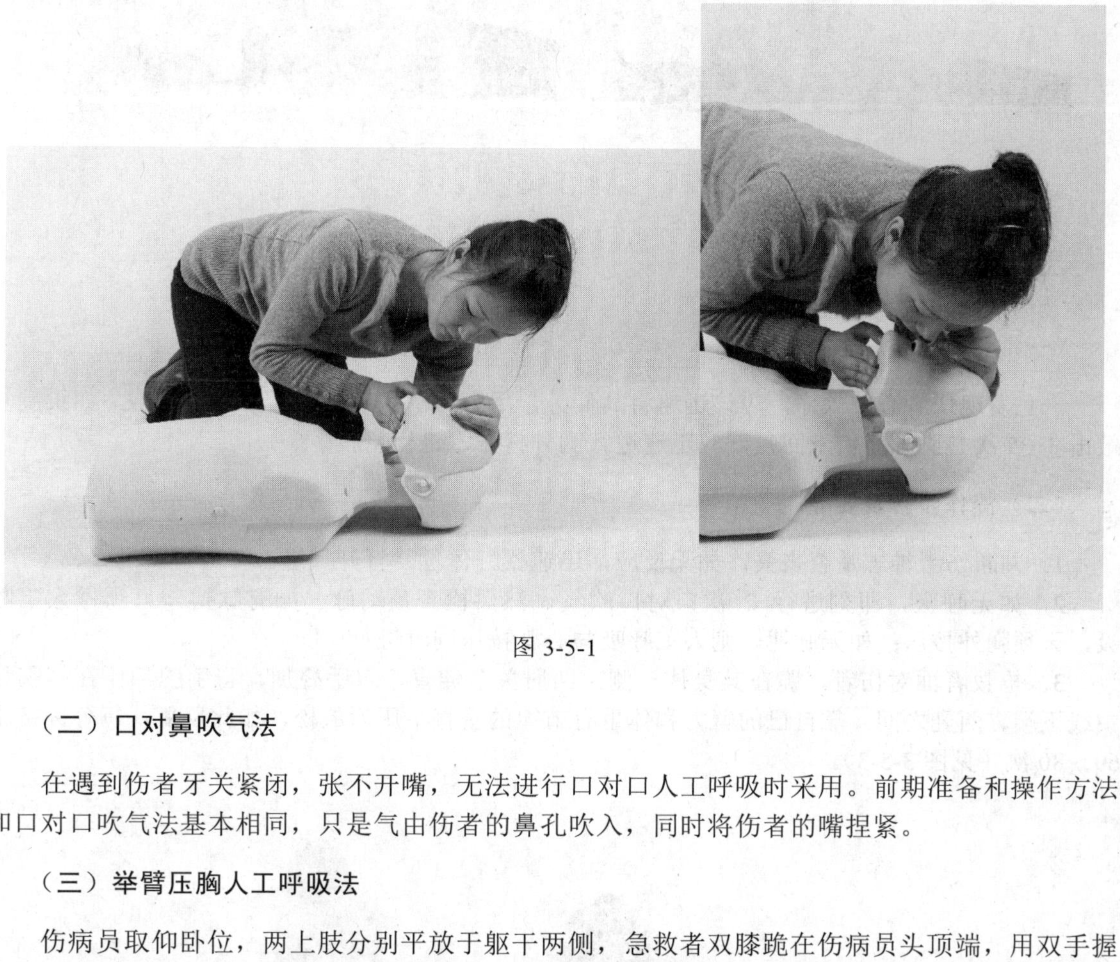

图 3-5-1

（二）口对鼻吹气法

在遇到伤者牙关紧闭，张不开嘴，无法进行口对口人工呼吸时采用。前期准备和操作方法和口对口吹气法基本相同，只是气由伤者的鼻孔吹入，同时将伤者的嘴捏紧。

（三）举臂压胸人工呼吸法

伤病员取仰卧位，两上肢分别平放于躯干两侧，急救者双膝跪在伤病员头顶端，用双手握住伤病员的两前臂（接近肘关节的地方），并将其双臂向上拉，与躯体呈直角；再将双臂向外拉，使伤病员的肢体呈十字状，维持此姿势 2 秒钟，使伤病员的胸廓扩张，引气入肺（即吸气）；接着再将伤病员的两臂收回，使之屈时放于胸廓的前外侧，对着肋骨施加压力，持续 2 秒钟，使其胸廓缩小，挤气出肺（即呼气）。如此反复，直至伤病员恢复自主呼吸或确诊死亡为止。伸臂压胸的频率为每分钟 14～16 次（见图 3-5-2）。

（四）举臂压背人工呼吸法

伤病员取俯卧位，头偏向一侧，腹部稍垫高，两臂伸过头或一臂枕在头下，使胸廓扩大。急救者跪在伤病员头前，双手握住其两上臂（接近肘关节的地方），并向上拉过其头部，使空气进入肺内，然后将两臂放回原位；急救者双手撑开，压迫伤病员两侧肩胛部位，使其肺内的气体排出。如此反复进行。

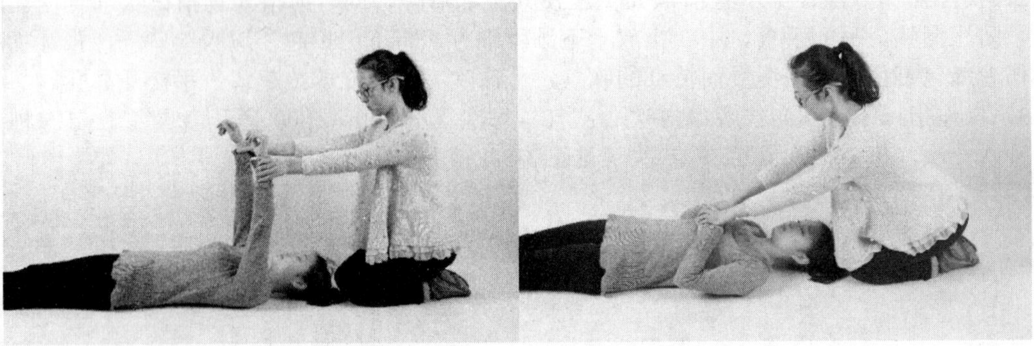

图 3-5-2

二、心肺复苏术

（一）前期操作

一旦发现伤者心脏骤停，应该迅速将其仰卧，用半握拳在其心前区上反复敲击。如果反复敲击 3～5 次心脏脉搏仍未回复，应迅速进行胸外按压术进行急救。

（二）操作步骤及要领

1. 判断伤者神志是否丧失，如无反应，迅速摆好体位，打开气道。

2. 如无呼吸，即刻进行 2 次口对口吹气，然后检查颈动脉。如有脉搏，只需做人工呼吸，无须胸外按压；如无脉搏，则人工呼吸与心脏按压同时进行。

3. 抢救者面对伤者，跪在其身体一侧，两肘关节伸直，双手叠加，将手腕部压在其胸骨中线下端、两乳之间。靠自己的臂力和体重有节律的垂直下压后放松，如此反复，每分钟挤压 60～80 次（见图 3-5-3）。

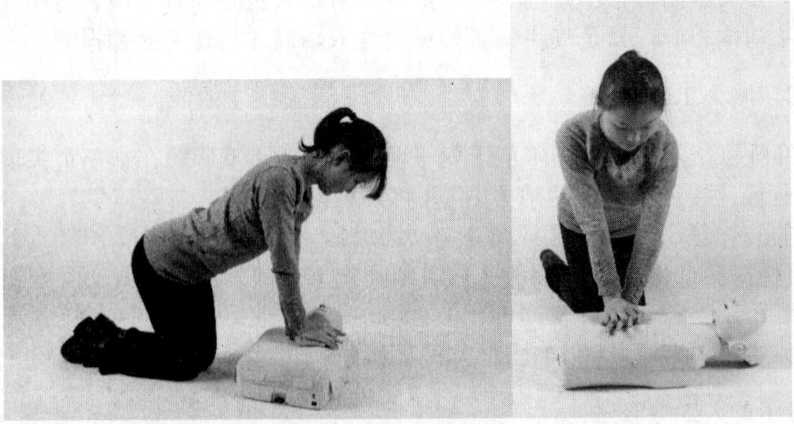

图 3-5-3

4. 为避免呕吐物吸入气管，胸外按压前将其头部放低些，面部偏向一侧。

5. 按压与人工呼吸同时进行，比例为 15∶2，一旦心跳开始，立刻停止按压。

（三）注意事项

1．单人进行心肺复苏术 1 分钟后，通过看、听、感觉来判断有无呼吸。以后每 4～5 分钟检查一次，中断时间最多不超过 5 分钟。

2．一旦心跳开始，应立即停止心脏按压，尽快送往医院救治。

（四）心肺复苏有效的指标

1．瞳孔：由大变小，有效；反之说明复苏失败。

2．面色：面色转为红润，复苏有效；变为灰白或陶土色，复苏无效。

3．颈动脉搏动：按压有效时，每次按压可摸到其一次脉搏。

4．意识：有眼球活动，出现睫毛发射或者对光发射，复苏有效。

5．自主呼吸：能够自主呼吸，复苏有效。

（五）心肺复苏终止的指标

1．进行 30 分钟以上的心肺复苏术。

2．深度昏迷，对疼痛刺激无任何反应。自主呼吸持续停止，瞳孔散大固定。脑干反射全部消失。

3．伤者无心跳和脉搏消失。

拓展阅读

男子触电后心跳呼吸停止 工友及时心肺复苏救命

东莞时间网讯

日前谢某作业时不小心触电当场昏厥，心跳停止，多亏工友及时进行人工心肺复苏，他才保住了性命。

据介绍，谢某所在工厂曾组织员工参加由横沥医院开展的心肺复苏培训。120 急救车赶到之前，谢某的工友及时进行人工心肺复苏，为挽回他的生命赢得了宝贵的时间。“由于受到巨大电流的打击，谢某的呼吸和心跳当场停止，头发都焦了，皮肤有点烧黑，全身散发出一股焦味。”横沥医院急诊科护士长香瑞嫦说，多亏谢某的工友在他触电之后及时进行应急抢救，否则后果不堪设想。在送院接受进一步治疗后，谢某的病情转向稳定，住院 11 天后康复出院。“夏季是触电事故的高发季节，由于天气潮湿或工人身体容易出汗，如线路老化漏电就很容易发生触电事故。”急诊科医生表示，人体触电后，通常会出现面色苍白、瞳孔放大、脉搏和呼吸停止等症状，若不及时进行抢救，很容易危及生命。前 5 分钟是救命的黄金时间。据了解，谢某所在单位曾组织员工参加由横沥医院急诊科开展的心肺复苏培训，大部分员工已掌握基本的急救技能，从而有效应对了此次突发意外。横沥医院 ICU 医生表示，心跳停止后，前 5 分钟是心肺复苏的黄金时间，而救护车到达时间常常会超过 5 分钟。因此，普及救护知识、培养现场急救能力成为挽救生命的关键因素。企业平时应加强员工在救护知识方面的培训，让广大员工掌握现场急救技能，从而在遇到危险时能够自行进行现场急救，避免悲剧的发生。

实战训练

一、课后分小组对模型进行口对口的人工呼吸实际操作，操作过程中必须按照规范要求实施。

二、课后分小组对模型进行单人心肺复苏术实际操作（胸外按压结合人工呼吸），操作过程中必须按照规范要求实施。

第六节 日常突发事故应急处理

知识领航

日常生活中，身体除了由于遭受外力因素造成了损伤需要及时地进行处理以外，很多时候突发的事故也会造成身体的损伤，而且可能造成的后果更加严重，如触电、溺水、犬咬伤、蛇咬伤、烧烫伤、煤气中毒等。针对这些突发的事故造成的损伤，学会必要的应急处理方法是非常有必要的。

一、触电

（一）触电的原因

大致分为两类，一是接触家用电器或者电线等，二是雷雨天遭受雷击，雷击对人体的损伤差异很大，轻者无关紧要，重者死亡。

（二）急救方法

1．立刻关闭电源开关或者用干燥的木棒等不导电的物体挑开电线，绝不能直接接触触电者。

2．伤者脱离电源以后，立刻检查，特别是呼吸和心跳。如果呼吸心跳都有，而且神智清楚，让其就地平卧，暂时不要站立和走动。如果伤者呼吸心跳停止，应立即进行心肺复苏术，并拨打急救电话。

3．注意触电者是否有其他的损伤，如出血、骨折等，如有也要进行处理，处理的原则以保住生命为前提。

4．现场抢救时不能随意的移动伤者，且必须持续对其进行心肺复苏。

（三）预防措施

1．雷雨天，不要接打手机，不要在大树下或者电线杆下避雨。

2．不要在有高压标志的地方周围逗留。

3．插电源插头时注意手指不要触及簧片。

二、溺水

（一）致死原因

一是大量水、藻、草、泥沙进入口鼻、气管和肺部，阻塞了呼吸道，引起窒息。二是惊恐、寒冷使喉部痉挛，造成窒息。

（二）应急救护

1．水中救护：如果有能力时，迅速从后面靠近溺水者，不要被其抓住。从后面托住其头部，使其口鼻露出水面，采用仰泳姿势到达安全处。如果没有能力应该寻求帮助，不可盲目施救。

2．岸上救护：将其头偏向一侧，清除口鼻内的异物。用伏膝法对其进行控水，如果效果不佳，应该立即检查呼吸脉搏。如果呼吸、脉搏骤停，立即进行心肺复苏。如果现场急救有效，应该用干毛巾或者衣物擦干身体，注意保暖。

三、犬咬伤

（一）原则

被狗、猫等动物咬伤后，绝对不能像被毒蛇咬伤一样对伤口进行挤压，以防止病毒以更快的速度进入神经系统，加快发病进程。

（二）伤口应急处理及注意事项

1．用流动的水冲洗伤口至少 15 分钟，冲后用一定浓度的碘酒或者酒精涂擦伤口。
2．只要没有伤及大血管，不要包扎伤口，不涂抹任何消炎药。
3．立即去医院就诊并注射疫苗。
4．接种期间避免剧烈运动，不要饮酒、咖啡、浓茶和辛辣食物。

四、蛇咬伤

（一）判断是否是毒蛇的方法

无毒蛇咬伤后有成排的细牙痕，毒蛇咬伤后除了有细小牙痕外还有 2～4 个较大而深的毒牙痕。

（二）现场应急处理

1．确认被毒蛇咬伤后伤者不能惊慌、奔跑、喝酒。
2．放低伤肢，用布带在咬伤处近心端 5 厘米处扎紧，并每隔 10～20 分钟放松 1～2 分钟。
3．用水反复冲洗伤口并挤压伤口，挤出部分毒液。
4．及时送往医院。

五、烧烫伤

（一）烧烫伤的原因

烧烫伤是日常常见的意外伤害事故，由热能引起，可能造成局部组织坏死、皮肤功能障碍、细菌感染等，严重的危及生命。

（二）救护措施

1．脱离热源。
2．用冷水冲洗 20 分钟或直到没有疼痛感觉时。
3．轻轻擦干伤口，用纱布遮盖，保护伤口。
4．严重烧伤者，及时送医院处理。

5．不随便涂药，不挑开水泡。

六、煤气中毒

（一）中毒症状表现

1．轻度：头疼、头晕、耳鸣、全身无力、恶心、呕吐。

2．中度：以上症状都有，同时出现面色潮红，口唇樱桃红、烦躁、呼吸脉搏加快。

3．重度：以上症状都有，有时昏迷、各种反射消失、大小便失禁、呼吸衰竭。

（二）应急处理

1．用湿毛巾捂住口鼻保护好自己，迅速关闭煤气总闸，现场不打电话、点火和启用照明，以免发生爆炸。

2．立即打开门窗通风，并将中毒者移至空气新鲜处，解开领口、裤带。

3．保持伤者的呼吸道畅通，注意保暖。一般轻度中毒吸入新鲜空气后就可以好转。

4．对于呼吸心跳停止的伤者，立即进行心肺复苏术。

知识窗

一氧化碳

一氧化碳（CO）为无色、无臭、无味、无刺激的气体，与空气混合达到 12.5%时有爆炸性。

拓展阅读

儿媳浴室洗澡触电 婆婆施救不当双双遇难

触电事故发生在一栋 3 层民房的一楼洗澡间。上午 9 时许，记者赶至现场时，多名家属正在商量后事。记者看到，一楼洗澡间墙壁上悬挂着一台燃气热水器，一旁，有用来控制热水器的电插头和插座。在一旁卧室内，左手被烧伤的彭爹爹缠着绷带，躺在床上，情绪低落。据他介绍，儿媳刘庆华今年 39 岁，现为 34 路公交司机，开了十多年公交车。昨日轮她开头班车。约凌晨 4 时许，洗澡间内突然传出“啪”的一声响。怕是儿媳摔倒，他和婆婆赶紧起身，走到洗澡间时，才发现儿媳已倒在地上。婆婆上前，为儿媳紧急按摩，并叮嘱爹爹快去关电闸。由于电闸在门外，彭爹爹慌忙跑到门口，发现忘拿大门钥匙，匆匆返回时，发现婆婆也躺在洗澡间门口。彭爹爹匆忙上前，试图拉出被电倒的婆婆，也被电倒在地。

供电部门提醒，万一发生触电事故，应按照以下方法救人：首先，必须第一时间让触电者迅速脱离电源。若无法及时找到或断开电源，可用干燥的木棒、竹竿或不带铁钉的胶鞋等绝缘物挑开电线。其次，脱离电源后，应将触电者迅速转移到通风干燥的地方仰卧，把他的上衣和裤带放松，观察有没有呼吸；摸一摸脖子上的动脉，看有没有脉搏。最后，根据触电者具体情况实施急救。若触电者呼吸、心跳均停止，应同时交替进行人工呼吸和心脏挤压，并及时呼叫救护车，送医抢救。

第四章 亲子教育

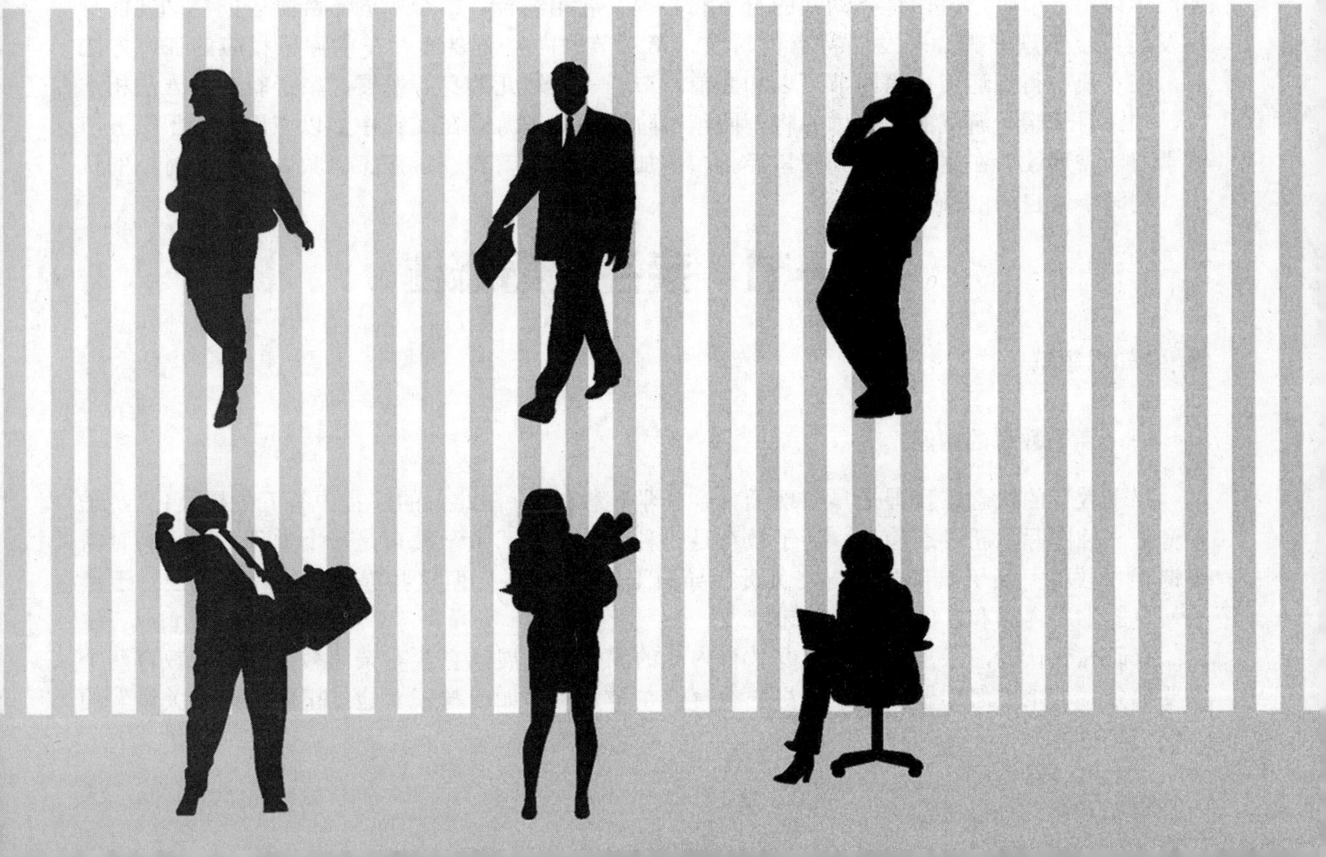

学习目标

1．了解亲子教育的内涵、观念、形式、特点和功能。

2．掌握婴幼儿的身心发展概况和婴幼儿早期教育的内容与方法。

3．能够熟练开展亲子游戏；能够结合婴幼儿的营养和保健知识，对婴幼儿进行保育。

内容导读

本章共分五节，分别从亲子教育概述、婴幼儿的身心发展概况、亲子教育的内容与方法、亲子游戏、婴幼儿的营养与保健进行阐述。第一节亲子教育概述从亲子教育的内涵、观念、亲子教育的形式、特点和功能五个方面进行阐述，希望读者对亲子教育的基本概念有所了解，树立正确的亲子教育观念。第二节婴幼儿的身心发展按照月龄、年龄进行划分，帮助读者掌握不同阶段的婴幼儿的身体和心理特点。第三节将亲子教育的内容与方法分解为感知觉、身体动觉、语言教育和音乐教育。这四个方面在亲子教育中十分常见。尤其亲子音乐教育中着重介绍了奥尔夫音乐教育。帮助读者在掌握亲子教育的一般内容和方法时，学习新的教育理念和形式。第四节从亲子游戏的概念开始，依次阐述了亲子游戏的意义、亲子游戏的现状与误区、亲子游戏的指导策略，并介绍了大量适合不同年龄的婴幼儿开展的亲子游戏，希望读者在理解亲子游戏的基础上，能科学地指导家长正确有效地开展亲子游戏。第五节从婴幼儿的营养和保健两方面进行阐述。婴幼儿的营养是按照婴幼儿不同年龄阶段的营养需要进行划分的，包括婴儿的喂养、添加辅食和科学饮食。婴幼儿的保健从常见疾病的症状和保健、常见意外的保健措施和特殊时期的保健三部分进行讲述。希望读者能通过本章内容学习如何喂养婴幼儿和如何对婴幼儿进行保育。

学法指导

在学习亲子教育概述这一节时，可以结合实际生活当中的亲子现象，增加读者的阅读兴趣。学习第二节时，可以将婴幼儿的身体和心理发展相结合，结合不同年龄阶段的婴幼儿的身体发展特点来理解其心理发展特点更易懂。第三节的内容需要读者在掌握了相应的训练方法后，在实践中得到运用。第四节可以和之前章节——婴幼儿的身心发展、亲子教育的方法相结合，加深对于亲子游戏的理解，并将不同年龄阶段的亲子游戏在实践中加以应用。对于第五节的学习，需要读者在生活中不断积累经验，增加对婴幼儿营养、疾病、急救以及特殊时期的认识，同时丰富自己的操作经验。

第一节　亲子教育概述

知识领航

一、亲子教育的内涵

亲子教育的概念在我国最早出现于《亲子学苑教材》，在此书的序言中有五处提及："亲子教育是一种国际最新发展趋势；亲子教育是一种新兴事业；亲子教育是一个过程；亲子教育需要课程和教材；亲子教育要有一支负责指导的工作者队伍。"但这些提法还比较笼统，对于亲子教育的本质内涵和它的功能，均未涉及。

有研究者认为，亲子教育是家庭教育内涵的深化和发展，它含有亲职教育和亲情教育两个主要部分：一是"怎样做父母"的尽职教育；二是父母"如何与子女建立正向的亲子关系"的高情感教育。由过去以教育子女为主，转向以父母自我教育为主；由父母权威管教为主转向以关注发展和引导为主；由单一的家长角色转为医生护士、教师、朋友等多角色所代替；教育方式由一味训斥转为在参与交往中给予子女以关怀、发展和教育，为人格完美奠定基础。因此，它是提高新生一代基础教育素质的带有特殊意义的早期教育和具有特殊形式的社会教育。

也有研究者认为，“亲子教育”是针对父母与孩子之间关系的调适而进行的对父母的培训与提升，它与一般意义上的“家庭教育”及“儿童教育”有很大的不同。“亲子教育”作为一种新型的、科学的家庭教育模式，强调父母、孩子在情感沟通的基础上实现双方互动，这不但能促进婴幼儿早期健康人格的形成，也能促使父母自身素质不断提高和完善，起到“教一代、带二代、促三代”的联动作用。在这里，亲子教育强调以亲子活动为载体、以亲子双向沟通互动为教育模式，通过培训父母，以达到提升父母教育子女的素质和能力，改变父母单向的权威的教育观念，从而对亲子关系进行有效的调适和改善。

亲子教育是 20 世纪末期开始在美国、日本和我国台湾等地兴起的一种新型教育模式。在“亲子教育”中，“亲子”是指“人或其他动物的上一代跟下一代”，“上一代”可以理解为双亲或其他教养者，“下一代”当然指未发育成熟的婴幼儿。可见，“亲”指的是孩子的父母或其他的主要教养者，主要是指孩子的双亲家长；“子”指的就是孩子。亲子教育不同于我们通常理解的以家长为中心的“家庭教育”和以儿童为中心的“儿童教育”，其核心内容是家长与其孩子在平等的情感沟通的基础上的双向互动，其关键在于亲子双方的互动和优化，是通过对家长的培训和提升而达到的对亲子关系的改善和调适，从而更好地促进孩子的身心健康和全面的发展。

亲子教育不同于通常所指的早期教育，早期教育是指成人对从出生到小学以前阶段，甚至中学以前阶段的儿童进行的早期教育和学习，其教育的对象基本上属于 0～12 岁的儿童，但是从早期教育开展的实际情况来看，其教育的对象多指 3 岁以上，6 岁以下的幼儿，而亲子教育主要是针对 0～3 岁儿童及其家长的教育，强调的是“教”家长，“育”孩子，以亲子双方交流和互动为基本形式的双亲教育。

二、亲子教育观念

（一）国外的亲子教育观念

尽管亲子教育兴起于 20 世纪末期，但亲子教育的思想追溯自最早古希腊时期的苏格拉底、柏拉图以及亚里士多德时期，到中世纪笛卡儿、洛克及文艺复兴时期法国的卢梭、瑞士的裴斯泰洛齐、德国的福禄贝尔和 20 世纪的蒙台梭利及皮亚杰。

柏拉图主张将 0～3 岁的幼儿送到国家特设机关，由乳母养育，通过摇篮曲、儿歌等方式施加影响。到公元 100 年左右，普鲁塔克在其著作《儿童的教育》中，更强调最好的儿童教养始于父母之手，因此，成人父母者应该学习教养子女，以奠定子女良好的基础。

一直到了 16 世纪左右，马丁路德及蒙泰因都强调家庭与学校在儿童教育中扮演重要的角色，所以父母与学校老师必须充分合作。

到了 17 世纪，近代哲学思想启蒙，夸美纽斯于 1630 年发表《母育学》，其中主张母亲应成为幼儿的主要教师。18 世纪英国人洛克强调父母亲要以身教教育子女，父母要与子女成为好朋友，以取代管教者来帮助子女成长之后，瑞士教育学家及改革者裴斯泰洛齐发展出一套与儿童身体器官发展有关的教育系统，并将教育取向建立在人本原则以及儿童第一手经验之上，此两者为幼儿学习的基础；其也主张父母在子女教育中扮演最重要的角色，因此被誉为“亲子教育之父”。

在 19 世纪后半期，被誉为“幼儿园教育之父”的德国教育家福禄贝尔，他认定母亲对幼儿发展影响深远，并视母亲为幼儿的第一位教师。福禄贝尔为母亲撰写一本有关亲子游戏的图画书，以帮助母亲在家中与幼儿互动，其课程已有父母参与的概念。

蒙台梭利认为，儿童发展是有阶段性的，其中0～6岁是儿童个性形成的最重要的时期，应当学习读、写、算等文化知识。蒙台梭利认为家庭和社区是儿童的社会环境，家长应加强与幼儿学校教师的联系，更有利儿童的成长。

从 20 世纪 80 年代末期开始，出现了诸多面向年幼儿童家长服务的包含了赋予权利思想的家长教育方案。“赋予权利”是一个使用频率很高的词汇，它意味着教师虽然是教育目标和教育活动的促进者，但是教育目标和教育活动是由教师和家长共同决定的。这些方案致力于维持早期亲子教育干预方案中教师和家长之间力量的平衡，从而建立起一种相互合作、彼此平等的关系。托幼机构应当与家长密切地合作，这种观念从一开始就成为学前教育的一个基本理念。随着时代的变迁以及教育改革的发展，婴幼儿教养方式也相应地发生了变化，早期婴幼儿的教养主要在家里，有家长或其他教养人看护。

随着托幼机构的出现，以及市场的商业化发展，各种形式的早教机构开始出现，并且到后来出现了公立性质的旨在提高家长教养观念及教养方法的亲子教育机构。因此，为了更好地促进亲子教育的发展，加强亲子教育机构中教师和家长的合作与交流便显得非常关键。

最早的家长会成立于 18 世纪的美国，但是部分学校的家长组织讨论或研读圣经，便出现了最早的有组织的亲子教育的范例。随着家长开始关注教育儿童的最佳方法，“家长会”的概念逐渐传遍全美国。但是，在当时复杂的政治和社会因素影响下，家长并未实现实质性的参与，家长和学校仍作为相互分离各自有其特定目标的两个整体而独立存在。

当前，亲子教育在美国正在成为一个专门的研究领域。在美国，亲子教育是以提高 0～18 岁孩子的父母的教养技能为目的的教育。主要是以教养经验缺乏的初为父母者和经济困难、离异、被囚禁的父母等特殊人群为研究对象，通过实验研究证明了亲子教育对父母教养能力和促进儿童发展有显著成效。

韩国和日本两国的政府和社会非常重视婴幼儿的亲子教育。首先，有明确的发展目标，韩国目前的婴幼儿入所率已达99%，日本目前的婴幼儿入所率达97%；其次，韩国和日本鼓励多种方式的办学渠道，不仅具有高素质的师资队伍，而且教师的待遇和地位都很高，从而吸引了很多国外的高级专业人才，为 0～3 岁婴幼儿亲子教育的发展及机构教育质量的提高提供了有力的保障。

（二）我国的亲子教育观念

在我国，亲子教育主要是针对 0～3 岁儿童及其家长的教育。对亲子教育的理解主要有两种观点：一是强调亲子互动，将亲子教育等同于家庭早期教育，认为“它是家庭教育的深化和发展，是由亲子互动的亲情教育和父母尽职的亲职教育两部分组成的教育活动”。二是明确指出亲子教育不等同于家庭教育，它强调家长、孩子在平等的情感沟通的基础上的双方互动，并且涵盖了家长教育和子女教育两方面。

改革开放以来，我国 0～3 岁婴幼儿亲子教育的政策初步经历了三个阶段：含糊阶段（1978—1979）、保守阶段（1980—1999）、开放阶段（2000 年以来）。在含糊阶段，关于 0～3 岁婴幼儿的教育与幼儿园教育政策基本上没有分开来制定，从教育发展的政策上看，基本上没有关于 0～3 岁婴幼儿教育发展的具体政策规范，对于 0～3 岁婴幼儿亲子教育在整个学前教育的政策中处于一种边缘的位置。在保守阶段，我国政府和地方在此阶段相继出台了几个有关托幼机构的法规，对于托幼机构的性质和有关工作的要求进行了明确的说明，如《北京市托儿所、幼儿园卫生保健管理实施细则》、《四川省托儿所幼儿园卫生保健管理办法实施细则》等。但是这个阶段的工作重点在于 0～3 岁婴幼儿的保育方面，并且非常重视城市 0～3 岁婴幼儿的保育，而对于家庭中 0～3 岁婴幼儿的保教工作相对比较忽视，尤其是对于 0～3 岁婴幼儿亲子教育中家长的指导几乎未涉及。进入 21 世纪以来，我国 0～3 岁婴幼儿教育进入了开放发展的阶段，我国政府将 0～3 岁婴幼儿教育从托幼机构教育扩展到多种形式的教育，将 0～3 岁婴幼儿的保教扩展到对 0～3 岁婴幼儿家长或其他主要看护人员的指导。虽然有关 0～3 岁婴幼儿教育进入了开放阶段，但这些关于 0～3 岁婴幼儿教育与发展的政策只是附设于学前教育政策的文件中，而且所占比例小，内容比较抽象，基本上属于理论层面的政策。

随着教育改革的深入发展，我国 0～3 岁婴幼儿亲子教育在各级各类教育政策和法规中逐渐凸显出来，并逐步走出自己的发展道路，初步取得了一些进展。例如，有卫生部妇联出台的《三岁前小儿教养大纲》（草案）等加强了对婴幼儿的保健和教育工作，提出了 3 岁前婴幼儿集体教养的原则。但是，依然存在一些问题，例如：在社会力量办学方面，缺乏政策上的规范和引导；地方政府部门在制定 0～3 岁婴幼儿亲子教育政策时缺乏对政策环境的深入分析；在各种关于 0～3 岁婴幼儿教育发展的政策中没有明确的教育经费来源的保障，而且在 0～3 岁婴幼儿亲子教育中关于亲子教师的师资标准与培训等问题比较含糊，关于亲子教师的专业地位、专业训练、职业规范及资格认证等方面缺乏完整的法律规范及保障体系，0～3 岁婴幼儿教育主管归属问题仍不明确。

三、亲子教育的形式

婴幼儿阶段的亲子教育主要以家庭日常生活和私立亲子教育机构两种形式进行。

（一）在家庭日常生活中进行

家庭是孩子的第一所学校，是儿童生活和接受教育的第一课堂，父母是他们的第一任教师。在家庭中，孩子从零开始，逐步掌握了最基本、最初始的知识，在此基础上，教育的内容不断扩大和延伸。同时，在调查中显示，绝大多数婴幼儿家庭的亲子教育是在家庭日常生活中渗透进行的。家长通过对照料孩子的生活起居、辅导孩子的文化学习、引导孩子的为人处世等方面的内容与孩子进行互动和交流，从而获得教育知识和经验。婴幼儿由于年龄的特殊性，需要与家长建立安全的依恋关系，才能获得身心各方面的发展。因此，在家庭环境中的亲子教育活动问题更应得到普遍的重视。

（二）以亲子教育机构为依托

亲子教育机构是以 0～3 岁或 0～6 岁婴幼儿及其父母或其他看护人为对象，在教师的指导下开展亲子教育活动的场所。当前，亲子机构主要有两种类别：一种是公办性质的早教机构，如母婴医院的育儿班、幼儿园的早教班等；一种是民办性质的早教机构，如专业化的托儿所、早教中心、社区开办的亲子班等。亲子教育机构是婴幼儿亲子教育活动的一个重要场所，为家长积累亲子教育知识、更新亲子教育观念、提高亲子教育质量创造良好的平台，日益专业化的亲子教育机构以科学的亲子教育理念、针对性的亲子课程、专业的早教教师队伍，为儿童的早期教育发展创造有利条件。

四、亲子教育的特点

（一）血缘性

亲子教育作为家庭教育的重要组成部分，是建立在亲子血缘关系的基础上的，这种天然的情感联系是其他教育所不具备的。正是这种亲子血缘关系，使亲子教育成为家长对子女所担负的义不容辞的责任和义务。亲子教育的血缘性特点，决定了家长要在教育过程中对孩子倾注浓浓的爱与情感，使孩子深受感染，同时也能将爱与情感反馈给家长，使教育的力量得到成倍的增长，从而取得理想的教育效果。

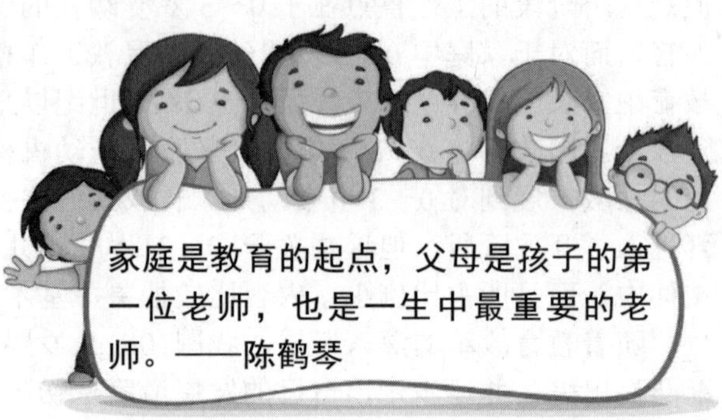
家庭是教育的起点，父母是孩子的第一位老师，也是一生中最重要的老师。——陈鹤琴

（二）早期性

婴幼儿亲子教育与其他教育相比，具有天然的早期优势。是“人之初”的教育，对一个人的智力发展、道德观念的形成、性格的培养具有至关重要的启蒙意义。大量心理研究证明：婴儿从出生那天起就开始了与父母（主要是母亲）的交往，并在婴儿阶段形成对父母的依恋。早期健康依恋关系的形成是后期发展良好亲子关系的重要步骤，一旦错过，将会使父母遗憾终生。因此，婴幼儿的亲子教育在儿童一生的发展进程与教育效果上起着关键性的作用。

（三）活动性

亲子教育的载体突出其活动性。好动是孩子的天性，活动和游戏是孩子的生命和快乐之源。活动对婴幼儿的身心发展都是必不可少的。活动增长婴幼儿的体能，促进骨骼、肌肉及各种身体器官的发育；活动又是智能发展的中介因素，通过活动不但增进运动动作的灵活性，发展运动技能，还可以促进知觉的发展，注意的选择性与集中的发展，思维和问题解决能力的发展。更为重要的是通过活动培养孩子遵循游戏规律的习惯和与人合作共处的能力，并且父母与孩子共同参与活动，可以增加亲子间感情的亲密性。在婴幼儿时期的亲子教育突破了传统意义上所惯用的“教育”范畴。事实上，早期的亲子教育不在于“有目的、有计划、有组织地对受教育者施加影响，而在于更好地了解婴幼儿的天性，让父母与子女一起在有情有趣的游戏活动中，增强彼此的情感，促进其身心发展。对年轻的父母来说，可以在亲子活动中接受现代育儿的科学理念，

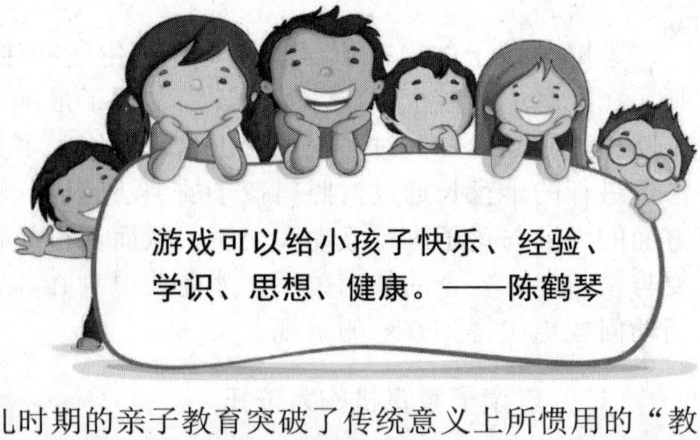
游戏可以给小孩子快乐、经验、学识、思想、健康。——陈鹤琴

掌握育儿的科学方法和技巧，熟悉婴幼儿身心发展的轨迹，从而更好地与孩子一起成长。游戏是婴幼儿亲子教育活动的主要方式和内容，这种活动载体决定了其活动性。合理的游戏，不仅能够充分发展儿童的身体机能、言语、认知、社会性等各个方面，还能丰富儿童的情绪体验和精神生活，增强父母的成就感，最终形成和谐、融洽的家庭氛围。亲子教育在亲子活动中发展，因此，活动性是亲子教育不同于其他教育的一个显著特点。

（四）互动性

亲子教育不同于传统的家庭教育。传统的家庭教育偏重于父母对子女的教育，一般父母是教育者，而孩子只是被动的接受者；而亲子教育则强调父母与子女的双向沟通和交流，在交往模式上，具有特别亲密的互动性。现代交往理论认为：交往具有互动性。互动是人类个体生存发展的前提，是社会生活的基础，也是亲子教育的核心因素。亲子教育成效的关键不在于通常意义上的教育、训练和培养，而是一种互动性的交往，父母对婴幼儿的温馨和亲密性交往，可以使他们从小获得身心发展上的满足和精神上的享受。它不仅可以消除幼儿的紧张、不安、恐惧与焦虑，而且还可以使婴幼儿的积极性情感得到充分的发展，并在未来的岁月中，为发展其完美人格和建立和谐亲密的家庭关系奠定基础。

（五）持久性

在正常情况下，家长是不变的，家庭相对于其他社会组织具有很强的稳定性与持久性。家庭伴随着人的一生，从出生、入学到长大成人、走上社会之前，孩子每天都与家长生活在一起，朝夕相处，接受着家长的影响和教育，且儿童在早期受到的教育也对儿童未来的发展产生重要的影响。因此，婴幼儿亲子教育对儿童的教育与影响具有持久性。

五、亲子教育的功能

亲子教育强调父母、孩子在平等的情感沟通的基础上双方互动，而且涵盖了父母教育和子女教育两方面。它是通过对父母的培训和提升来实现对亲子关系的调适，从而更好地促进儿童身心健康的和谐发展。

（一）培训称职的父母

亲子教育中的一个重要内容就是培训合格的父母，增强为人父母的能力，也就是亲职教育。在现实生活中，很多亲子关系的矛盾与父母教育孩子及与孩子相处的能力不足有关，因此通过亲职教育，使广大家长逐步接受现代育儿的科学理念，掌握现代育儿的科学方法和技巧。让父母更多地了解孩子，了解不同年龄阶段孩子的不同特点和需求。增加父母的教育学、心理学的知识，了解孩子成长的规律。培养父母正确的教育观念和教养子女的态度，增强与孩子沟通和相处的能力，做一个合格的父母。从而改善不良的亲子关系和促进孩子的健康、和谐的成长。

（二）培养合格的子女

以前对合格子女的培训并不多，因为孩子毕竟还只是孩子，他们还正在成长中，还不成熟，有缺点和犯错误是再正常不过的。但随着科学的发展，人们日益认识到儿童也有自己的意识和需求，也有主动性，而且儿童的可塑性比较强。因此亲子教育既然强调父母与子女间的双向互动，其功能也应该注重对子女的培训，这样双方才能顺利的沟通和相处。培训子女了解父母、理解父母、尊敬父母和感恩父母，多从父母的角度看问题。

（三）促进儿童健康成长

很多科学研究证明，良好的亲子关系有利于孩子的健康成长，而不良的亲子关系则会阻碍孩子身心发展，诸如不利于儿童良好个性的形成和儿童社会化的发展，不利于儿童良好性格的形成，不利于儿童智力的发展等。通过亲子教育，使父母得到培训，掌握科学的育儿观念和方法，建立良好的亲子关系，从而促进儿童按规律健康发展。

（四）掌握沟通、相处的技巧，改善亲子关系

亲子教育通过对父母和子女的培训，使父母和子女都成为合格的父母和子女。大家在各自的教育中利用掌握的沟通和相处的技巧，在共同的活动和生活中学会共处，从而改善不良的亲子关系，增加亲子间的亲情，使亲子关系和谐、融洽，使家庭充满温馨。

拓展阅读

亲子依恋

亲子依恋是孩子在两岁前与母亲或主要抚养人之间建立的一种特殊的情感联结纽带。母亲不仅能满足婴儿生理上的需求和情感的"饥饿"，而且是孩子心理上的"安全岛"和快乐的源泉。只要母亲在他身边，他就能安心、愉快地玩耍，探索周围的环境。而陌生人的突然到来，用眼睛盯着他看，走到近前要从妈妈怀里抱走他——这对七八个月的孩子来说是一种心理刺激，将使他感到不安、恐惧甚至哭泣、大喊大叫。

运用标准的"陌生情境"实验，可以测查并区分出三种不同的亲子依恋类型：

1. 安全型依恋：只要母亲在场，他就感到足够的安全，能在陌生的环境中进行积极的探索和玩耍，对陌生人的反应也比较积极。当母亲离开时，他明显地表现出苦恼和不安，想寻找母亲回来；当母亲回来时，他又很容易平静下来，继续去做游戏。

2. 反抗型依恋：这类婴儿每当母亲离开时他都大喊大叫，极度反抗，但当母亲回来时，他对母亲的态度又是矛盾的，既寻求母亲的安抚，又拒绝母亲的接触，并不时地朝母亲这里看。

3. 回避型依恋：母亲离开或回来他都无所谓。实际上这类婴儿与母亲并没有建立起特殊的情感联结，在这三种依恋类型中，安全型依恋是良好、积极的依恋，而反抗型和回避型依恋则是消极的、不良的依恋。

亲子依恋的类型，是母子间相互作用的产物。母亲与婴儿交往的态度和行为以及婴儿本身的气质特点，是影响婴儿形成不同依恋类型的两个主要因素。那种负责任的、敏感的、充满爱心的母亲，其孩子常常是安全型依恋的婴儿；反之，则可能是反抗或回避型。研究发现，婴儿的气质特点也经常地、强烈地影响着母亲对孩子的态度和行为：那些见人就笑、喜欢被人抱的婴儿更易得到母亲的欢心；而那些不喜欢被人抱、不容易抚慰的婴儿则较少得到母亲的关爱。而母亲对孩子的态度及行为又反过来影响孩子形成不同的依恋类型。

实战训练

一、阅读本节后，你对"亲子教育"有了怎样的认识？

二、结合我国当前的亲子教育现状，谈一谈你的建议。

三、访问几家亲子教育机构的网站，了解其教育理念和亲子课程设置。

四、谈一谈家庭、父母对婴幼儿成长的重要性。

第二节 婴幼儿的身心发展概况

知识领航

一、婴幼儿的身体发展

（一）新生儿

健康正常的新生儿出生时平均身高约为50厘米，头约为身体的1/4。新生儿出生时平均体重为3千克，正常体重范围为2.5～4千克。男宝宝头围平均值为34.3±1.2厘米，女宝宝则为33.9±1.2厘米。男宝宝胸围均值为32.7±1.5厘米，女宝宝则为32.6±1.4厘米。

新生儿皮肤角质层较薄，表面缺乏溶菌素，皮下血管丰富，汗腺分泌旺盛，大小便次数多，尤其母乳喂养的宝宝大便次数多。

由于新生儿的体温调节中枢尚未发育完善，体表面积相对大，皮下脂肪层薄，皮下血管丰富，保温能力比较差，容易散热。

由于新生儿的鼻腔、咽、器官、支气管均较狭小，胸部的肌肉尚不够发达，肺部弹力组织的发育也不完全，因此，新生儿呼吸主要靠膈肌的升降，以腹式呼吸为主，胸廓运动较浅，呼吸时肚子一鼓一瘪，看起来好像用肚子在呼吸。新生儿呼吸时，每次吸入或呼出的气体量较少，呼吸频率较高。正常新生儿每分钟呼吸 35～45 次。新生儿呼吸节律不规则，有呼吸深浅交替或快慢不均的现象是正常的。

宝宝出生后心率仍然很快，每分钟 140 次左右，波动在 120～160 次/分钟之间，由于末梢血流缓慢，血红蛋白偏高，哭泣或遇冷可出现口周发绀和四肢末端偏凉。随着月龄的增长，末梢血液循环会逐步得到改善。

新生儿一般在出生 10～12 小时后开始排胎便。胎便呈深、黑绿色或黑色黏稠糊状，这是胎儿在母体内吞入羊水中胎毛、胎脂、肠道分泌物而形成的大便，3～4 天胎便可排尽。新生儿吃奶后，大便逐渐转成黄色。喝牛奶的宝宝每天 1～2 次大便，吃母乳的宝宝大便次数稍多些，每天4～5次。

初生儿第一天的尿量很少，约10～30毫升。在出生后36小时之内排尿都属于正常。随着哺乳摄入水分，宝宝的尿量逐渐增加，每天可达10次以上，日总量可达100～300毫升，满月前后可达250～450毫升。

（二）1个月至12个月

从初生到6个月，婴儿每月平均长2.5厘米左右，7～12个月每月平均长1.2厘米左右，满1岁时增长到75厘米左右，超过或低于这个平均数的10%均属正常。

1～4个月的婴儿每天增加20克左右，5～6个月每天增加15克左右，7～8个月每天增加10克左右，9～10个月每15天增加100克，11～12个月每月增加150克，满周岁时体重可达9千克左右。婴儿体重超出或低于平均体重10%都属于正常范围。

头围的大小在一定程度上能反映脑发育的情况，新生儿头围约 34 厘米，满周岁时可长到46厘米，男婴略大于女婴。出生后前半年增长迅速，约长8厘米，后半年约长4厘米。

胸围大小可以表示胸廓的容积以及胸部骨骼、肌肉和脂肪层的发育情况，它说明身体体形及呼吸器官的发育情况是否良好。出生足月的婴儿胸围约 32 厘米，比头围小 2 厘米，发育好的婴儿满周岁时能赶上头围，约 46 厘米。

囟门虽小，但从发育上能反映婴儿健康状况，婴儿出生时头上有前后两个囟门，后囟门位于枕部，一般于 3～4 个月闭合，前囟门像个小天窗，俗称“天门盖”，位于头顶部前中央，内径约 2.5 厘米左右，触摸时有跳动感，发育好的孩子一般于 12～18 个月时闭合，过早或延迟闭合都属不正常。一般囟门早闭常见于小头畸形的孩子，囟门迟闭是因患佝偻病、骨骼发育不良、脑积水等，而使囟门难以闭合。

人的一生有两副牙齿即乳牙和恒牙。乳牙一般在 6 个月前后开始萌生，但每个孩子不一样，有的早在 3～4 个月出牙，也有的晚到 10 个月出牙，都属正常发育。婴儿出牙顺序，一般是先出下中切牙，后出上中切牙，再出上侧切牙，到 1 岁左右出下侧切牙，这时期共出 8 只乳牙。

（三）1～2 岁

1～2 岁孩子与 1 岁以内的孩子相比，身长与体重的增长速度有所减慢。1～2 岁全年身长增长约 10 厘米。1 岁以后直到学龄期，体重每年平均增加 2 千克左右。孩子的体型仍为躯干部较长，下肢相对短。由于活动量增加，从外表看，1～2 岁的孩子不像婴儿期那么胖，这是正常现象。头围的发育与其他部位相比处于领先地位。1～3 岁头围全年增长 2 厘米，以后直到 15 岁，仅增 4～5 厘米，达到成人的头围。牙齿的发育可以反映骨骼的发育情况。1 岁时婴儿应出 6～8 颗乳牙；2 岁半时 20 颗乳牙应全部出齐。囟门的变化反映了颅骨发育情况，一般 1 岁半的孩子囟门都应闭合。

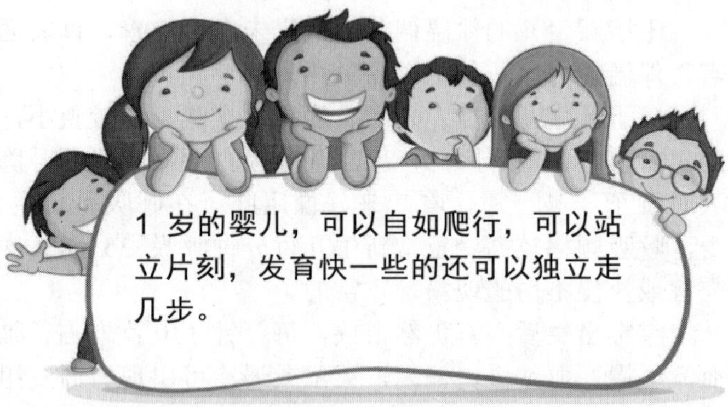
1 岁的婴儿，可以自如爬行，可以站立片刻，发育快一些的还可以独立走几步。

（四）2～3 岁

2～3 岁的幼儿体格发育的速度与婴儿时期相比略微减慢，而身高略比体重增长得快。

正常男孩 3 周岁时的发育标准为：身长平均为 91.7～95.38 厘米；体重平均为 13.13～14.53 千克；头围为 48.8～50.1 厘米；胸围为 50.2～53.54 厘米。

正常女孩 3 周岁时的发育标准为：身长平均为 91.3～92.77 厘米；体重平均为 12.55～14.13 千克；头围为 48.7～49.8 厘米；胸围为 49.5～52.2 厘米。

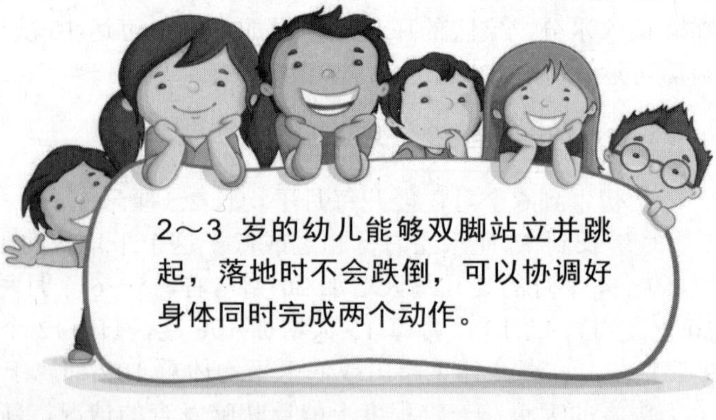
2～3 岁的幼儿能够双脚站立并跳起，落地时不会跌倒，可以协调好身体同时完成两个动作。

（五）3～6 岁

3～6 岁幼儿的身体发展，我们参考我国教育部 2012 年 10 发布的《3～6 岁儿童学习与发展指南》中相关内容（见表 4-2-1）。

表 4-2-1

3～4 岁	4～5 岁	5～6 岁
1．身高和体重适宜。参考标准：男孩：身高：94.9～111.7 厘米　体重：12.7～21.2 千克　女孩：身高：94.1～111.3 厘米　体重：12.3～21.5 千克 2．在提醒下能自然坐直、站直。	1．身高和体重适宜。参考标准：男孩：身高：100.7～119.2 厘米　体重：14.1～24.2 千克　女孩：身高：99.9～118.9 厘米　体重：13.7～24.9 千克 2．在提醒下能保持正确的站、坐和行走姿势。	1．身高和体重适宜。参考标准：男孩：身高：106.1～125.8 厘米　体重：15.9～27.1 千克　女孩：身高：104.9～125.4 厘米　体重：15.3～27.8 千克 2．经常保持正确的站、坐和行走姿势。

二、婴幼儿的心理发展

（一）人生的第一年

人出生后的第一年，称为婴儿期。这一年是儿童心理开始发生和一些心理活动开始萌芽的阶段。在这一年里，儿童心理发展最为迅速，心理特征变化最大。出生后头一个月，主要表现为适应胎外生活，心理开始发生；半岁前，儿童基本上处于躺卧状态，活动范围非常有限，心理活动也很原始；半岁到周岁，儿童明显地活跃起来，和外界的交往大为增加。

1．初生到满月

从初生到满月，称为新生儿期。满月前儿童的一切活动都是围绕适应新生活而展开的。

（1）适应新生活

胎儿的生活环境是非常安全和舒适的。出生以后，环境骤然发生了质的变化，新生儿必须独立地进行维持生命的活动。他首先依靠各种各样的无条件反射。随后，在无条件反射基础上形成条件反射，用以应答外界环境的刺激。

（2）依靠无条件反射

儿童先天带来了应付外界刺激的本能——各种各样的无条件发生。根据近年来的研究，无条件反射有十多种：吸吮反射、觅食反射、眨眼反射、怀抱反射、抓握反射、巴宾斯基反射、惊跳反射、击剑反射（强直性颈部反射）、迈步反射、游泳反射、巴布金反射、蜷缩反射等。新生儿的无条件反射，在婴儿长大到几个月时会相继消失。如果过了一定年龄还继续出现，反而是婴儿发育不正常的症状。

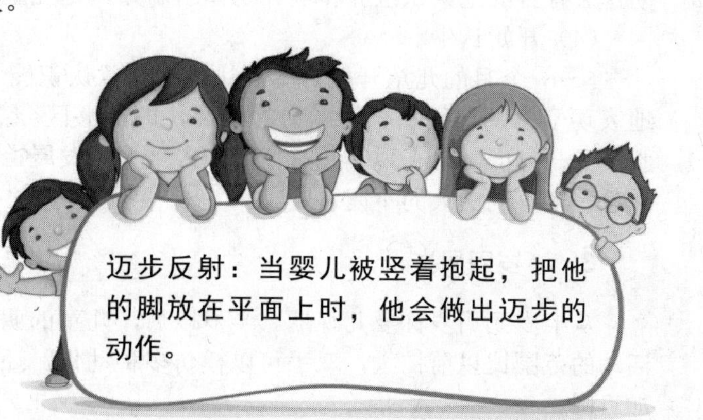
迈步反射：当婴儿被竖着抱起，把他的脚放在平面上时，他会做出迈步的动作。

（3）条件反射的出现

儿童最早条件反射出现的时间，决定于开始训练儿童建立条件反射的时间。儿童出生后，开始训练儿童建立条件反射的时间越早，儿童条件反射出现的时间越早。

（4）认识世界和人际交往的开始

儿童最初对外界的认知活动，突出表现在感觉的发生和视觉、听觉的集中上。儿童出生后就有感觉，比如，东西碰到嘴唇会引起触觉，洗澡时过热或过冷的水会引起明显的温觉反应。以后感觉逐渐发展，并且和动作联系起来。明显的视觉集中和听觉集中出现在出生后的 2～3 周左右，儿童能够集中看和听，表明了注意的出现。

儿童作为人的后代，生活在人类社会，从一开始就表现出和别人交往的需要。出生后第一个月内，孩子逐渐出现和母亲的“眼睛对话”，吃奶时，眼睛不时地看看母亲。快满月的孩子，在困倦或饥饿而情绪不安时，看见人脸会发出积极的情绪反应。这种现象说明，出生后头一个月，儿童已经出现了人际交往的需要。

2．满月到半岁

从满月到半岁，称为婴儿早期。半岁前的儿童心理的发展，突出表现在视觉和听觉的发展上。在视听发展的基础上，他主要依靠定向活动来认识世界，他的眼手动作逐渐协调，他也开始分辨熟悉的人和陌生的人。

（1）视觉和听觉迅速发展

满月以后，婴儿的视线可以追随着物体移动，而且会主动寻找视听目标。2～3 个月大的婴儿能够用眼睛寻找声源；4 个月的婴儿逐渐能够分辨不同人的声音，尤其喜欢听妈妈的声音，婴儿有时自己发出一些声音，好像是对成人的应答。

（2）定向反射的作用增加

随着孩子的长大，无条件食物反射和防御反射对建立条件反射的作用已逐渐减少，而定向反射的作用逐渐增加。婴儿越来越多地依靠定向反射认识世界，在定向反射的基础上建立条件反射。婴儿常常用眼睛去寻找和认识物体及人的活动，把头转向声源。

（3）手眼协调动作开始发生

手眼协调动作的发生，大致经历五个阶段：出生后头几天属于动作混乱阶段；2～3 个月属于无意抚摸阶段；3～4 个月属于无意抓握阶段；4～5、6 个月的孩子由手眼不协调的抓握逐渐向手眼协调的抓握发展。手眼协调动作的发生对儿童的心理发展有重要的意义。它是用手的动作去有目的地认识世界和摆弄物体的萌芽，是儿童的手成为认识器官和劳动器官的开端。

（4）开始认生

5～6 个月的儿童开始认生。认生是儿童认识能力发展过程中的重要变化。它一方面明显地表现了感知辨别和记忆能力的发展，即能够区分熟人和陌生人，能够清楚地记得不同的人脸；另一方面，也表现了儿童情绪和人际关系发展上的重大变化，他出现了对亲人的依恋和对熟悉程度不同的人的不同态度。

3．半岁到周岁

从半岁到周岁称婴儿晚期。半岁以后，儿童的明显变化是动作比以前灵活了，表现在身体活动的范围比以前扩大，双手可以模仿多种动作，还逐渐出现语言的萌芽，亲子依恋关系也更加巩固。

（1）身体动作迅速发展

儿童动作发展的规律：从整体动作到局部的、准确的、专门化的动作；从上部动作到下部动作；从中央部分的动作到边缘部分的动作；从大肌肉动作到小肌肉动作；从无意动作到有意动作。儿童全身动作发展的顺序是：在半岁前学会了抬头和翻身，开始学习独自坐。6～7 个月左右，孩子能够独坐自如。坐和爬是交叉发展的。到 10 个月以后，孩子开始学习扶着站，也开始在成人帮助下迈步。

（2）手的动作开始形成

从 6 个月到 1 岁，儿童的手日益灵活。表现在：五指分工动作的发展；双手配合；摆弄物体；重复连锁动作。

（3）语言开始萌芽

半岁以后，婴儿喜欢发出各种声音，他的声音和以前的不同在于音节比较清楚，可以发出许多重复的连续的音节，如“爸—爸—爸”；7 个月的孩子就会分别用不同的声音招呼别人；9～10 个月，婴儿开始主动发出一定的声音来表示一定的意思，并能够听懂一些词，并且按成人的话去做一些动作。

（4）依恋关系日益发展

出生后的第二个半年，孩子开始用没有真正形成的语言和亲人交往。这种前语言交往方式的出现，表明了儿童在社会化过程中发生了重要的变化。这种交往，使孩子和母亲之间有了相互了解的萌芽。一方面孩子能够理解亲人所说的一些词，作出亲人所期待的反应。另一方面，孩子的“前语言”发声和他的动作，使亲人开始理解他的要求。再加上孩子和亲人经过将近一年的相处，亲子之间的依恋关系日益发展。

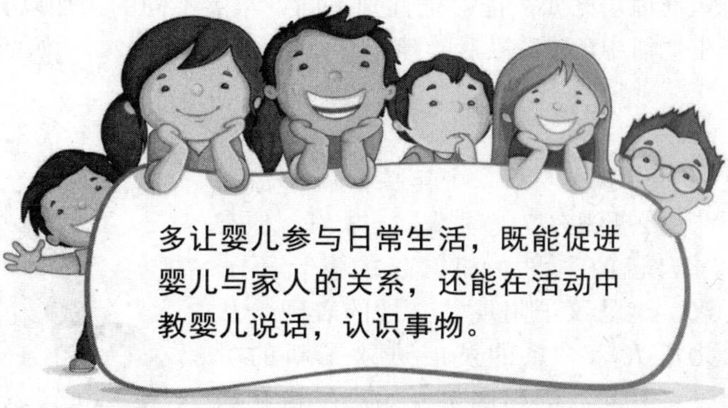
多让婴儿参与日常生活，既能促进婴儿与家人的关系，还能在活动中教婴儿说话，认识事物。

（二）1～3 岁

1～3 岁称为先学前期。这时期是真正形成人类心理特点的时期。儿童在这时期学会走路，开始说话，出现表象思维和想象等人所特有的心理活动，出现独立性，各种心理活动逐渐齐全。

1. 学会直立行走

满周岁时，孩子开始迈步，但还走不稳。在学步车里，他可以自如地走动。但如果要求他独自迈步，他总是有些害怕，要成人伸出双手保护，或者牵着一只手。孩子开始走路时步子不稳，显得僵硬，头向前倾，踉踉跄跄，容易摔跤。

在学会走路的基础上，一岁多的儿童还学习走楼梯，起先是手脚并用，去爬楼梯或台阶，他不但向上爬而且向下爬，先把脚放下，再全身趴下。两岁左右，孩子能够原地跳，学会跑，还能站着扔球和踢球，弯下腰去从地上捡起东西，不摔跤。

2. 使用工具

1～3 岁儿童学习使用工具有一个发展的过程，大致经过四个基本阶段：第一阶段，完全不按用具的特点支配动作；第二阶段，不再连续变换新方式，进行同一动作的时间有所延长；第三阶段，主动去重复有效动作；第四阶段，能够按照用具的特点来使用它，并且能够根据使用时的客观条件改变动作方式，如果有不正确的动作，很快就改正。

3．语言和表象思维的发展

1 岁以前是语言发生的准备阶段。1～1.5 岁的孩子处于理解语言阶段。2 岁左右的孩子，虽然说话不成句，但总是喜欢叽里咕噜地说话，更喜欢模仿大人说话。到了 3 岁，能够初步用语言表达自己的意思。

与此同时，儿童的表象也发展起来。特别是 1.5～2 岁左右，当事物不在眼前时，儿童能够在大脑中出现关于该事物的表象，使得他的记忆已不停留在再认那些重新出现的事物，还可以回忆起过去感知过的事物。

表象的发生使儿童有可能产生想象。1 岁儿童只能胡乱摆弄物体，2 岁左右儿童已经能够拿着物体进行想象性活动。这时出现了游戏的萌芽。

人类典型的认识活动形式——思维，也是在这个时期发生的。这时孩子出现了最初的概括和推理。比如，能够把性别不同、年龄不同的人加以分类，主动叫爷爷、奶奶或哥哥、姐姐。在生活中，2 岁以后的孩子开始会讲道理，比如，妈妈睡觉了，他知道不去吵妈妈。

4．出现独立性

孩子进入第二个年头，就不像以前那么顺从了。特别是 2～3 岁，他有了自己的主意，和家长的意旨不一致。这是孩子出现独立性的表现。从此，人际关系的发展进入了新的阶段。独立性的出现是开始产生自我意识的明显表现。这时孩子知道“我”和他人有区别，在语言上逐渐分清“你”、“我”，在行动上要“自己来”。独立性的出现是儿童心理发展上非常重要的一步，也是人生头 2～3 年心理发展成就的集中表现。

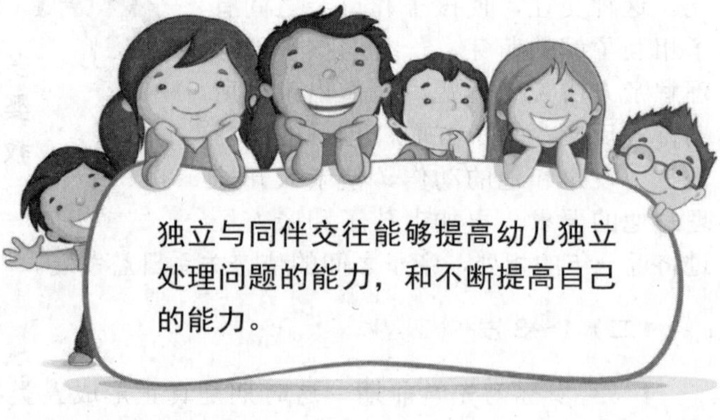
独立与同伴交往能够提高幼儿独立处理问题的能力，和不断提高自己的能力。

（三）3～6 岁

从 3 岁到 6 岁，是进入小学之前的时期，故称为学前期，又因为这是进入幼儿园的时期所以又称为幼儿期。从儿童心理发展看，1～3 岁，高级的心理过程逐渐出现，是各种心理活动发展齐全的时期，而 3～6 岁，则是心理活动系统的奠基时期，是个性形成的最初阶段。在这 3 年里，心理发展也较迅速，每年有新的特点。

1．3～4 岁

3～4 岁是学前初期，也是幼儿园小班的年龄。

（1）生活范围扩大

3 岁以后，儿童的生活发生了重大的变化，他开始上幼儿园了。这种变化意味着：他从只和亲人接触的小范围，扩大到接触更多的成人，和许多同龄人生活在一起。那些没有进入幼儿园的 3～4 岁儿童，也开始在各种场合，和更多的人接近。幼儿生活范围的扩大，引起了心理发展上的各种变化，使他的认识能力、生活能力、人际交往能力都迅速发展。

（2）认识依靠行动

3～4 岁儿童的认识活动往往依靠动作和行动进行。思维是认识活动的核心。3～4 岁幼儿思维的特点是先做再想，他不会想好了再做。3～4 岁幼儿在听别人讲述或自己讲述时，也往往离不开具体动作。3～4 岁幼儿的注意也和行动紧密联系。整个学前期，儿童认识活动都是具体的，而在学前初期尤为突出。小班幼儿认识活动对行动的直接依赖性，说明他的认识活动非常具体。小班幼儿只能理解具体的事情，不会作复杂的分析综合，只能作直接推理，不会进行逻辑推理。

（3）情绪作用大

小班幼儿对成人的依恋仍然强烈，他在家依恋父母，到幼儿园后也总是以一个成人为依恋对象，他不会作更多的分析，但是能够感受到老师对他的关怀程度。小班幼儿各种认识过程的无意性都占压倒优势。他主要受外界事物和自己的情绪支配，而不受理智支配。在记忆方面也是如此，小班幼儿常常在无意记住一些事物，而被迫去记忆时反而记不住。小班幼儿也不能进行有意的想象和创造。做事情时往往不能自己提出明确目的，根据成人的要求去行动时往往不能有始有终，中途遇到吸引他的事情，就放弃了原来的活动。

（4）爱模仿

3～4岁儿童的模仿性非常突出。3岁前儿童已经会模仿，但常常受能力的限制，模仿的对象较少。3～4 岁幼儿的模仿现象显得较多，这一方面是由于他的动作和认识能力比以前有所提高，另一方面也是由于他们主要是模仿一些表面现象。模仿是 3～4 岁幼儿的主要学习方式，他们往往通过模仿掌握别人的经验。幼儿常常不自觉地模仿父母和老师。亲近的成人说话的声调、姿势、常用词语等，都去模仿。在这个年龄，良好的行为习惯常常是通过模仿学习并巩固下来的。同时，成人所没有察觉到的一些行为小节，也可能被孩子模仿而形成他的不良习惯。

2．4～5 岁

4～5 岁是学前中期，也是幼儿园中班的年龄，4 岁前儿童还带有某些先学前期的特点，4 岁以后心理发展出现较大的飞跃，主要在于认识活动的概括性和行为的有意性明显地开始发展。

（1）活泼好动

正常儿童都是好动的。幼儿不停地变换姿势和活动方式。幼儿总是不停地看、听、摸、动，见到新鲜的东西，总是要伸手去拿去摸，放到嘴里的，总是要放到嘴里咬咬、尝尝，或者把东西放在耳边听听，或者凑过鼻子去闻闻。幼儿不停地积极运用他的各种感觉器官。活泼好动的特点在幼儿中期尤为突出。

（2）思维具体形象

具体形象性是学前儿童思维的特点，这种特点在学前中期最为典型。4～5 岁幼儿主要依靠表象——头脑中的具体形象进行思维。中班幼儿理解成人的语言，也常常依靠自己的具体生活经验，有些事情大人以为孩子听懂了，其实他理解的，完全不是大人原来的意思。具体形象性的特点不仅反映在 4～5 岁幼儿的思维活动中，也反映在记忆、注意等各种认识活动中，幼儿容易注意具体的形象，而较难对抽象的形象集中注意。

（3）开始接受任务

4～5 岁幼儿开始能够接受严肃的任务，例如，在巴拉莫诺娃的实验里，用语言指示学前儿童形成“看见红灯，按动电钮”的阳性条件反射和“看见绿灯，不按电钮”的阴性条件反射。我们会看到，4～5 岁幼儿有意注意、有意记忆、有意想象等过程都比 3 岁幼儿有较大发展。在坚持性行为的实验里，我们也会看到，4～5 岁幼儿的坚持性行为发展最为迅速，其增长程度比 3～4 岁和 5～6 岁幼儿都大。在日常生活中，4 岁以后的幼儿对于自己所担负的任务已经出现最初的责任感。4 岁以后的儿童之所以能够接受任务，和他的思维的概括性和心理活动有意性的发展有密切关系。由于思维的发展，他的理解力增强，能够理解任务的意义。由于心理活动有意性的发展，幼儿行为的目的性、方向性和控制性都有所提高。

（4）开始自己组织游戏

4～5 岁幼儿在游戏中逐渐结成同龄人的伙伴关系。他们不再总是跟着成人。他们用更多的时间和小朋友相处，一同游戏，只有遇到困难的时候求助于成人，或者是请求帮助解决活动中的实际障碍，或者是请求判断是非，有时则是要求成人对他们的成功加以肯定。

可见，从 4～5 岁开始，幼儿的人际关系发生了重大变化，同伴关系开始冲破了亲子关系和师生关系的优势，从主要是和成人的关系，开始向同龄人关系过渡。当然，这时的同伴关系还只是最初级的，结伴对象很不稳定，成人的影响仍然远远大于小朋友的影响。

3．5～6 岁

5～6 岁是学前晚期，即幼儿园大班的年龄，也是我国现行学制规定儿童即将进入小学的年龄。4～5 岁儿童心理发展产生了较大的飞跃，而 5～6 岁则是新的特点继续巩固和发展的时期。这时期心理活动概括性和有意性的表现更为明显。

（1）好问、好学

儿童都很好奇，但是5岁以后儿童的好奇心和以前不同了。他不再满足于了解表面现象，而要追根问底。5 岁儿童的活跃主要不是停留在身体的活动上，而是表现在智力活动的积极性上。他有强烈的求知欲和认识兴趣。5～6 岁的孩子喜欢学习，愿意学习，学到一些新的知识或技巧以后，他们感到满足，而且喜欢对别人讲。他们已经能够坚持稍长一些时间的智力活动。

（2）抽象能力明显萌发

5～6 岁幼儿的思维仍然是具体的，但是明显地出现抽象逻辑思维的萌芽。他们能够掌握如“左、右”等比较抽象的概念，不需要以具体事物作为左右的标志。对因果关系也有所理解，能够在讲述中运用一些“因为……所以”这一类的连接词，能够连贯地、条理清楚地独立进行讲述。5 岁以后，幼儿在记忆一些具体事物时，也会自动地把它们进行分类，按类别记忆。6 岁前儿童的逻辑推理能力还是初步的，对于一些需要经过多层次分析推理的事情，他们还是力不能及。同时，由于知识经验的限制，他们推断的结论也常常发生错误。

（3）开始掌握认知方法

5～6 岁儿童出现了有意地自觉控制和调节自己心理活动的方法，在认知活动方面，无论是观察、注意、记忆过程，还是思维和想象过程，都有了方法。在注意活动中，5～6 岁幼儿能够采取各种方法使自己不分散注意；用思维解决问题时，5～6 岁幼儿会事先计划自己的思维过程和行动过程；在意志行动中 5～6 岁幼儿也会用各种方法控制自己。

（4）个性初具雏形

5～6 岁儿童对事物已经开始有了自己比较稳定的态度；情绪也不像以前那么容易变化；思想情感已经不那么外露；开始对自己行为产生顾虑。这些表现，说明 5～6 岁幼儿的心理活动已经开始形成系统。也就是说，个性的形成过程已经开始。儿童的各种心理活动互相紧密地联系起来了，先前的心理活动，先前形成的态度，影响着后来的心理活动和对事物的态度。心理活动系统的方向开始逐渐稳定。

个性开始形成，是和幼儿认识活动抽象概括性的发展，以及各种心理活动有意性的发展相联系的。从此，幼儿的心理活动，不再是孤立的零碎的而总是在心理系统背景下的活动，各人有自己的特色。不过，应该着重指出，幼儿期所形成的，只是个性最初的雏形，其可塑性还相当大。

拓展阅读

儿童能力发展的关键期

儿童能力发展最快的时期叫“关键期”。在这个时期，儿童对外界的刺激特别敏感，容易接受外界信息。儿童的先天潜能发挥得最好最充分，从而容易获得某种能力。抓住“关键期”进行良好的教育，如同农民不误农时进行播种，能收到事半功倍的效果。

美国著名的心理学家布卢姆曾对近千名儿童进行研究，认为“5 岁以前是儿童智力发展最迅速的时期”。如果 17 岁所达到的智力水平定为 100%，那么从出生到 4 岁就获得 50%的智力，4～8 岁，又获得 30%（达到 80%），其余的 20%在 8～17 岁这 9 年中获得。

儿童心理学家研究认为，2～3 岁是儿童口头语言发展的关键期，这个阶段儿童学习口头语言非常快，如果让儿童生活在非母语的环境中，用不了一年就能学会日常口语。

4～5 岁是儿童学习书面语言的最佳时期，在这个阶段，儿童掌握词汇的能力发展最快。儿童掌握数的概念的最佳年龄是 5～5.5 岁。

从初生到 4 岁是儿童视觉发展的关键期，这个时期儿童的形象视觉发展最迅速。斜视儿童在 4 岁之前容易矫正，故 4 岁之前也是双眼能力发展的关键期。

实战训练

一、结合所学内容，说一说婴幼儿的身高和体重生长最快分别是哪个时期？

二、谈一谈如何保护幼儿的乳牙？

三、我们经常会发现这样一种现象：成人花大力气教幼儿一首儿歌，有时孩子不能完全记牢，但他们偶尔听到某个童谣，看到的某个电视广告，只需一两次他们就熟记心中，试分析这一现象。

四、一个幼儿能够正确回答这样一个问题：有四个苹果我们两人分，两个人要一样多，每个人可以分到几个苹果？但是他不会回答“2+2=？”的问题。试分析这一原因。

第三节 亲子教育的内容与方法

知识领航

一、感知觉的训练内容与方法

（一）触觉训练

抚摸是强有力的刺激和学习工具，对于使幼儿平静下来也有很好的效果。与未接受按摩的幼儿相比，接受按摩的幼儿成长更快、焦虑更少。

❤ 父母要做的事：喂养时抱紧孩子，并经常拥抱他；给孩子沐浴后，轻轻按摩他全身，可边按摩边唱歌或跟他讲话，父母要享受与他在一起的这一刻。

孩子稍大些，会坐会爬后，父母要为孩子提供安全的探索环境，如起居室地板等，因为孩子需要很大的空间自己去发现、探索。

❤ 父母要做的事：将危险物品放到孩子触碰不到的地方，盖上所有的插座盖板，把家具上所有的尖角垫好；提供孩子一些安全适合的玩具。

孩子开始迈步走路了，他的视野突然变开阔。好奇而又好动的本性，使他非常喜欢摆弄东西。父母要因势利导，让他摆弄各式各样的东西，这对孩子积累经验、增长智力有好处。

3～6 岁的幼儿独立性强了，活动范围也随之扩大，父母在这个时候应有意识地让他在游戏、学习、劳动中感知更多的事物，如认识各种蔬菜、区别各种交通工具、辨别不同的颜色、区分不同的气味等。父母应引导幼儿去观赏大自然，大自然是增长幼儿知识的最好老师，可以让幼儿在绚丽多姿、万紫千红的自然风景中大饱眼福，任其玩耍。这样，不仅可以增长幼儿的见识，更重要的是可以发展他的感知能力。

（二）听觉训练

1. 婴幼儿听觉能力发展阶段

0～6 个月：已经对声音有初步的辨识能力，如太大的声音会造成惊吓，或者会寻找声音来源。

6～12 个月：对声音有理解能力，可以分辨各种声音的不同，尤其可以听出妈妈的声音，这时叫孩子的名字多半会有反应；另外孩子饿的时候，妈妈摇晃奶瓶的声音也会令孩子很兴奋。

1～1.5 岁：这是幼儿语言发展的关键时期，孩子会按照父母的指令做动作，还会模仿父母发出声音，如拍拍手、坐下等，已经能跟父母有互动及对应，并且会跟从指令。

1.5～2 岁：这时的幼儿多半已会讲单字，用字卡、图卡引导他们，已经认得出其中的字及会简单发音，并且学习意愿高。

2 岁以后：这时的幼儿说话已经可以连成句子了，能将自己的意见表达出来。

2. 听觉训练的具体方法

（1）给幼儿一个自然的有声世界

现实生活中，充满着各种各样的声音，人说话的声音、飞机飞过的声音、开门关门的声音、电视的声音、风声、水声等。父母要让孩子有机会常常听到这些声音，学习适应外界的环境。所以，除非是太过吵闹的噪声，否则不需要刻意隔离幼儿。

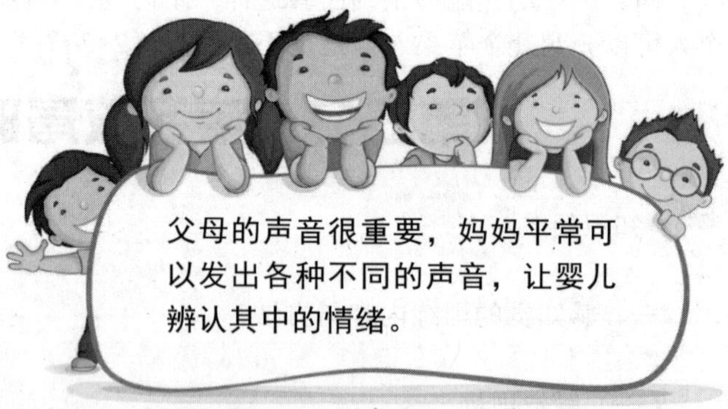
父母的声音很重要，妈妈平常可以发出各种不同的声音，让婴儿辨认其中的情绪。

（2）为幼儿打造丰富的声音环境

除了生活中能够听到的声音以外，父母还可以为幼儿创造一个充满动人声音的环境。例如，播放柔和的音乐，让美妙声音自然流淌在空气中，这不仅有刺激幼儿听觉的作用，同时也可以使幼儿保持愉快的情绪。另外，会发出声音的玩具也很适合幼儿。最重要的就是父母的声音，即使婴儿还无法响应，也可以听得到。父母多对孩子说话、唱歌给他们听、对他们笑、陪他们玩等，这些所产生的效果，不只是促进听觉而已，对孩子将来语言的学习以及亲子间亲密感情的建立，也会有相当大的帮助。

（3）音乐欣赏法

人的右脑是感受音乐的脑组织。在婴儿学说话之前，优美健康的音乐能不失时机地为婴儿的右脑发育增加特殊的“营养”。选择音乐的标志有三条：优美、轻柔、明快。中外古典音乐、现代轻音乐等都是训练幼儿听觉能力的好教材。最好每天固定一个时间，播放一首乐曲，一次5～10分钟为宜。

（4）音响玩具法

可供幼儿进行听觉能力训练的音响玩具品种很多。在孩子醒时，父母可以在孩子耳边轻轻摇动玩具，发出响声，引导孩子转头寻找声源。进行听觉训练时，注意声音要柔和、动听，声音不要连续很长，否则孩子会失去兴趣而不予配合。

（三）视觉训练

视觉功能训练主要是训练幼儿的视觉集中能力，对物体的追视能力，对物体形状、大小、颜色的辨别能力，对声音距离准确估量的能力和手眼协调能力。

首先训练幼儿的视觉集中能力和对事物的追视能力。这种能力要从新生儿期就开始训练。可在距新生儿眼睛约 60 厘米的地方悬挂一些色彩明艳的物体，并注意定时调整方位，训练新生儿把目光集中在某一物体上的能力。训练追视能力可用颜色鲜艳、有声音、能运动的物体吸引幼儿的注意，训练他用目光追视物体。也可跟幼儿玩藏猫猫的游戏，即成人用衣物或毛巾或是躲在他人身后，让幼儿追视寻找。

其次，训练区分颜色、形状和大小的能力。平时让幼儿多接触各种颜色，如有意识地让幼儿看各种颜色的图画、报纸及其他有颜色的物体。在幼儿接触各种色彩的过程中，成人用语言讲述各种颜色的名称，以语词强化幼儿对色彩的分辨能力。给幼儿某一玩具，或教他认识某一事物时，强调让他记住不同事物的颜色、形状、大小等特点，然后与别的事物加以比较，分析它们的差异。这样幼儿养成了习惯，积累了经验，辨别能力自然会得到提高。

最后，训练幼儿准确地估量空间距离。幼儿判断物体距离远近的水平很低。我们常常可以见到幼儿发现一件距他很远、用手根本够不着的东西时，仍然用手抓的现象。这是幼儿不能准确估量物体空间距离的缘故。对此，成人应该注意为幼儿提供各种玩具或物体，让他能够触摸各种不同距离上的玩具，在实际生活中学习掌握物体之间的距离并且逐步准确化。

二、身体动觉的训练内容与方法

（一）身体动觉的概念

身体动觉主要是指运用四肢和躯干的能力，表现为能够较好地控制自己的身体、对事件能够做出恰当的身体反应以及善于运用身体语言表达自己的思想和情感的能力。主要是指包括协调性、敏捷度、力量、速度、灵活性等身体素质以及对外界或自身刺激反应的能力。

理论上常把婴幼儿的动作分为大动作和精细动作两类。大动作包括抬头、翻身、坐、爬、站、行走、蹲、跑、跳等，这些动作属于个人自身的机体活动；精细动作包括抓、握、摆弄等，这些动作属于个人四肢对外部客体的作用。

（二）婴幼儿身体动觉的年龄特征

1．1～2岁

孩子能够在成人帮助下爬楼梯；会指出想要的东西；会将物体从盒子里倒出来；喜欢翻抽屉等；会将球推给别人；会踢球；会后退着走；会拖、拉玩具或其他物品；会上一层台阶；可以玩简单的游戏；虽然会跑但不协调。

2．2～3岁

幼儿可以独自上楼梯；能跳一跳；在成人的保护下能走 30 厘米宽的平衡木；能独立下一两层台阶；喜欢爬高；能做模仿动过；能从 20～30 厘米高处跳下；会传球；能帮助收拾玩具；会跑；会爬；会钻；会滑滑梯。

3．3～6岁

3～6 岁儿童身体动觉的发展，我们参考《3～6 岁儿童学习与发展指南》当中的数据（见表 4-3-1）。

表 4-3-1

3～4岁	4～5岁	5～6岁
1．能沿地面直线或在较窄的低矮物体上走一段距离。 2．能双脚灵活交替上下楼梯。 3．能身体平稳地双脚连续向前跳。 4．分散跑时能躲避他人的碰撞。 5．能双手向上抛球。	1．能在较窄的低矮物体上平稳地走一段距离。 2．能以匍匐、膝盖悬空等多种方式钻爬。 3．能助跑跨跳过一定距离，或助跑跨跳过一定高度的物体。 4．能与他人玩追逐、躲闪跑的游戏。 5．能连续自抛自接球。	1．能在斜坡、荡桥和有一定间隔的物体上较平稳地行走。 2．能以手脚并用的方式安全地爬攀登架、网等。 3．能连续跳绳。 4．能躲避他人滚过来的球或扔过来的沙包。 5．能连续拍球。

（三）身体动觉训练的内容

1．肌肉动作

该训练包括翻滚、爬行、单杠、双杠等项动作，肌肉动作的锻炼可以促进神经生理的发展与控制，使婴幼儿的肢体变得更有力量，旨在锻炼肌肉张力、动力与耐力。肌肉动作的训练并不只是训练婴幼儿有力气而已，还要增加其对不同力量的控制能力。只有轻重控制自如，动作才能灵活。如使用各种类型的笔画画时，才不会有折断、笔芯缩回笔内、戳破纸张、下笔太轻或太重等现象。

2．节奏与韵律

要训练婴幼儿拍球与跳绳、跳弹簧床，使个体在生活空间中的动作更为精密与敏捷，通过这些训练，婴幼儿能在手、眼、脚的配合与协调方面大为加强，在动作的速度、方向、力量与变化等方面也会更加成熟。节奏与韵律的训练对以后语言与音乐的发展，均有重要影响。

3．平衡能力

平衡能力是个体对抗地心吸引力、维持自身动作与稳定灵活的一种动作能力。主要是训练婴幼儿在平衡木上前行、倒退，做各种姿势与动作，或者训练婴幼儿单脚跳、用足尖走步、旋转身体等。

4．方向感

个体的运动固然有赖于其肌肉动作、平衡作用和协调性，但如果无容身的空间及没有容身之外可供动作的空间，则运动的现象无从产生。因此，应当训练婴幼儿指认方向，辨别左右的空间能力。成人可以通过训练婴幼儿指认上、下、前、后及左、右手足的各种动作的配合及丢接球，达到培养方向感的目的。

（四）训练身体动觉的方法

1．鼓励婴幼儿爬行

对婴幼儿的肢体发展来说，爬行是一个非常重要的过程。爬行时，婴幼儿手掌接触地面可以刺激触觉，而且当婴幼儿用手去探索他好奇的东西时，会强化其触觉的敏锐性，有助于日后动作的发展。此外，爬行是全身性的活动，它还可以训练、协调婴幼儿的手腕、肩膀、颈部、腰部、眼部和躯干的力量，并且加强婴幼儿身体活动时的协调性。

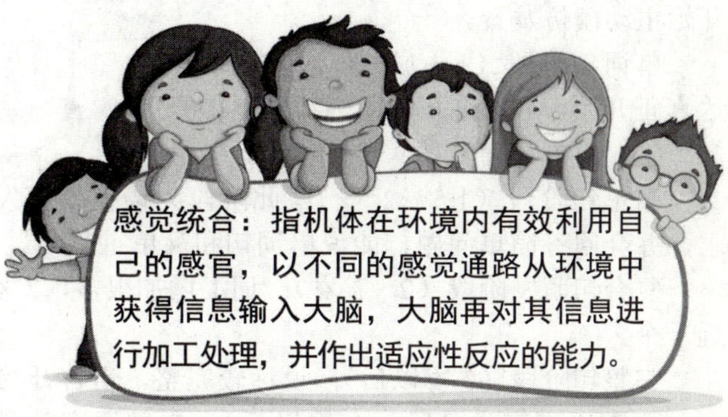
感觉统合：指机体在环境内有效利用自己的感官，以不同的感觉通路从环境中获得信息输入大脑，大脑再对其信息进行加工处理，并作出适应性反应的能力。

因此，爬行可以说是婴幼儿感觉统合发展的重要基础。成人务必要给婴幼儿提供一个安全、干净的环境，并鼓励婴幼儿爬行，千万不要因为怕脏而让孩子错过发展肢体协调性的最佳时机。

2．不要过度限制婴幼儿的活动范围

好动是每个婴幼儿与生俱来的天性，也是生理发展的重要过程。成人应该经常带婴幼儿到户外，并鼓励婴幼儿多和外界接触，尝试各种不同的感官体验。在成人的鼓励和支持下，婴幼儿可以从身体的经验中找到成就感和自我肯定。

3．将音乐融入生活

不同的音乐给人不同的感受，在每天不同的时段播放美妙的音乐供婴幼儿欣赏，可以让婴幼儿将音乐与情绪联结起来，进而带动身体的律动，同时也使肢体得到舒展。如起床时播放轻快的音乐、休息时播放舒缓的音乐、开心时播放轻松或热闹的音乐等，都会带给婴幼儿不同的体验。当婴幼儿在探索音乐或是与音乐产生共鸣时，随时都有可能随着节奏摇摆、唱和，此时成人除了欣赏婴幼儿的身体动作外，也可以参与到婴幼儿的肢体律动中。

4．欣赏并肯定婴幼儿的肢体创作

一些创造力丰富的孩子，会运用肢体动作表达其内心的想法或呈现自己的想象。例如，有的孩子会用身体动作来诠释种子发芽并长成大树的过程。当成人发现孩子有类似情形时，应好好观察并欣赏孩子的肢体创作。观赏了孩子的创作后，成人可以给他一些鼓励或是和他一起玩肢体游戏，这不但有助于孩子身体动作和想象力的开发，更有利于促进亲子关系。

三、亲子语言教育的内容与方法

（一）语言发展的不同阶段

简单发音阶段（0～3 个月）：发音以元音为主，主要是喉音。

连续音阶段（4～8 个月）：声母及连续音明显增多，喜欢重复，从而得以巩固。

准备学话阶段（9～12 个月）：理解语言及发音出现飞跃，语调出现变化，开始主动模仿发音。

单词句阶段（1～1.5 岁）：语言表达真正开始。从会说一两个字词到 100 多个字，简单句增多。

影响婴幼儿语言发展的因素：自身因素、语言环境、家庭关系、互动语言。

简单句阶段（1.5～2 岁）：此阶段为语言快速发展期。可渐用语言表达自己的愿望、要求，并会回答简单问题，能说单词句和简单重复句。

复合句萌发阶段（2～3 岁）：词汇增加很多，2 岁时可拥有 300～500 个词汇，3 岁则达到近千个。

完整句阶段（3 岁以后）：说话较完整，语言开始连贯，能与他人对话。

内部语言产生阶段（4 岁以后）：内部语言就是在思考问题时不出声，是高一层语言的表现。

（二）如何开展亲子语言教育

1．语言教育应及早开展

在准妈妈怀孕 5 个月时，胎儿就已具备听觉功能，如果父母常常与他说话，呼唤他的名字，会使胎儿在子宫里就熟悉父母的声音。刚出生的婴儿虽然不会说话，不了解语言是什么，但是父母对婴儿所说的话会持续不断地灌输到婴儿的大脑中，这种语言刺激会对婴儿的脑细胞产生非常惊人的影响。

2．及时应答婴儿的喃喃自语

婴儿出生 2 个月后开始发出“噢”“啊”“咿”等声音，有时是父母出现在其面前时，有时是婴儿吃饱睡足、精神状态好的时候。对婴儿的这种喃喃自语，父母务必作出回答，可对孩子说“你好，宝宝”“饿了吗”“笑笑”之类的话。虽然婴儿的发音并不是表达某种特别的意思，但是当他对着父母发出某种声音时，就表示婴儿已经在和父母说话了。如果父母对婴儿的话语做出了回应，会使婴儿感受到说话的乐趣，会激发他再次发音的欲望；如果父母对婴儿的话语不做出任何反应，他就无从产生说话的兴趣，就会失去再次发音的欲望。

3．为幼儿创造语言环境

婴儿出生后 6 个月内，其脑细胞爆发性地生长。如果婴儿在这个时期接收比较丰富的语言刺激，大脑中就会形成语言回路，有利于婴儿的语言发育。

孩子1岁左右的时候，成人应当鼓励他发一些单字的音，如爸、妈等。这时候主要是给孩子创造一个说话的环境，给他说话的机会。

对于1岁以上的幼儿而言，理想的语言环境应包括以下4点：

（1）应多给孩子准备一些他比较感兴趣的玩具、物品和材料，引导幼儿在玩游戏的过程中，一边探索一边说出它们的名称和功能。

（2）应经常带幼儿到商店、动物园、公园等场所，不断丰富幼儿的语言经验，增强幼儿学习和表达语言的愿望。

（3）应不断鼓励幼儿与人进行交往，当幼儿有自己的表达意愿时，尽可能让幼儿自主表达出来，因为这时候他大脑中的一些消极词汇会转变成积极词汇，并产生由听到说的愿望。

（4）应经常让幼儿听儿童广播、看儿童电视和图书，形成良好的亲子阅读的氛围，可使幼儿在学习、欣赏文学语言的同时，激发其表达自己的愿望，不断发展其语言能力。

4. 培养幼儿对语言的好奇心

好奇心是我们不断学习知识的最原始动力。如果成人在孩子很小的时候就开始注意培养幼儿对语言的好奇心，幼儿自然会对语言产生浓厚的兴趣和学习的欲望，就会主动地去学习。成人可以对幼儿进行各种声音的刺激，如经常给幼儿朗诵诗歌散文、讲故事、唱儿歌等，以引发幼儿对成人所用语言和声音的向往，进而激发幼儿学习语言的欲望。但应注意的是，成人对幼儿进行语言和声音的刺激时要适可而止，时间不宜过长，避免幼儿产生厌烦心理。此外，成人在对幼儿进行语言刺激时，不要急着让幼儿开口说话。幼儿习得语言的规律是先听后说，听得多了自然就想模仿。而且每个幼儿语言发展的速度也是不一样的，即使年龄相同的幼儿也会有很大差异。

5. 培养幼儿集中精力注意听话、说话的习惯

在指导教育幼儿说话时，要注意培养幼儿集中注意力听话、看话和说话的习惯，这种习惯养成会使幼儿终生受益，此种习惯的养成能增强幼儿的社交能力。在讲话过程中要注意观看幼儿是集中精力，还是心不在焉。在培养的过程中，成人要有意识地选择一些幼儿喜欢的内容，使幼儿易于接受并引起兴趣。

6. 培养幼儿运用语言进行交往的勇气和信心

交往不仅是指幼儿与父母之间，自出生起，幼儿就在无形中不知不觉和周围的人交往。如果幼儿用语言交往的能力特别差，在交往中会出现差错笑话，他们就会害羞得不好意思讲话了。在教育过程中，成人不可着急，语言能力的培养是一个循序渐进的过程。

在教育幼儿时，成人一定要对幼儿细小正确的表现多给予肯定和鼓励，要注意当众赞扬幼儿的进步。在幼儿做了一些不正确的行为时，尽量不要当众批评，要保护幼儿的自尊心，用委婉的话语暗示幼儿，使他慢慢学会交往。

四、亲子音乐教育的内容与方法

（一）亲子音乐教育的概念

亲子音乐教育是新发展起来的教育模式，所以理论研究开始的相对较晚，所以关于亲子音乐教育的概念，目前还没有出现较为明确的定义。我们可以将亲子音乐教育的概念理解为成人

和孩子之间通过音乐符号的传递，在音乐教材和教具的辅助下，完成的一种音乐游戏活动，并借助与这些活动的互动，达到调适亲子关系，培养孩子健康成长，提高家长亲子教育能力的一种特殊的教育模式。

亲子音乐教育主要利用音乐中的不同的音质波段和节拍来影响人的大脑，让人的思绪、情绪和着音符波动而波动，从而调动右脑控制情商的部分得到激活和调动。

亲子音乐教育是在亲子教育中开发右脑最常用的方法，也是所有的右脑开发方法中被普遍认可的方法，亲子音乐教育是亲子教育的一部分，也是实施亲子教育重要的手段。

亲子音乐教育在国外的发展是随 20 世纪的亲子教育的发展而发展的。亲子音乐教育在国内的发展在进入 21 世纪才被逐渐地重视起来，目前国内市场上用的亲子音乐教育课堂或者模式，基本上是引进国外的，或者说在国外亲子教育的基础上改编的。

（二）亲子音乐教育的功能

1. 亲子音乐教育对于孩子的功能

（1）美育功能

音乐教育的首要功能应该是美育，亲子音乐教育对于婴幼儿美育功能有：首先，陶冶情操。音乐的特殊力量在于它对情感和感官的影响，无论是在欣赏音乐，还是在即兴哼唱或者打击乐器，婴幼儿都能从中获取兴奋愉快的情绪。可以使幼儿镇静消除紧张，获得情感的调节。在幼儿通过与大量的音乐作品接触的过程中，不同的乐曲，不同的情感，表达不同的内容的体验和感受，幼儿有了不同的情感经历和阅历，增加了幼儿的音乐审美感受。其次，培养兴趣。婴幼儿与生俱来对声音有很高的敏感度，在出生的最初婴儿主要是通过听觉来认识世界的，所以对于母亲经常哼唱的歌曲、节奏欢快的儿歌和乐曲会表现出兴奋、愉快的情绪。让婴幼儿在音乐中充分地体验到快乐，对婴幼儿性格、人格的培养以及身心的健康发展都有明显的作用。

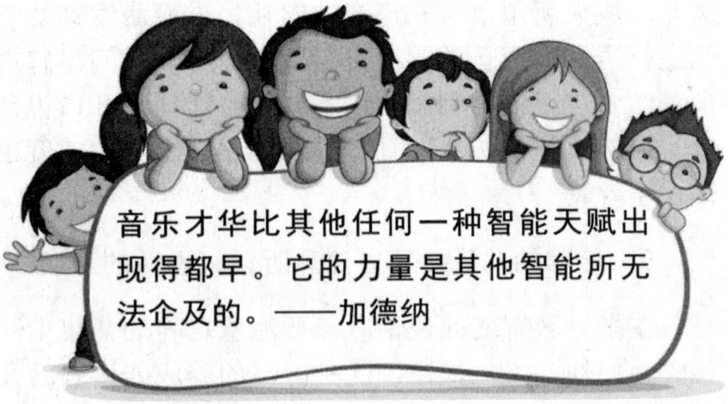

（2）智育功能

关于音乐能启迪人的智慧，音乐能发掘人的能力，现代科学对人脑的研究，已经得到了证明。人脑分左右两部分，其功能各不相同。人体左半部由右脑指挥，右半部由左脑指挥。逻辑推理主要是在左脑进行，形象思维主要是在右脑进行。右脑的想象力是左脑的百万倍，而这是智力的主要品质。科学研究结果表明，要使脑力得到增强，就必须从出生起，对大脑给予充分的刺激。欣赏音乐、唱歌、演奏乐器，就是对大脑特别是右脑最好的刺激。弹奏乐器两只手的指头都要参与操作，且对音乐的领会更为深刻，因而右脑受到的刺激更是强烈持续下去，人的脑力就得到了很大的开发。特别是形象思维能力，更是得到活化提高。对于所有的幼儿来说，音乐能够增强幼儿记忆力、想象力及创造力，同时使幼儿的听觉辨别能力和敏感性增强。婴幼儿的音乐活动是说、唱、奏、舞的综合形式，这也符合幼儿的感觉是统合而非分化的特点。通过婴幼儿早期的音乐学习和培养，对孩子的听觉、感觉、知觉等发展有很大的帮助。乐曲的欣赏不仅能够调节幼儿的心灵，也能够锻炼幼儿的听力、听觉。即兴打击和哼唱是婴幼儿对音乐的感知的具体体现。

（3）社会化功能

社会化是在一特定文化中，从无助的婴儿，开始学习各种态度、习性、行为，变成一个有觉悟、有知识以及有创造力的人的过程。所谓儿童社会化，是指儿童在一定的社会条件下逐渐习得的各种社会规范，正确处理人际关系，妥善自治取得社会生活适应性的过程。亲子音乐教育在婴幼儿的社会性建立上有促进社会情感方面、促进社会认知和协作方面、促进社交能力方面以及促进个性品格的形成方面的重要作用。也就是说，孩子早期音乐教育的社会性培养是很重要的，我们应该把孩子尽早地放在社会这个大环境下，让其通过自己与他人、与周围的环境的相互碰撞后体验去获得自己想要的经验。

2. 亲子音乐教育对于家长的功能

亲子音乐教育实践中，接受主体不仅仅是婴幼儿，还有家长。家长的思想意识、音乐专业知识、亲子互动的手段等都有待于在亲子音乐教育过程中提高。在教育过程中，尤其是亲子音乐教育中，大部分的家长在认识上还是不够的。问题往往是他们缺少在智力方面教育子女的资源或经验。一些研究显示，家长培养孩子在认知方面的成长所需要的，是用相关的知识和经验来营造积极的家庭环境，而不是财力的支持。能够为孩子营造支持性环境的家长的特点，在于花费大量的时间与孩子交往，采用的方法能够激发孩子的思维。他们能够积极地回答孩子的问题，鼓励孩子的探索行为，帮助孩子同化新的经验。亲子音乐教育，需要家长积极地配合，在调适成人和孩子之间关系，达到和谐而愉快，家长在认识上亟待提高。亲子音乐教育一定要用时间来做保障，多与孩子进行沟通和互动，要经常做一些亲子音乐游戏。并且要尽力做到真心的喜欢音乐、喜欢孩子、喜欢同孩子一起来做这些亲子音乐活动。

（三）奥尔夫音乐教育

奥尔夫的音乐教育体系是当今世界上最著名和流传最广的儿童音乐教育体系之一。它之所以被认可和接受，主要是因为它的教育理念符合儿童身心发展的规律。在奥尔夫的音乐中，孩子有机会进入丰富的艺术世界，音乐不再仅仅是旋律和节奏，而是与儿歌说白、律动、舞蹈、戏剧表演甚至是绘画、雕塑等视觉艺术相联系。婴幼儿在成人的引导下去关注特定的一个声源，去倾听、辨别、想象来自生活和自然界的不同的声音。

1. 运用语言、歌谣对孩子进行节奏训练

原本性的音乐教育观念是奥尔夫音乐教育中最核心的思想，也是其全部教育理念的基础。就如奥尔夫所讲的，“原来的音乐绝不只是单独的音乐，它是和动作、舞蹈、语言紧密结合在一起的；它是一种人们必须自己参与的音乐，即：人们不是作为听众，而是作为演奏者参与其间。”奥尔夫认为节奏是能够把语言、动作、音乐融在一起的最核心、最基本的要素。节奏方面的训练应该贯穿于音乐教育的整个过程。奥尔夫把语言引入到音乐教育中并作为节奏的入门。每一个人自出生后有两个基本的能力：一是学说话；二是学走路。孩子这两个能力是由父母来教的，孩子和父母的语言交流机会也是最多的，家长完全可以在亲子音乐教育中利用语言、歌谣来调动孩子的学习兴趣，培养孩子感知音乐的节奏、音高要素的能力。通过语言和歌谣培养孩子的节奏感对于家长来说是最简单易行的教育方法，而且对于一些家长来说虽然他们不具备一定的音乐知识，不能掌握音乐作品的曲调、音高，但家长可以教孩子说儿歌。0～6岁的孩子声带非常稚嫩，不能很好地控制发声，使他们的歌唱受到一定的局限。但是每个孩子

都喜欢跟着家长朗诵歌谣，因为歌谣有一定的节奏感、韵律美，孩子读起来朗朗上口。父母在家庭生活中带着孩子朗诵歌谣、说儿歌，不但对孩子的语言发展大有益处，而且也发展了孩子的记忆力和对相关音乐要素的感知能力。在奥尔夫看来，这种行为方式是合乎儿童天性的。

在亲子音乐教育中，家长可以运用生活中的许多丰富的事物作为节奏朗诵的素材，比如可以从孩子的姓名和家庭成员的称呼开始，再到孩子的玩具，还有家中的家具、家用电器等。家长带孩子购物和游玩时还可以运用孩子感兴趣的动物名和交通工具等作为素材。所以，利用说话作为起步的音乐教育，会使孩子们感到非常熟悉、亲切，它无须专门的训练和技能技巧准备，就可以开始音乐教学，学习中自然减少了心理障碍。

例如利用玩具名、水果名、动物名、交通工具名称进行节奏朗诵的训练。

| × × |	| × ×× |
皮 球	红 苹果
| × × |	| ×× × |
小 猪	小汽 车

2．运用动作培养孩子的音乐能力

奥尔夫认为音乐教育始于动作，应从儿童的身体反应和动作开始。动作是人类表达思想情感的一种最直接、最自然的表达方式。孩子不会开口说话之前，通常能够灵活地运用肢体语言和家长进行有效的沟通。当孩子听到音乐时便会通过做简单的自由律动来表达自己愉悦的心情，如果家长对孩子的动作表现给予鼓励和赞许，孩子就会更愿意通过身体动作来表现对音乐的感受。在亲子音乐教育中实施结合动作的音乐教育，方法简单便于家长操作，而且教育效果也最好，因为它不仅可以发展孩子富有动力的生命力，而且还可以培养孩子对身心的自控把握能力。孩子对听到的音乐所做出的即兴表演激发了他们创作的欲望，也为他们创造性思维提供了一个更加广阔的天地。人的动作本身就最富有节奏动力，在音乐活动中把人的身体作为乐器，可以使人与生俱有的节奏感被很好地得到挖掘、开发。0～6 岁是一个人通过动作来体验和发展其敏锐的节奏感的最佳年龄接受时期，所以家长应该结合动作对孩子进行亲子音乐教育，而且越早对孩子的多方面的发展越有利。比如，首先可以培养孩子较好的节奏感，这也是人极为重要的音乐感知能力；其次可以培养孩子的身体动作的协调能力，使孩子的身心能够得到和谐、平衡的发展；最后还可使孩子的情感表达更加丰富，培养他们的创新能力。日常生活中蕴含着丰富的动作节奏的素材，家人可从最接近婴幼儿生活的节奏进入训练。比如四分音符符合行走的节奏、速度，八分音符符合跑步的节奏、速度，并且结合着节奏读音。家长带着孩子一起从最简单的走跑动作开始，再到一些复杂的动作来培养孩子的节奏感，这就需要家长用心地去挖掘，把它灵活地运用到亲子音乐教育中去。

奥尔夫音乐教育体系创造了一整套结合动作参与音乐教育的方法，其中的声势就是把人的身体作为乐器，人通过身体动作发出声响的一种手段。动作声势是人类表现、宣泄、交流情感最原始、最直接的方式，它产生于语言、音乐之前，而且至今仍被人们运用在日常的生活中。基本声势包括拍手、拍腿、跺脚、捻指四种形式。捻指对于 0～6 岁的儿童来说是难以掌握的动作，所以拍手、拍腿、跺脚可以用于亲子音乐教育。

运用声势进行家庭音乐教育具体优势表现在：运用声势不需要进行复杂的逻辑思维，也无须凭借高难的技能技巧和抽象的概念，更不需要借助任何教具、乐器。声势对于每个婴幼儿来说都会自然地使用，而且没有任何负担，孩子们只有在没有负担的前提下才会愿意并且带着兴趣参与到亲子音乐活动中来。

3．利用乐器玩奏培养孩子创造音乐的能力

奥尔夫认为，婴幼儿在音乐活动中不是被动的听众，而是作为一名演奏者、音乐的创作者积极地参与到音乐活动中，因此，奥尔夫乐器也应运而生。奥尔夫乐器的诞生来源于一个教育原理：人们只有在音乐实践中才能学到音乐。奥尔夫创造的乐器音色纯美、操作简单、经济实用，是开展亲子音乐教育很好的乐器。其中的打击乐器是所有乐器组中音色最独特、最丰富的，对于诱发孩子的即兴创作的欲望有着非常理想的效果。奥尔夫的创作团体曾把玻璃杯、罐头盒等生活用具引入节奏训练之中，自制乐器扩大了视野，提供了新的材料，这类材料在生活中随手皆是，自制乐器进行乐器玩奏更适合于在亲子音乐教育中开展。在亲子音乐活动中，家长可以让孩子作为一名演奏者参与其中，对于孩子来说乐器玩奏简单易行，它贴近于生活，符合孩子的天性，是婴幼儿的良师益友。

生活中可以利用的自制乐器的材料很广，比如把豆粒或沙子装入空着的易拉罐里做成沙球，用空饼干筒做成鼓等。任何一种乐器对于孩子来说，不仅仅是乐器或是玩具，还是一种教育的载体。让孩子亲身体会乐器的弹奏使用，即兴地创造属于自己的声音，是接近音乐、拥抱音乐最直接的方法。

6 岁以下的孩子因为身体的神经肌肉发展没有成熟，所以他们使用的乐器多少受到一些限制。许多的教育者仍然提倡最好延迟至孩子 6 岁以后再学习比如钢琴、提琴和吉他这类正式的乐器。因此在 0～6 岁这个年龄阶段，最需要的是聆听各种音乐，制造各种声响，所以利用打击乐器对 0～6 岁的儿童进行亲子音乐教育是很合理的。

（四）开展亲子音乐教育的方法

1．把握大脑形成音乐能力的关键期

研究发现，新生儿的脑重量为 370 克，1 岁时几乎是成人脑重的 60%，2 岁时约为成人脑重的 75%，3 岁时脑重就已经接近成人，所以，0～3 岁是婴幼儿感知觉、记忆、思维、个性等多方面能力高速发展的关键期，更是成长、学习的关键期。因此，0～3 岁是孩子大脑形成音乐能力的关键期。在 0～3 岁这一时期，一个丰富的音乐环境能够为孩子音乐能力的发展奠定基础。蒙台梭利在其著作《童年的秘密》一书中提出了儿童发育中的一个“敏感期”的观念。“儿童在他的敏感期里学会自我调节和掌握某些东西。就像一束光是从内部射出，或者像电池提供能量一样。正是这种敏感性，使儿童以一种特有的强烈接触外部世界。在这个时期，他们对一切都充满了活力与激情，而且每一个成就的到来都使他们的能力更为增强。只不过当这个目标达到以后，他们才会丧失对此类目标的敏感，麻木和疲劳感就随之而来。但如果儿童在他的敏感期里遇到障碍而不能工作，他的心理就会紊乱甚至变得乖戾。人们对儿童心理上的创伤仍然知之甚少，但可以说明的是，这些伤痕大多数是由成年人无意识地烙上去的。”

因此，为了培养孩子的音乐素质，让孩子得到全面发展，一定要把握住婴幼儿大脑形成音乐能力的关键期，重视孩子的音乐敏感期的音乐教育，能够树立音乐教育从孩子零岁开始的教育观念，实施 0～6 岁亲子音乐教育，尽早为孩子创设丰富的音乐教育环境，尽可能多地通过音乐的教育手段让孩子的大脑获得多感官的刺激，将为孩子音乐能力的发展奠定基础。

2. 为孩子创造良好的亲子音乐教育环境

（1）创设美好的亲子音乐氛围

成人为婴幼儿创设的亲子音乐氛围应该是全方位、多视角的，努力让生活的空间成为孩子感受美的园地。亲子音乐教育也应不拘形式、不限时空，比如成人可以为孩子有规律地举办小型音乐会。音乐是表演的艺术，举办小型音乐会，不仅为孩子创造了更多的音乐表演机会，而且还给孩子提供了展示音乐才能的机会。成人只需抽出一定的时间，几位父母们带上孩子在家中或其他可以聚会的地方举办小型的音乐会是很容易做到的。温馨的家成为孩子们展示音乐才能的场地，孩子们在表演音乐时感到轻松、自由、无拘无束，从而激发其对音乐的创造力。孩子的音乐表演在一次次的小型音乐会上得到了大家鼓掌的认可的同时，他们对音乐表现的积极性也得到了最好的发挥。

（2）创设宽松、自由的环境

让婴幼儿学会倾听，学习用音乐表达自己的思想、感情，用音乐来放松。父母还要使孩子对音乐有浓厚的兴趣及强烈的学习动机，保持对音乐的敏感性，可播放经典音乐，听音乐家演奏、唱歌，也可挑选孩子喜爱的乐器进行练习。要特别鼓励孩子自发性的音乐活动。

教孩子认识生活中的各种声音，并鼓励孩子描述、模仿所听到的声音；可以在讲故事时，选择一些音乐来配合故事情节，让孩子能够在故事中感受音乐带来的美妙；鼓励孩子用各种不同的素材发出声音，多利用生活周边的材料，和孩子一起制作乐器；孩子在练习或者演奏时，父母要积极参与和反馈，此时的成人是欣赏者，是被美妙的音乐所感染的人，而不是严厉的监督者、评判者。当成人沉浸在孩子创造的音乐中时，孩子才会产生成就感和幸福感，这样他的兴趣和热情才会持久，才会真正体会到音乐的魅力。

（3）创设专门的音乐活动区

为了让孩子更好地亲近音乐，尽情地玩各种音乐游戏，给孩子创设音乐活动区是很有必要的，这样孩子会拥有一个完全属于音乐，属于自己心灵的小天地。音乐活动区最好是一个独立的房间。音乐活动区最主要的是必须有足够的空间方便孩子随意走动，做各种音乐游戏和活动。

音乐活动区里要具备录音机或 DVD 机以及音响设备，还要有橱柜，里面可以放置乐器、玩具，而且橱柜的高度要方便孩子拿取里面的物品。音乐活动区还需要成人用心地装扮，比如可以在地面上、墙上、家具上划上五线谱，做一些画有音符的卡片，这样方便孩子在五线谱上随意地移动音符卡片，对孩子认识音高、节奏等音乐元素是很有帮助的。当孩子走进音乐活动区时，就像在音乐的海洋里漫游，完全沉浸在音乐的世界里。

拓展阅读

亲子阅读

亲子阅读，又称“亲子共读”，就是以书为媒，以阅读为纽带，让孩子和家长共同分享多种形式的阅读过程。通过共读，父母与孩子共同学习，一同成长；通过共读，为父母创造与孩子沟通的机会，分享读书的感动和乐趣；通过共读，可以带给孩子欢喜、智慧、希望、勇气、热情和信心。

当宝宝降临后，营造一个良好的阅读环境，对宝宝成长起着至关重要的作用。

家长要为宝宝创造一个舒适、色彩鲜明的阅读环境。可在家中选一个光线充足的房间或角落，放置一张书桌，旁边摆着一个矮矮的小书架，书架上陈列各类儿童读物，让宝宝随意选取自己喜爱的书籍；地面可以铺设卡通图案的地毯，宝宝可坐在松软的地毯上或是书桌前放松自在地去阅读。

此外，墙壁上也可以贴上图片、成语等，使整个阅读空间变得休闲又有趣味。当然，还可以更随意些。在家里的各个角落，只要孩子能走得到，够得着的地方，放上一些书籍，堆上几册画页。

0～3 岁的宝宝可读识图类、歌谣类、绘本类、故事类的书籍，认识水果、蔬菜、生活用品、动物、植物等，还可用童谣的形式来读唐诗宋词。大一点的宝宝，可读科普类、童话类的书籍。

实战训练

一、尝试设计一个训练 6 个月婴儿听觉能力的亲子游戏。
二、尝试设计一个训练 3 岁幼儿视觉能力的亲子游戏。
三、尝试设计一个训练 2 岁幼儿节奏与韵律的亲子游戏。
四、尝试设计一个训练 4 岁幼儿方向感的亲子游戏。
五、请设计一个适合 2 岁幼儿的亲子语言游戏。
六、尝试用一种生活常见材料自制乐器。
七、根据歌曲《哈巴狗》设计一个亲子游戏。

哈巴狗

1＝C $\frac{4}{4}$
小快板 愉快地

1 1	1 2	3	-	|	3 3	3 4	5	-	|
一 只	哈 巴	狗			坐 在	大 门	口		
一 只	哈 巴	狗			吃 完	肉 骨	头		
6 6	5 4	3	-	|	5 5	2 3	1	-	|
眼 睛	黑 黝	黝			想 吃	肉 骨	头		
尾 巴	摇 一	摇			向 我	点 点	头		

第四节　亲子游戏

知识领航

一、亲子游戏概述

（一）什么是亲子游戏

亲子游戏是家庭内父母与孩子之间，以亲子感情为基础，以婴幼儿与家长互动游戏为核心内容，全方位开发孩子的运动、语言、认知、情感、创造、社会交往等多种能力，帮助孩子初步完成自然人向社会人过渡而进行的一种活动。亲子游戏是以亲缘关系为主要维系基础，以家长和儿童共同游戏为形式的一种活动。

儿童一生下来就是一个社会学意义上的人，处于人所特有的社会文化环境中。在这样一个环境中，成人尤其是父母，是影响儿童生活与发展的重要因素。他们不仅仅是儿童日常生活的主要照料者，而且还是儿童直接接触与交往的最早的对象。在这种接触与交往的过程中，便发生了最早的亲子游戏，当母亲给孩子喂奶、换尿布时，母亲往往在跟孩子说话、微笑，甚至模仿孩子的一些动作（例如吐舌头），而不在乎孩子是否能听懂自己的话。大约 3 个月，母亲的这种热情有了回报。当母亲低下头来，轻轻地跟孩子说话的时候，孩子的小脸明显地有了表情，他（她）在朝自己的妈妈微笑。当母亲模仿他（她）的吐舌头动作时，他（她）也会跟着吐舌头。孩子欢乐的表情与动作，激起了母亲与之交往嬉戏的更大热情。这种直接的交互模仿活动，正是最早的亲子游戏的迹象。典型的人与人的交往就这样开始了。再大一点的孩子，逐渐会主动逗引成人。到六七个月，孩子可以和成人玩极短时间的“藏猫儿”游戏。母亲用手将脸遮盖，过一会把手拿开，同时说话。这种动作配合着声音的嬉戏使孩子感到惊奇和快乐。这种游戏虽然简单，但可以使孩子逐渐体会到即使看不见某个物体时该物体依然存在（即物体的恒常性），同时也有益于孩子追踪物体能力的形成。以后，这种由成人发起的游戏开始演变为由孩子发起的游戏。孩子模仿成人示范过的动作与声音，使“有趣的情景”再度发生。

除了这种由视线交流、动作、表情和声音为媒介的直接的交互模仿活动之外，成人与儿童的游戏还往往借助于玩具和游戏材料来进行，如摇拨浪鼓来逗引孩子，这就是早期亲子游戏的另一种形式——以物为中介的协同活动。在这种游戏中，成人往往向孩子介绍玩具或物品的名称、颜色、形状等，并且向孩子示范动作方式。这种游戏带有较明显的“教导”性质。早期的亲子游戏虽然比较简单、短暂，但可以使孩子学习社会性交往的基本规则，如参与、等待、轮流、重复。

1 岁半以后，儿童的发展出现了两个显著的特点，即会走路和说话。行走和言语能力的出现，一方面为儿童的发展创造了新的条件；另一方面，也改变了成人的态度，成人开始对儿童提出了初步的“学习”要求。他们开始为儿童提供一些带有浓厚的社会文化特点的玩具和材料，如家庭玩具、积木、彩笔、图书，等等。这些玩具一方面丰富了儿童的活动内容，另一方面也改变着亲子游戏的性质。在游戏过程中，成人往往更多地借助于语言来引导儿童掌握玩具或材料中所凝聚的社会文化经验，因而亲子游戏的教学性质也就更加明显。从这时起，可以把亲子游戏划分为两种性质不同的类型：嬉戏性亲子游戏和教学性亲子游戏。同时，再随着儿童身心的发展，儿童可以主动发起和建构游戏。

著名的幼教专家陈帼眉教授说过，家长对小孩子的教育，第一就是培养他良好的生活习惯，第二就是跟孩子做亲子游戏。幼小的孩子，最希望的就是和父母一起玩。开展亲子游戏，是家长与孩子的需要，也是完成幼儿教育使命、促进孩子身心健康发展的需要。

（二）亲子游戏的意义

1. 亲子游戏有益于家长与孩子之间的情感交流，密切亲子关系

父母与儿童的亲密程度，是婴幼儿保教是否成功的关键。父母和儿童之间的联系就像与其他人的联系一样，是随亲子双方相互认识和理解的增进而发展变化的。亲子游戏是父母双亲与儿童交往和沟通的一种重要手段，家长在家里利用休闲时间，与孩子一起游戏，让孩子生活在

轻松愉快、无拘无束的氛围中，可以增强亲子间的亲近感和亲密性，自然而然地流露着骨肉亲情。多对话、多提问、多交流，使气氛变得和谐活泼一些，孩子就不会与其父母保持距离，家长与孩子就能在情感和认知等诸多方面获得大丰收。实践表明，这些有益的活动，可以使儿童体会到亲人的温暖，体会到亲人的关爱和支持，对于他们的认知、情感、社会化发展来说，是不可缺少的。

2．亲子游戏有利于促进儿童的全面发展

根据马斯洛的需要理论，可以将儿童的生活需要划分为三个层次：第一层次的生活需要是生理性的。它的满足确立着儿童对外部世界的最初信任，主要包括基本生存需要、身体活动的需要和安全需要等。第二层次的生活需要是心理的，主要包括理解环境和影响环境的需要。其运行机制是心理最佳觉醒水平的维持：当外部环境刺激的新异水平上升和刺激信息的过于贫乏或单一，就会使儿童在心理上产生紧张、厌烦等消极、不稳定反应，导致心理觉醒水平出现过高或过低，于是作为主体的儿童就会在兴趣或好奇心的驱使下进行探究，或理解环境或以想象、创造的冲动去控制与影响环境，从而使心理觉醒水平保持最佳的平衡状态。第三层次的生活需要是高级的精神性或社会性需要，包括社会交往的需要以及基于此而产生的自我实现的需要和尊敬或认可的需要。在幼儿期由于自我意识的发展，已开始显示出表现自我、获得成功和得到他人好评与认可的明显预期。

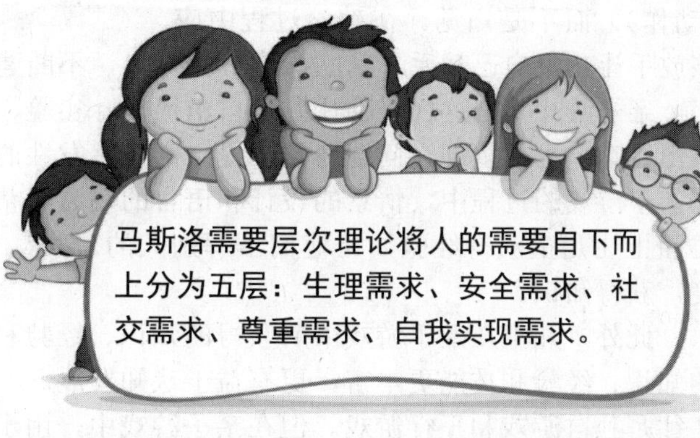
马斯洛需要层次理论将人的需要自下而上分为五层：生理需求、安全需求、社交需求、尊重需求、自我实现需求。

人类的任何一种行为都是其自身与环境相互作用的产物。游戏成为在儿童世界里频频发生的基本活动或行为表现，其更为根本的、内在的理由在于儿童自身的需要，这种需要是儿童个体的具体游戏行为动机发生的根源和基础。从儿童是生活的主体这一角度出发，就可发现，游戏的发生根源于儿童生活需要的整体结构性的驱动和支持。由此可见，游戏活动是幼儿生活内容的主要部分，在他们眼里，什么都可以成为一种游戏，如果家长善于掌握时机，引导得当，通过亲子游戏活动，运用在游戏活动中接触到的一切事物和材料，对孩子进行因势利导的教育，就能促进孩子在身体、生理和心理诸方面的和谐发展。以传统的翻绳游戏为例：翻绳游戏是家长和孩子面对面一起翻绳，材料只是一根细绳，也不用多大的活动空间，随时随地都可以玩，轮流翻动就能变出各种图案和样式。据说最多可以翻出二百多种花样，这对孩子是很有兴致的一种游戏。在这个游戏中，亲子双方既动手，又动脑，大小肌肉都受到锻炼，空间知觉、形象思维、数学概念等认知能力都会得到提高。而轮流动手的方式，可以加强孩子遵守规则的意识，对其社会性发展十分有利。

3．亲子游戏有益于幼儿把在亲子游戏中获得的对待物体的态度、方式、方法以及人际交往中的态度迁移到自己的现实生活中去

皮亚杰提出了儿童任何知识的构建都要通过儿童的操作活动来获得，活动在儿童的智力和认知发展中起着重要作用的观点。认为动作是连接主体与客体的桥梁和中介，一切知识是主体与客体相互作用的产物，认识的形成主要是一种活动的内化作用。他提出，只有儿童自己具体地和自发地参与各种活动，才能获得真实的知识，形成他们自己的假设，给予证实或是否定。只是观察别人的活动，并不能形成儿童的新的认知结构。皮亚杰十分强调动作在儿童的认知发展中起着重要的作用，认为认知结构是逐步建构起来的，它发生的重点是主客体相互作用的唯一一个可能的连接点——活动（动作），而不是知觉。在教学过程中应该放手让儿童自己动手、动脑探索外部世界，不断建构自己的知识经验系统。

皮亚杰将儿童认知发展自先而后分为四个阶段：感知运动阶段、前运算阶段、具体运算阶段、形式运算阶段。

亲子游戏就是这样一种让儿童自由操作、实验、观察、思考，自己认识事物、发现物体、得出答案，为儿童创设问题情景，提出富有启发性的问题，促进儿童重新组合与思考的活动。在亲子游戏的过程中，情景的设计和语言的刺激能帮助幼儿构建外部世界的知识，在潜意识的层面上让儿童获得经验，让他们了解别人的想法，也从别人的言谈中感受到别人对自己的态度，获得知识。

此外，儿童在亲子游戏中所获得的知识、经验和技能往往比在独自游戏和伙伴游戏中获得的知识、经验和技能更丰富，更有益于认知发展。4 岁以前，当儿童与同龄伙伴一起游戏时，往往是独自游戏和平行游戏。但在亲子游戏中，由于有成人的引导与帮助，儿童能够很好地承担游戏合作者的角色，因而社会性交往水平高于伙伴游戏中的交往水平。在亲子游戏过程中渗入了大量的言语交往，因此有助于儿童的语言发展。同时亲子游戏有助于亲子间安全依恋的形成。安全依恋与游戏中获得的快乐体验，有助于儿童人际交往兴趣的形成与发展，有助于儿童活泼开朗性格的形成。在亲子游戏中，成人能够敏感地觉察到儿童对游戏方式的情绪与体验反应，采取适合于儿童发展水平与能力的方式来构建和调整游戏，使游戏有利于儿童的安全、健康与发展。

（三）亲子游戏的现状与误区

1. 亲子活动的现状

亲子游戏的传播虽然越来越广，遍及千家万户，但是许多家庭在开展游戏的过程中究竟是如何的呢？

常见家庭内没有属于孩子的游戏场地，提供给孩子的只是一些玩具、图书等。也有家长因为没有时间或不屑的缘故，让孩子单独游戏，从没有或极少参与孩子的游戏。每天都是重复几种简单的游戏，如“藏猫儿”的游戏经常进行，未知亲子游戏的变化多种多样也广泛存在。部分家长仅认识游戏的娱乐性，忽视了教育性，使亲子游戏成了溺爱孩子的表现。如有的家长对孩子言听计从，孩子要他当马骑时，他就乖乖地让孩子骑在背上等。此外，很多家长缺乏选择玩具的知识。有的家长对选择玩具的有关知识一无所知，有的玩具虽好，可是由于父母不了解儿童发展情况，不能把合适的玩具在合适的时候给合适的孩子。如把八九岁孩子才能拼凑的飞机模型送给三岁的孩子，他当然拼不起来，而这样会导致孩子失去对拼图或与拼图相似的游戏的兴趣。

2. 开展亲子活动的误区

误区 1：着急干涉孩子

对孩子来说，生活中的任何事情都是游戏。因此，孩子的很多做法可能让父母感觉十分困惑，尤其当孩子玩一些父母认为不恰当的游戏时，有的父母会急吼吼地跑去干涉孩子，有的父母却觉得孩子玩游戏的小模样十分可爱，于是拿孩子当玩具逗乐，这些都会对孩子产生不好的影响。孩子虽然小，但他天生就会察言观色。因此，父母的任何行为都会在孩子的小脑瓜里留下十分深刻的印象，对孩子产生不一般的影响。

纠正法：与孩子建立平等的玩伴关系是亲子游戏的最高境界，这样可更好地调动孩子游戏的积极性。让孩子在游戏中通过模仿与创造性地积极参与，学会以正确的方式处理事情。

误区 2：以父母的价值取向来衡量孩子的游戏

游戏是孩子学习的最佳方式，也是培养孩子良好性格与行为方式的最佳训练方法。父母不要以自己的价值取向来衡量孩子的游戏行为，人为地限制孩子的游戏方式，或为了让孩子“学”到“知识”而强迫孩子玩不喜欢的游戏。

纠正法：正确的做法是，应让孩子充分发挥他的想象力与创造力，做游戏的主人。当孩子在游戏过程中确实出现无法解决或可能对他产生不良影响的问题时，父母才有必要介入，并对孩子加以引导。

误区 3：违背孩子的年龄特征开展游戏

不同年龄段的孩子，对不同的游戏有着不同的兴趣与热情。比如，故意让手中的物品掉落在地面，让它发出响声，一些看起来毫无意义的游戏也会引起孩子的强烈兴趣，这是 1 岁左右孩子乐此不疲的游戏。但如果与 2、3 岁的孩子玩这个游戏，他们就会觉得索然寡味，这么大的孩子可能对玩具更感兴趣，并喜欢用玩具作为道具来延伸他们的游戏。

纠正法：父母应该引导不同年龄段的孩子尽可能玩适合他们的游戏，这样才能使他们感兴趣，也有助于发展孩子的智力和想象力。

误区 4：认为良好的游戏习惯无关紧要

良好的游戏习惯，会对孩子的成长产生至关重要的影响。让孩子学会遵守游戏规则，合理安排游戏时间等，这些良好游戏习惯的建立是孩子理解社会行为规则的最佳途径。

纠正法：比如，玩具玩完了让孩子自己收拾好，并物归原处；游戏时间要有节制，不能没完没了地让孩子玩，更不能因为玩而影响吃饭、睡觉等。

误区 5：总是剥夺孩子独自游戏的权利

有的时候，孩子并不是我们想象的那样一直需要有人陪着，他也需要有自己的空间。即便几个月的孩子，他们也会自得其乐地玩着自己的小手小脚，体验独自玩耍的乐趣。

纠正法：在开展亲子游戏的同时，父母要尽可能利用机会鼓励孩子独立游戏。当孩子不哭不闹自己玩耍时，不要打扰孩子，给他一点属于他自己的时间与空间。

误区 6：在孩子需要帮助时袖手旁观

游戏是孩子自己寻求答案的最佳途径。当孩子热衷于游戏活动时，他们可能会提出一些比较特别的要求。这时，父母不要因认为孩子的游戏活动毫无意义而忽视他或限制他，而应尽量帮助他们，千万不要因为害怕孩子弄脏衣服或出现别的问题而约束他们。

纠正法：为孩子提供各种各样的游戏材料，如小纸片、种子、泥土、小剪刀、积木、水、沙、颜料、空纸盒等，让他们开动脑筋去游戏。当然，给孩子提供帮助需要掌握一个度。比如，当孩子在游戏中遇到困难时，父母要给孩子自己解决问题的机会。只有当孩子确实不能解决时再给予一些帮助。这样，可让孩子在各种活动中体验生活，学会思考。

（四）亲子游戏的指导策略

1．选择多样化的游戏材料

合适的玩具是亲子游戏的媒介，可刺激儿童游戏的乐趣，增进游戏的价值。家长为婴幼儿选择玩具时，要考虑到其教育意义与艺术性，注意物美价廉、经济适用和卫生安全，并注意游戏材料的多样性、新颖性和多变性，以满足身体游戏、社会性游戏、建构性游戏、戏剧性游戏和规则性游戏的需要。在提供游戏材料和玩具时，应符合孩子的年龄特点，给年幼的孩子以提供成型玩具为主，适当提供一些半成品玩具；随着年龄的增长，逐步增加玩具的种类和半成品玩具的数量。

优良的玩具应具备：多变化，可激发想象力及创造力；质料优、构造坚固、无毒性、不会损害身体；可以引起美感或感情，诸如洋娃娃、七巧板、积木、皮球、风筝等。

实际上，可以作玩具的东西很多，也并不是越新奇特越好。一些简单的家用物品，如塑料瓶、空盒子、小勺子等都能成为孩子的玩具；有时也可自己改装一些玩具，只要颜色鲜艳，可拿着玩的任何形式的物体，同时体积大小合适，经过消毒，不会造成伤害的都可以；家长还可以引导孩子自制玩具和自找玩具，这样不仅丰富了游戏的内容，而且有助于发展幼儿的智力和想象力，并养成勤俭节约的好习惯。

2．丰富适宜的游戏内容

游戏内容需精益求精，亲子游戏的内容要适合幼儿的年龄发展水平、兴趣倾向，要从幼儿的生活中挖掘游戏。不同的幼儿具有不同的年龄特点，如小班幼儿大肌肉的控制和应用能力发展迅速，逐渐能控制小肌肉的精细动作；正处在语言发展的敏感期，好奇，好“自己动手”，家长要根据幼儿的这些特点，来设计亲子游戏，如“卷春卷”、“身体变变变”等。如中、大班幼儿可适度地进行一些促进幼儿小肌肉发展的游戏，如“兜兜乐”、“摘果子”等。

亲子游戏时，家长要特别尊重幼儿自发生成的游戏内容，珍惜幼儿具有创造力的表现。如带孩子到公园，家长预设的游戏是“捉迷藏”，但孩子发现了地上的树叶，并很感兴趣，这时家长可以顺着孩子的意愿，引导他玩“拣树叶”的游戏。孩子的创意被承认，增强了孩子自信心以及对亲子游戏的兴趣。

3．创设良好的游戏环境

凡是新奇的事物、奇特的东西都会使幼儿产生好奇心。幼儿受好奇心的驱使就会通过游戏活动来学习、成长。因此，首先家长应该创设一个良好的游戏环境。家长创设的亲子环境要让孩子可看、可听、可触摸，能充分的感知和体验。游戏环境是指为儿童游戏活动所提供的条件，包括物质环境和心理环境。物质环境必须具有安全性和丰富的刺激性，可参与性高，并且教育性与可控性相结合，把教育意图渗透在游戏环境中，创设一个自由自在、充满有趣事物的高适宜性游戏环境和游戏舞台。但要避免过于繁杂、无序，造成刺激因素过多，影响儿童的专注力。家长可在室内创设较稳定的游戏区、游戏角，并配备多样化的适合婴幼儿身心发展特点的游戏材料和设备，注意在一定时期内进行变更，使儿童感到新鲜有趣，提高儿童的游戏兴趣。如家长可为孩子腾出一个角落，用布隔开，或利用废旧材料为孩子布置一个特殊的游戏环境。

健康、活泼、生动的亲子游戏的开展，不仅有赖于良好的物质环境，更需要一个和谐、温馨、民主、平等的心理环境。儿童只有在轻松、愉快的精神状态下，才能积极、主动地参与到游戏中去。良好的亲子关系和温和、安全、放松的心理氛围不仅是亲子游戏开展的条件，也是儿童健康发展的保证。家长应当营造和谐快乐的家庭氛围，建立安全的亲子依恋关系。家长应避免在游戏中对孩子提过高的要求，把游戏变成是由家长陪同的“ 学习”，并应杜绝恐吓、责罚、强迫孩子“游戏”或把孩子当玩具逗玩的不理智行为。不要把自己的意愿强加于孩子，在游戏中对幼儿提过高的要求，强迫孩子玩不喜欢的游戏；这种所谓的“游戏”，会让幼儿对“游戏”失去兴趣，更不会主动地提出玩游戏的愿望了。在与幼儿进行亲子游戏时，家长应该摆平心态，只有这样，家长才会对孩子有一个正确的期望值，从而科学地玩亲子游戏。

4．实施科学的游戏互动

亲子游戏中，父母不仅充当着导演、参与者的角色，还应当是一位细致的观察者。观察是成人接近游戏的起点，是理解儿童游戏行为的关键。家长成功地进行亲子游戏完全依赖于他们的仔细观察。成人通过对儿童游戏的仔细观察，可以了解游戏的内容和儿童的性情、习惯、能力等，并选择适合于儿童当前的游戏兴趣、类型和活动互动方式。但观察必须是系统的、有条理的、客观的，反映儿童游戏行为中的真实天性。这需要家长掌握必要的游戏观察技能，具备一双“慧眼”，并依此采取积极性回应。

家长进行支持性和回应性地参与亲子游戏时，能大大丰富儿童的游戏经历和体验，而以太直接性、太干涉性地参与游戏时，则会严重破坏游戏，对游戏产生副作用。研究发现，最有效的亲子游戏互动策略就是家长适宜地参与游戏，担当支持性角色。

5．记录快乐的游戏情景

游戏是健康、幸福幼儿时代的一个重要部分，家长有责任为幼儿一生的幸福积累精神“财富”，帮助幼儿留住美好的童年生活记忆，这就需要家长对亲子游戏进行记录，并在这些记录中细细回味亲子游戏的快乐。游戏记录是家长通过持续、细心地观察，采用如笔记本、照相机、录音机、录像机等不同的工具，用绘画、拍照、摄像等形式记录下游戏情况、比赛结果、游戏体验，从不同的角度对亲子游戏进行原始材料的收集和记录。家长通过对幼儿游戏记录的点点滴滴，使幼儿的成长可视化。成长可视化使得婴幼儿具体的所说所为得以珍藏，见证婴幼儿的发展，并以此作为幼儿认知自我的媒介；同时，可视化记录也为家长提供了一个协助幼儿保存记忆的重要工具；它更提供了教师、家长与他人认识婴幼儿的详细资讯。

亲子游戏记录强调真实、持续和全面记录婴幼儿在游戏中的真实表现。那种在儿童游戏记录中的“虎头蛇尾”，既不是有责任心的表现，也不符合游戏记录的要求。游戏记录最好以游戏发生的时间顺序为编辑逻辑，标明具体时间，有序编辑。在编辑和整理游戏记录的过程中，可以根据实际情况，让孩子参与整理，编辑成册或归档，使编辑整理过程成为婴幼儿回味游戏快乐体验和巩固记忆的过程。游戏记录的目的在于成为分享和复述记忆的交流媒介，而不是“束之高阁”，游戏记录为家长和儿童再次倾听、观看、回忆活动过程提供了独特的机会。

总之，家长应学会更多的亲子游戏和合理开展策略，把游戏引进家庭，使家庭演化成为一个其乐融融的亲子课堂，一个健康快乐的成长乐园，使幼儿在游戏中开发潜能、培养个性，丰富心灵、陶冶情操，真正获得全面、和谐的发展。

二、适合各年龄段开展的亲子游戏

（一）适合0～6个月婴儿开展的亲子游戏

1. 游戏名称：虫虫飞

材料准备：无须特别的材料准备。

游戏功能：

（1）训练宝宝视线的灵活性，使宝宝的视线能够追随物体的移动而移动。

（2）提高宝宝集中注意力的时间，训练宝宝通过观察来学会模仿。

（3）增强宝宝的手眼协调能力。

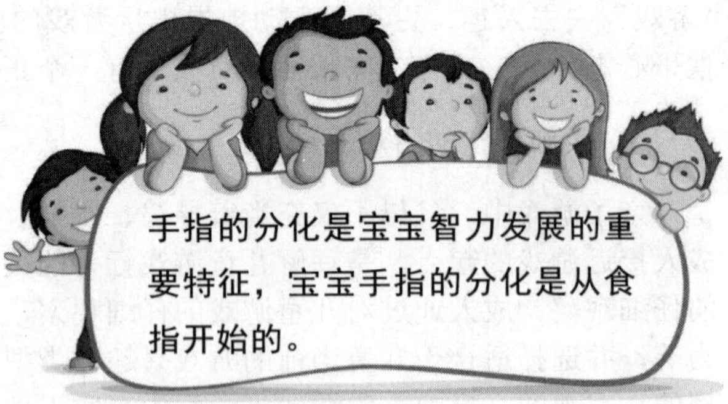
手指的分化是宝宝智力发展的重要特征，宝宝手指的分化是从食指开始的。

游戏玩法：

（1）游戏开始前，妈妈盘腿坐下，宝宝“坐”在妈妈的腿里，背靠在妈妈怀里。妈妈扶住宝宝，防止宝宝坐不稳摔倒。爸爸则盘腿坐在妈妈和宝宝的对面。爸爸和宝宝的距离越近越好，30～40厘米最佳。

（2）接着，爸爸用两只手的两个食指，做出虫虫飞的动作。

（3）反复几次之后，爸爸可以对宝宝说“现在宝宝和爸爸一起来做虫虫飞”。示意宝宝模仿爸爸之前的动作。宝宝模仿不来时，可由妈妈协助宝宝来完成。妈妈用手抓住宝宝的双手，用食指和拇指抓住宝宝的食指，做对拢和分开的动作。妈妈教宝宝做的同时，爸爸也应和宝宝一起做，并保持一致的节奏。

（4）重复几次后，宝宝渐渐能够一听到爸爸妈妈说“虫虫——飞”，自己就能对拢食指，然后再分开食指。

小提示：游戏时，爸爸的示范动作要明显，食指对拢和分开的幅度要大，以便于宝宝注意和观察。宝宝的动作并不完善，但是只要有那个样子，大人就要及时给予表扬。游戏时，爸爸妈妈要始终保持微笑，引起宝宝良好的情绪反应。

2. 游戏名称：翻跟头

材料准备：无须特别的材料准备。

游戏功能：

（1）培养宝宝的平衡感。

（2）培养宝宝空间智能和运动智能。

（3）锻炼宝宝的胆量和勇气。

游戏玩法：

（1）妈妈仰面躺在床上或地板上，双腿并拢，蜷曲至胸前。

（2）让宝宝趴在妈妈的腿上，双手扶住宝宝的腰，双腿向上抬高，并向头部靠拢，借助腿部力量让宝宝翻过去。

（3）宝宝会对趴在妈妈腿上感觉新奇，若宝宝比较享受此过程，可以延长此步骤。妈妈还可以轻轻晃动双腿，让宝宝体验荡秋千的感觉。

（4）游戏中，一定要有第三人在旁边保护宝宝的安全。

3. 游戏名称：模仿秀

材料准备：没有特别需要准备的东西。

游戏功能：

（1）锻炼宝宝的观察能力。

（2）训练宝宝的模仿表现能力。

（3）发展宝宝的肢体动作。

游戏玩法：

（1）妈妈把宝宝抱在怀里，说："小脑袋，摇一摇。"同时做摇头动作，鼓励宝宝模仿。

（2）妈妈说："小眼睛，眨一眨。"同时眨眼，请宝宝模仿。

（3）妈妈说："小手指，挠一挠。"同时用手做抓挠的动作，一边说一边握着宝宝的手腕引导宝宝模仿。

（4）妈妈还可以多想一些不同的动作来让宝宝模仿。

小提示：妈妈还可以根据宝宝的具体情况，做出一些宝宝较为熟悉的动物的动作让宝宝模仿。

（二）适合 7～12 个月婴儿开展的亲子游戏

1. 游戏名称：快乐转转转

材料准备：宝宝喜欢的玩具一个或者宝宝最喜欢吃的东西。

游戏功能：帮助宝宝发展情绪智力。

游戏玩法：

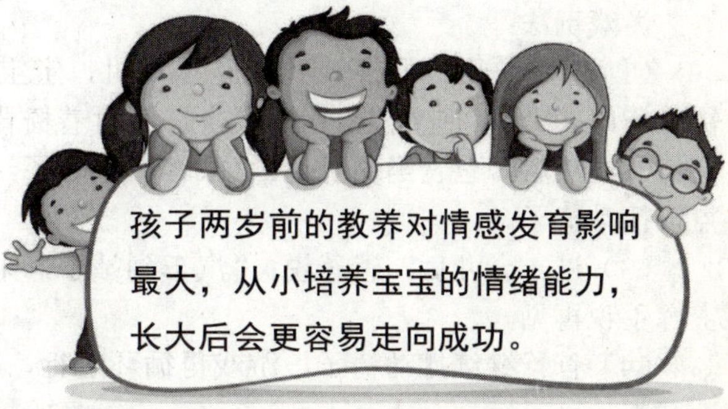
孩子两岁前的教养对情感发育影响最大，从小培养宝宝的情绪能力，长大后会更容易走向成功。

（1）选择一个宝宝心情好的时间，让宝宝俯卧在床上。

（2）妈妈拿着宝宝最喜欢的玩具或食物，在宝宝的眼前晃来晃去。宝宝会伸手去够，妈妈故意向一边移动手里的东西，并逗引宝宝跟着移动。

（3）在妈妈的逗引下，宝宝一步步把下肢和上肢同时腾空，离开床面，只是腹部着床，以肚子为支点，在床上打转转。妈妈可以不断变换逗引的方向，调整宝宝打转转的方向。

（4）看到宝宝完成时，妈妈要用高兴的笑声给予宝宝鼓励，这样就能感染宝宝提高玩的兴趣。这个游戏，宝宝每天都可以玩几次。

小提示：当宝宝看到大人在用东西逗引他时，会很高兴，会忽略到只是腹部着床的不舒服感。如果大人总让宝宝够不到东西，宝宝就会失去乐趣，还会因为受挫而哭起来。这时宝宝就会生气，并对这种游戏失去兴趣。妈妈要在宝宝最开心的时候把东西给宝宝，并把宝宝抱起来亲吻。这会让宝宝更加高兴，并增强满足感，对宝宝情绪能力的培养很有帮助。

2. 游戏名称：毛毛熊蹭痒痒

材料准备：一只毛毛熊。

游戏功能：

（1）用触觉刺激宝宝发音。

（2）促进语言发展能力。

（3）让宝宝的感官得到刺激。

游戏玩法：

（1）妈妈抓住宝宝的一只手，并让他的手张开。

（2）妈妈用另一只手在他的掌心画圆圈，接着用两根手指顺着宝宝的手臂往上移。边做这些动作边哼唱儿歌给宝宝听："胖胖毛毛熊，围着花园转，一步，两步，三四步，就在这儿蹭痒痒，蹭痒痒啊，蹭痒痒!"

（3）当儿歌唱完时，手指定在她的下巴下，轻轻的挠痒痒，逗得宝宝乐开怀。

小提示：宝宝在游戏时，会很注意儿歌，这有利于宝宝的语言发展，所以大人唱儿歌时应该吐字清楚。

3．游戏名称：小乘客

材料准备：一张小椅子。

游戏功能：

（1）培养宝宝的自我控制能力和规则意识。

（2）增加宝宝对汽车的认识，以及对一些社会规则的认识。

（3）让宝宝可以一个人更好地坐在椅子上，促进宝宝的身体发展。

游戏玩法：

（1）准备一张小椅子，让爸爸当司机，宝宝当乘客。妈妈说："汽车马上就要开了，宝宝快上车吧。"然后抱宝宝坐在椅子上，面对着椅背。

（2）然后，爸爸当司机说："乘客们坐好了，汽车要开了。"然后爸爸以椅背的两条腿为支点，挪动椅子。

（3）过一会儿后，爸爸说："汽车到站了，乘客请下车吧。"把宝宝从椅子上抱下来，让宝宝挥手说再见。

（4）爸爸继续挪动椅子，游戏再循环进行，再问宝宝要去哪里，然后让宝宝上车，爸爸再次开车。

小提示：刚开始爸爸的动作要慢一点，以后可以逐渐加快。另外，游戏过程中，宝宝有可能会不遵守规则，汽车到站了还不肯下去，这时，家长可以耐心地开导宝宝："宝宝到家了，爸爸妈妈都在等着你，看不见宝宝会着急的。"

（三）适合 1～2 岁幼儿开展的亲子游戏

1．游戏名称：《咚咚锵》（音乐游戏）

材料准备：准备一面小鼓和小镲。

游戏功能：

（1）培养孩子音乐节奏感。

（2）使宝宝认识鼓和镲，并对它们的声音有一个初步的了解。

（3）教导宝宝可以按照正确的节奏来敲打小鼓和小镲。

游戏玩法：

（1）父母先敲一下小鼓让宝宝听声音，告诉宝宝这是小鼓的声音，并让宝宝自己敲一下，感受一下。

（2）用同样的方式让宝宝认识小镲。

（3）宝宝拿着小鼓，父母拿着小镲，父母先唱歌曲，唱到“咚咚”的时候，按节奏敲敲，让宝宝模仿自己的节奏敲敲小鼓，当唱完最后一整句的时候，父母与宝宝一起动手敲动手中的乐器。

（4）注意让宝宝按照一定的节奏敲动小鼓。当宝宝具备了一定的节奏感以后，可以让宝宝独自敲小鼓，唱完“咱们两个一起敲”时，家长和宝宝一起按“XX 、XX、XX、XXX”的节奏敲动乐器，既可以让宝宝感受音乐的节奏，又可以训练宝宝行为的能力，教导宝宝遵循一些简单的游戏规则。

小提示：宝宝一开始可能不能很好地根据节奏来敲打小鼓，父母不能操之过急，在教宝宝敲小鼓之前，应该先教宝宝把歌曲的节奏念几遍，让宝宝在对节奏较为熟悉的情况下才去敲动小鼓和小镲。

2．游戏名称：看我小手变变变（美术游戏）

材料准备：画笔、画纸。

游戏功能：

（1）让宝宝建立对色彩的初步印象。

（2）加深宝宝对手的认识。

（3）刺激宝宝的创作愿望。

游戏玩法：

（1）妈妈画两张画，一张画的树上只有树干以及少量叶子，另一张画的树上长满了叶子。

（2）妈妈对宝宝说：“花儿开了，小草绿了，树上长满了绿色的叶子，多漂亮啊!可是这一棵树上的叶子太少了，宝宝来加上几片，好吗？”

（3）妈妈将绿色颜料涂在宝宝手上，教宝宝印在树上，然后把印有小手印的画贴在墙上。

（4）妈妈和宝宝一起欣赏创作的画。

小提示：注意宝宝的安全，不要让宝宝吃掉颜料，另外可用红色、黄色颜料让宝宝印手印，从而丰富宝宝对色彩的印象。

3．游戏名称：滚来又滚去（体育游戏）

材料准备：长毛巾、皮球。

游戏功能：

（1）培养宝宝的合作精神。

（2）培养宝宝的高低概念。

（3）锻炼宝宝做事的专注力。

游戏玩法：

（1）家长首先将准备好的长毛巾和皮球放好。

（2）家长和宝宝面对面坐好，左右手分别抓住毛巾的两端的左右角，皮球放在毛巾上。

（3）先让宝宝双手抬高，球会滚向家长一端；然后家长抬高双手，让球滚到宝宝一边。大人尽量不要让球掉下来。

（4）大人引导宝宝体会手一高一低与皮球滚动的关系。

小提示：大人要控制好毛巾的长度，帮助宝宝理解一高一低与皮球滚动的关系。为增加宝宝的兴趣，还可以用其他能滚动的物体代替皮球。

（四）适合 2～3 岁幼儿开展的亲子游戏

1. 游戏名称：手指操（体育游戏）

材料准备：用纸做成小鸡、小兔、小猴、小鱼和小青蛙图案的手指偶。

游戏功能：

（1）发展宝宝手指的运动能力。

（2）提高宝宝手指的灵活性和反应能力。

（3）增强宝宝快乐的情绪体验。

游戏玩法：

（1）家长和宝宝面对面坐好。家长将画有小鸡、小兔、小猴、小鱼和小青蛙图案的手指偶，分别套在自己右手的拇指、食指、中指、无名指和小拇指上，再引导宝宝将画有小鸡、小兔、小猴、小鱼和小青蛙图案的手指偶，套在右手的拇指、食指、中指、无名指和小指上。

（2）家长和宝宝伸出戴有手指偶的手，手心相对。家长边说："小鸡见面点点头。"边引导宝宝和自己一起动大拇指。用同样方法，引导宝宝动其他的手指。

（3）把手指偶分别戴在宝宝的双手上，并使小动物的顺序一致。

（4）宝宝伸出双手，手心相对，家长说："小鸡见面碰碰头。"宝宝便动自己的两个大拇指，使其相碰，用同样的方法，引导宝宝动其他手指。

小提示：此活动可根据宝宝实际情况分几次完成，如第一次可以只戴两个小动物，玩熟后再增加。家长还可以带领孩子玩一些手影游戏，如小兔子、大灰狼、小鸽子等，利用这些手影和孩子一起讲故事，既锻炼了手指的灵活性、发展了孩子的语言能力，又增加了亲子间的情感。

2. 游戏名称：宝宝追影子（体育游戏）

材料准备：无须特别的材料准备。

游戏功能：

（1）让宝宝走得更稳更快。

（2）训练宝宝的反应能力。

（3）提高宝宝的认知能力。

游戏玩法：

（1）选择一个阳光明媚的午后，妈妈带宝宝到户外做游戏。

（2）一开始的时候，宝宝并不知道影子是什么，妈妈可以指给宝宝看："妈妈的是大影子，宝宝的是小影子。妈妈一动，大影子也动；宝宝一动，小影子也动。"

（3）接着，妈妈跳到宝宝的影子上说："我踩到宝宝的小影子了。"示意宝宝移动，然后再跳过来说："我又踩到了。"让宝宝四处跑，妈妈追着宝宝的影子。

（4）接下来，互换角色。妈妈说："宝宝来踩妈妈的大影子吧。"宝宝跑过来，妈妈可以忽快忽慢，直走弯走，使影子不断变化，让宝宝追赶。

小提示：注意玩这个游戏时，不宜让宝宝跑得过急过快，以免摔倒。另外，尽量选择路面平坦、空间较大的地方玩。游戏中注意宝宝的安全，适当地控制宝宝的活动量。

角色游戏是宝宝非常喜爱的游戏之一，而扮演交警叔叔的游戏更是宝宝非常感兴趣的游戏，它既可以让宝宝感受游戏的快乐，又可以让宝宝懂得一些基本的交通规则。

3. 游戏名称：我是小交警（角色游戏）

材料准备：硬纸、彩色笔。

游戏功能：

（1）让宝宝懂得基本的交通规则。

（2）增强宝宝对交警这种工作的认识。

（3）让宝宝懂得遵守基本的交通规则。

游戏玩法：

（1）在三张硬纸上各画上一个圆圈，并且让宝宝分别涂上红、黄、绿三种颜色。

（2）爸爸先扮演交警叔叔，宝宝扮演司机，宝宝手握拳头放在胸前做开车状，并且口中发出“滴滴”的声音。然后，爸爸把交通规则教给宝宝，例如红灯停、绿灯行等。

（3）当司机开车接近交警时，“交警”举起不同颜色的纸板，要求宝宝作出相应的动作，例如红灯停、绿灯行等。当“交警”再一次举起绿灯的时候，“汽车”才可以继续往前走。

（4）爸爸与宝宝进行角色互换，由爸爸来当汽车，宝宝来当交警叔叔，再一次进行游戏。

小提示：在进行这个游戏以前，爸爸可以先带宝宝去观察一下交警指挥车辆的情景，让宝宝懂得基本的交通规则。

（五）适合 3～4 岁幼儿开展的亲子游戏

1. 游戏名称：鱼的印章（美术游戏）

材料准备：纸、滚筒、纸巾、水彩颜料、一条小鱼。

游戏功能：

（1）增加宝宝对做鱼印这种古老的日本艺术形式的了解。

（2）让宝宝亲自去感受用鱼来做印章的乐趣。

（2）发展宝宝的动手操作能力。

游戏玩法：

（1）妈妈先将从市场上买来的小鱼的表面冲洗干净，但是不要对鱼进行切割，然后放在平坦的桌面上。

（2）让宝宝在小鱼的表面涂上颜料，妈妈要帮忙确保色彩在小鱼的表面上涂抹均匀。

（3）将一张纸铺放在涂抹色彩的小鱼身上，让宝宝用滚筒将纸轻轻地压在小鱼的身上，然后将纸取下来，就可以看到纸上面会印有小鱼的形状以及小鱼身上的纹路。

（4）妈妈可以帮宝宝稍微用清水冲一下，会发现用清水冲淡以后，鱼印会变得更为清晰。如果想改变色彩，只要把小鱼身上的颜料擦干净，再涂上其他颜色就可以了。

小提示：在进行游戏之前，先把鱼处理一下，比如鱼两边的刺先去除，避免宝宝被扎到，游戏结束后，宝宝的手一定要清洗干净。

2. 游戏名称：追滚球（体育游戏）

材料准备：一面小红旗、一只皮球、一根木棍、空旷的场地。

游戏功能：

（1）增强宝宝对体育游戏的热爱。

（2）培养宝宝的游戏竞赛精神。

（3）发展宝宝的大肌肉的运动。

游戏玩法：

（1）家长在空旷的场地上划出游戏的范围，画有一条起跑线和一条终点线。

（2）另外，在起跑线的前方2～3米处画一道标志线，跑到终点处插上小红旗。

（3）在起跑线上放一个皮球、一根木棍，家长负责拨球，等球滚过标志线后，就让宝宝快速的追球，并且要绕过小红旗，然后跑回来，将球放在原来的位置上。

（4）家长可以找几个和宝宝年龄相仿的宝宝一起来进行游戏，可以让宝宝们来比赛，家长当裁判，并准备一些小奖品，奖励比赛赢了的小宝宝。

小提示：家长拨球的力度应该配合宝宝的能力，宝宝必须要绕过小红旗才能往回跑，家长要先给宝宝讲清楚游戏规则。

3．游戏名称：模仿动物走（角色游戏）

材料准备：找一块开阔、平坦的场地。

游戏功能：

（1）锻炼孩子的模仿能力。

（2）发展身体的运动能力。

（3）认识各种动物，了解这些动物走路的样子。

游戏玩法：

（1）首先家长先确定要模仿的动物，选择小鸡、小鸭、小猫、兔子、大象等宝宝所熟悉的动物。

（2）在活动开始之前，家长要先确认宝宝的确知道这些动物的走路姿势。小鸡：小鸡的嘴是尖尖的，模仿小鸡走路时两只手放在胸前，双手五指合在一起作尖嘴状，大拇指在上，小拇指朝下，一边走路，一边作小鸡啄米的样子。小鸭：小鸭的嘴是扁扁的，模仿小鸭走路时两只手在胸前合拢，一只手的手背在上，另一只手的手背在下，作鸭嘴状，走路时左右摇摆。小猫：学小猫走路步子要轻，两手在嘴边向外划，好比小猫的胡须。兔子：学兔子走路时，两只手放在头上，竖起食指和中指作兔子耳朵，蹦跳着走。大象：学大象走路时，一只手臂举到鼻子前，甩动着手臂模仿大象鼻子，慢慢悠悠地走。

（3）如果宝宝不知道，家长可以带宝宝到动物园去玩，观察这些动物的样子。

（4）家长带宝宝到平坦开阔的场地，家长可以先给宝宝做示范，然后让宝宝来模仿。

小提示：随着宝宝年龄的增长，可以让宝宝模仿更多动物，如大猩猩、蛇、袋鼠、乌龟等。如果能有节奏明快的音乐伴奏，就更加有趣。家长还可以跟宝宝玩你做我猜的游戏，一人用动作表现一种动物，另一人来猜。

（六）适合4～5岁幼儿开展的亲子游戏

1．游戏名称：纤维的秘密（科学游戏）

材料准备：中等厚度的各种颜色的纸、剪刀、筷子、水盆、水等。

游戏功能：

（1）教导宝宝会折五瓣花，发展宝宝手部的精细动作。

（2）教育孩子懂得一些简单的科学道理。

（3）培养孩子的思维能力以及观察力。

游戏玩法：

（1）家长教导宝宝做纸花，选一些中等厚度的各种颜色的纸，裁成正方形，把纸剪成5小片（注意中间不能剪开），然后用筷子把各纸片从外往内用力卷起，快到中心时停止，左手固定纸卷，右手把筷子抽出，使纸片形成皱纹，这样就形成了美丽的纸花了。

（2）把花放入水盆中，可以发现花瓣慢慢地张开了。它会使宝宝感到惊奇，会让宝宝觉得就像是真的有生命的花在绽放一样。

（3）家长把一朵花从中间切开，一半插在红墨水中，一半插在清水中，以后将发现，插在红墨水的花渐渐变红了，而另一半花颜色没有改变。

（4）家长给宝宝讲解纤维的秘密的原理，家长可以给宝宝讲纸的主要成分是植物纤维，纤维就是极细小的毛细管，纸遇到水以后，水沿着纸中的毛细管上升，使纤维胀满，于是原来叠上的花瓣就张开了。

小提示：也可以让宝宝自己做一些其他的东西，例如小动物、小船等放到水里去，观察他们的变化。

2．游戏名称：大龙球（体育游戏）

材料准备：大龙球，空花球，舒缓、优美的音乐。

游戏功能：

（1）练习儿童手眼协调能力。

（2）让儿童感受肢体运动的乐趣。

（3）让儿童爱上运动。

游戏玩法：

（1）让宝宝趴在大龙球上，在宝宝前方的地上放一个小空花球，家长双手握住宝宝的小腿，向前方滚动大龙球，使宝宝的小手触摸到前方地上的小空花球。

（2）当宝宝抓住时，大龙球往后滚动，宝宝即成半站立姿态。再把宝宝手中小空花球放到地上，游戏继续重复进行。

（3）当宝宝不愿再玩时，可以让宝宝斜躺在球上，家长向前后左右方向慢慢地滚动大龙球，使宝宝全身肌肉放松。然后，家长可与宝宝一起自由地玩大龙球。

小提示：在进行游戏时，要注意孩子的安全，不要让宝宝从球上滚落下来。

3．游戏名称：筷子比赛（角色游戏）

材料准备：两双筷子、四个碗、小零食（如爆米花、蚕豆、黄豆、核桃、花生仁等）。

游戏功能：

（1）锻炼宝宝手指的灵活性，让宝宝学会如何使用筷子。

（2）提高宝宝的手眼协调能力。

游戏玩法：

（1）妈妈示范筷子的拿法给宝宝看，接着让宝宝试着用筷子去夹东西，和爸爸比赛。

（2）在两个碗里放进那些小零食，让宝宝和爸爸各拿着一个碗，再给他们另一个空碗。

（3）当妈妈说开始时，宝宝和爸爸就得用手上的筷子把碗内的东西挟进空碗里。第一个完成的则为胜者。等全部结束后，可以让赢的人吃掉这些零食。

小提示：爸爸碗里的东西应该比宝宝多一些，可以是宝宝的三四倍。

（七）适合 5～6 岁幼儿开展的亲子游戏

1. 游戏名称：你会怎么办？（语言游戏）

材料准备：没有特别需要准备的材料。

游戏功能：

（1）发展宝宝的思维能力。

（2）增强宝宝对生活当中会遇到的情景的认识以及处理方法。

（3）发展宝宝的语言表达能力。

游戏玩法：

（1）这个游戏的主要玩法都是由妈妈或者爸爸向宝宝提出一些问题，然后让宝宝思考，如果他遇到这些问题的时候，会怎么办？

当你在路上捡到钱的时候，你会怎么办？当你看到火灾的时候，你会怎么办？当陌生人叫你跟他走的时候，你会怎么办？当你看到别人的东西掉了的时候，你会怎么办？当你迷路的时候，你会怎么办……

（2）仔细听宝宝的回答，如果宝宝答得好的话，及时给予鼓励和表扬，如果宝宝确实不知道该怎么办时，家长就应该详细地向宝宝说明遇到上述问题时的处理方法以及理由。

小提示：家长可以事先想好一些常见的生活当中会遇到的问题，来向宝宝提问，让宝宝既可以感受游戏的快乐又可以学到一些生活知识和技能。

2. 游戏名称：找影子（美术游戏）

材料准备：白纸两张、笔、手电筒、椅子。

游戏功能：

（1）训练宝宝的绘画能力和想象力。

（2）让宝宝初步知道光和影子的关系。

游戏玩法：

（1）告诉宝宝今天玩的游戏特别有趣，我们要拉上窗帘在黑屋子里玩。

（2）让宝宝坐在椅子上，把大白纸贴在宝宝身后的墙上，打开手电筒，让宝宝的身影映在白纸上，用笔把宝宝影子的轮廓画下来。

（3）妈妈和宝宝轮换角色，让宝宝来画妈妈的影子。

（4）玩手影游戏。妈妈教宝宝做小兔、老鹰、狼头等手影，也可以让宝宝自己做一些他喜欢的动物的手影。

小提示：晴朗的天气，可以带宝宝到室外找影子玩。让宝宝体会太阳光与影子的关系，知道物体挡住光线就会出现影子，影子的长短与光线照射的角度有关。

3. 游戏名称：小小侦察兵（角色游戏）

材料准备：8 张椅子、4 根较长的绳子、小铃铛若干、小布偶若干。

游戏功能：

（1）发展宝宝的想象能力和模仿能力。

（2）锻炼宝宝的行为控制能力。

（3）发展宝宝爬行等大肌肉的运动能力。

游戏玩法：

（1）爸爸先和宝宝一起，用 8 张椅子拉好 4 根离地 50 厘米的绳子，并且在绳子上系上小铃铛。告诉宝宝他要充当侦察兵，宝宝要钻过“矮树丛”去侦察，要求宝宝不可以发出声音，也不能弄响铃铛。

（2）爸爸先把小布偶分别放在绳子的前面的某些地方，要求宝宝要穿过“矮树丛”，去寻找“人质”小布偶。爸爸充当看守“人质”的士兵，宝宝要想办法安静地穿过“矮树丛”，并且要趁爸爸不注意的时候，把“人质”解救回去。

（3）爸爸假装睡觉，让宝宝带着“人质”穿过“矮树丛”，回到安全的地方。

（4）游戏反复进行，直到宝宝把所有的小布偶都解救回去为止。

小提示：随着儿童控制能力的提高可以逐渐降低绳子的高度。

拓展阅读

亲子游戏中父亲的角色功能

父亲参与亲子游戏可以促进儿童的自我发现。首先，父亲参与的游戏类型不同于儿童常与母亲玩的游戏，一般倾向于肢体的、打闹的和非固定化的游戏，这给绝大多数时间与母亲接触的孩子一个新的刺激。而且因为父亲的知识水平、社会经验、教养方式等不同于母亲，孩子在与父亲游戏中，可以学到更多的东西，扩大他的社会活动范围，丰富他的社交内容，满足他的社交需要，这有利于推动孩子的社会性发展，促进他对新事物的探究。其次，在游戏中绝大多数母亲以自己的女性特征如情感细腻、做事认真、性情温和等来影响孩子。如果孩子只在母亲的影响下成长容易形成女性气质的、被动的人格特征，给以后的社会适应带来障碍。如果游戏中有父亲参与，父亲可以用男性特征如意志力坚强、勇于冒险、富有激情、富于创新等来影响孩子，这有利于减少孩子对性别角色的刻板印象，发现性别角色的差异，正确地定位自己的角色。父亲参与亲子游戏不仅可以促进儿童的自我发现，而且可以帮助父亲的自我提升。对于父亲，在参与亲子游戏过程中，直接了解孩子的身心发展规律和特点，了解孩子的兴趣和爱好，从而采取适宜的教育方法，这在无形中提高了家庭教育知识、教育手段及教育方法等方面的素质，实现自我提升和成就感。

父亲参与游戏可以提高孩子玩游戏的兴趣，促进他们良好情感情绪体验，提供感情支持。在家庭中，孩子接触最多的人是母亲，大部分孩子从小就依恋母亲。已有研究表明，孩子与母亲的关系主要建立在母亲的抚养和敏感之上，孩子与父亲的关系更多是建立在活跃的游戏中。如果父亲以旁观者的角色参与游戏，监督孩子，保护孩子的安全或以协助者的角色参与游戏，配合孩子，丰富游戏情节，扩展游戏内容或以合作者角色参与游戏，引导孩子，与孩子共同完成游戏，对于与父亲接触相对比较少而且渴望父爱的儿童来说，这是莫大的一种鼓励。

父亲参与游戏可以提高家庭幸福感。在大多数孩子的眼中父亲是威严不可侵犯，孩子与父亲游戏的过程中可以减少对父亲的畏惧，加强父亲与孩子之间的交流，这有助于父亲与孩子形成良好的亲密的亲子关系。有父亲的关爱，孩子觉得更加有安全感，在幼儿园中也更容易受到同伴的欢迎。父亲参与亲子游戏，不仅提升孩子的幸福感，也提升了孩子母亲的幸福感。父亲参与游戏是父亲参与孩子养育的一种方式。对幼儿父母养育幸福感的研究表明，夫妻一起参与孩子养育有利于提升夫妻的幸福感。

实战训练

一、阅读本节后，你对“亲子游戏”有了怎样的认识？

二、结合我国当前的亲子游戏现状，谈一谈你的建议。

三、学习并会合理开展本节介绍的亲子游戏。

四、通过多途径学习了解更多的亲子游戏。

第五节　婴幼儿的营养与保健

知识领航

一、婴幼儿的营养

（一）母乳喂养、奶粉喂养和混合喂养

1．母乳喂养

（1）母乳喂养产前准备

妊娠期间，孕妇的垂体前叶分泌催乳素，垂体后叶分泌催产素。当分泌的催乳素、催产素达到一定分量时，乳腺中才有乳汁分泌。催乳素的分泌在睡眠时最多，故孕妇要有充足的睡眠。并要对乳房进行按摩，从而增强乳房的血液循环。

（2）利用初乳

初乳是产妇产后 7 天内分泌的乳汁。初乳中所含的脂肪、碳水化合物、无机盐与微量元素等营养素最适合新生儿一周内的需要，不仅容易消化吸收，且不增加肾脏的负荷。因此初乳是新生儿的天然营养品。初乳中必需的游离氨基酸含量最高，主要是谷氨酸和牛磺酸。其中，牛磺酸能促进神经细胞核糖核酸和蛋白质的合成，对新生儿的大脑乃至整个中枢神经系统的发育有重要作用。

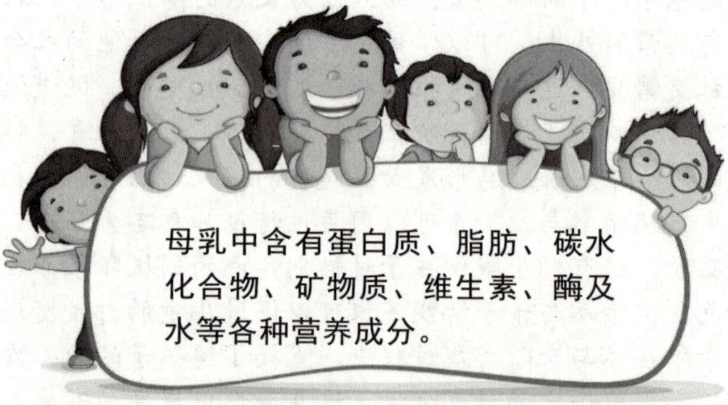
母乳中含有蛋白质、脂肪、碳水化合物、矿物质、维生素、酶及水等各种营养成分。

（3）母乳喂养注意事项

产后尽早开奶。产后新生儿吮吸乳头，可以刺激催乳素、催产素的分泌，有利于增加泌乳。开奶越早，催乳素、催产素分泌量越多，泌乳也随之增多。

无须定时喂哺。新生儿吸吮乳汁能力弱，数分钟后已经疲劳，乳汁不能吸尽。因此，新生儿不需规定喂哺时间，鼓励新生儿与产妇同室，新生儿何时需要，妈妈何时喂哺。过一个月后，若母乳充足，婴儿饱吮一次后即可安静入睡，并能调节吮乳的时间。

每次吸空乳汁。产妇喂哺婴儿时要先把一侧乳房吸空，然后再吸另一侧。如果婴儿吸不尽时，要用吸奶器把奶汁吸尽。乳房有胀满感时，即使婴儿不吃奶，也应把奶汁吸净，否则不利于乳腺分泌，还容易阻塞乳腺管引起乳腺炎。

2．奶粉喂养

（1）选用奶粉的方法

首先，看奶粉包装物上的商标、生产厂名、批号等。看产品说明的配方成分执行标准等是否规范。如能直接看到颜色，以乳白色或乳黄色，色泽均匀、有光泽的为佳。其次，查奶粉的制造日期和保质期限，判断产品是否在安全食用期内。再次，挤压一下奶粉的包装，看是否漏气。塑料袋装用手捏，感觉柔软松散，有轻微沙沙声；玻璃罐装奶粉，将罐轻轻倒置，观察罐底有无黏着的奶粉。然后，通过捏触，检查奶粉中是否有块状物。最后，样品冲调，用开水充分调和后，静置 5 分钟，水和奶粉应该溶解在一起，没有沉淀。

（2）奶粉喂养注意事项

第一，奶粉不应冲调得过浓或过稀，配置奶粉要严格按照注明的比例进行。第二，注意避免“奶温过冷过烫”，一般低于 40℃为宜，可将调好的奶液滴几滴在手腕内侧或手背，以不烫为宜。第三，注意检查奶瓶出奶速度，一般以 1 滴/秒为宜。第四，注意不要过久保温奶液，这样会导致奶瓶里的细菌快速生长。第五，对过敏体质的婴儿，经医嘱可试用特殊的配方奶粉喂养。

3．混合喂养

当母乳不足或乳母因工作需要不能按时喂奶时，而婴儿尚未到添加辅食的月龄，此时，在母乳外需添加牛、羊乳或代乳品才能满足婴儿生长发育的需要，这种喂养方式叫混合喂养。常用的混合喂养有以下两种。

（1）补授法

在婴儿充分吸吮母乳后，再用牛、羊乳或其他代乳品补充不足，以使婴儿获得预期的喂养食量并有饱足感，并定期检查其生长发育情况。此法适用于母乳不足的情况且有利于刺激母乳的分泌。

（2）替代法

幼儿乳母外出工作，以鲜牛羊乳或配方奶粉乳汁等替代一次或数次母乳。

不论为何种原因采用混合喂养，至少应保证婴儿食用母乳至母亲产假结束；当母亲因为种种原因无法做到时，应在婴儿出生后 2 周～4 周内，坚持一昼夜不少于 3 次母乳喂养，才能保证婴儿少生病或不得重病，也有利于乳母维持泌乳量并继续授乳。

（二）添加辅食

大多数婴儿在 4 个月就可以开始添加辅食了，当然不同的婴儿情况也不完全一致。通常，婴儿的挺舌反射消失、头能够竖起、对食物有兴趣时，成人就可以为婴儿添加辅食了。辅食一般有蛋黄泥、米粉或米汤、蔬菜泥、米粥。

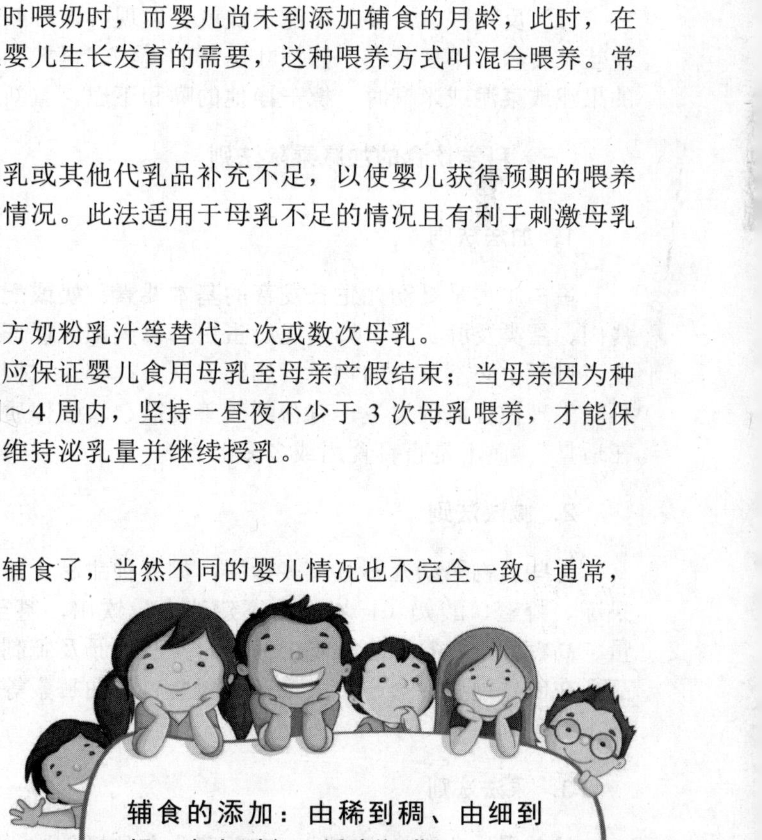

1．添加辅食的原则

（1）奶和奶制品是婴儿的主要食品。每日饮奶量约为 600～800 毫升，不要超过 1000 毫升。

（2）提前给婴儿进行规律哺乳的训练。一般以每日哺乳 5 次，间隔 4 小时为宜。

（3）食物不加调味剂。食物要呈泥糊状、滑软、易咽，不要加任何调味剂（如盐、鸡精、酱油、香油、糖等）。

（4）使用小勺喂食婴儿。选择大小合适、质地较软的勺子。开始时，只在小勺前面舀上少许食物，轻轻地平伸小勺，放在宝宝的舌尖部位上，然后撤出小勺。要避免小勺进入口腔过深或用勺压婴儿的舌头，这会引起婴儿的反感。

（5）添加新食物要注意时间。每添加一种新的食物，要在前一种食物食用 3~5 天，婴儿没有出现任何异常之后进行。

2. 给婴儿喂第一餐的方法

（1）选择好坐姿。成人选择舒服的坐姿，位置应是装着婴儿食物的碗要顺手可以拿到。

（2）先给婴儿喂奶。给婴儿围上围兜，喂他吃平常一半量的奶。

（3）尝一下味道。仍把婴儿抱在成人的膝盖上，剜一点食物放在勺尖上，勺尖满了就足够了。勺置于婴儿上下唇之间，他就能啜到食物。不要把勺往里送，如果婴儿感到舌头后部有食物，他会咬住勺子的。

（4）要有耐心。开始时，食物的味道会使婴儿觉得诧异。因此，成人要与他温和地说话，鼓励他。

（5）反复喂食。婴儿可能很快就会发现，这种新食物很好吃，他会吃起来津津有味。如果他吐出食物，不要灰心，擦掉吐出来的食物，再把勺放于他的上下唇之间。当婴儿已吃完一勺的果泥或菜泥或米糊时，擦干净他的嘴和下巴，重新再喂。

（三）科学饮食的加减乘除法则

1. 加法法则

蛋白质类是婴幼儿生长发育的基本要素。奶或配方奶、奶制品、鱼虾等，豆类及豆制品，瘦肉、蛋类及肝类等，均属优质蛋白，每天都应保证供给。矿物质、微量元素也是婴幼儿生长发育过程中必不可少的物质，如钙、铁、锌等，它们的补充有利于婴幼儿骨骼、牙齿的发育，预防生理性贫血的发生，有帮助改善食欲、增强体质等作用。在补充这些物质时，应坚持“贵在适量”，而不是盲目食用或多多益善。

2. 减法法则

有些食物婴幼儿不宜过多食用，如各种甜品、冷饮、果汁、可乐、膨化食品、油炸食品、果冻、蜂蜜、酸奶（1 岁之内不建议大量饮用，甚至代替鲜奶或配方奶）等，高脂肪、高热量、高糖的洋快餐也应少吃。另外，某些香肠及腌制食品最好少吃或不吃，这些含盐量高的食品，在制作过程中会产生大量亚硝酸盐、黄曲霉素等，长期食用有致癌作用，对婴幼儿健康成长十分不利。

3. 乘法法则

目前婴幼儿膳食中普遍存在蔬菜类食品摄入过少的现象，应特别强调的是，各种绿叶菜、红色菜、黄色菜中含有大量维生素、微量元素、矿物质等，如维生素 C、B 族维生素、β-胡萝卜素、铁、钙及粗纤维等。主食中需安排一定量的粗粮、杂豆，做到粗粮细粮搭配，粗粮中

的维生素 B_1 高于精米精面，且含有膳食纤维，有利于调理婴幼儿胃肠功能，防止便秘。各种杂豆、小米、玉米渣、麦片、荞麦、薯类等可以做小食品，鼓励婴幼儿多吃。

4．除法法则

有些食品原则上不适宜婴幼儿食用。如含铅量较高的皮蛋、爆米花等，可能含有激素的蜂王浆、蜂胶、花粉制品、蚕蛹、人参类补品等。含激素食品可能引起正处在快速生长发育期的婴幼儿骨骺提前闭合，缩短了骨骺的生长期，影响婴幼儿的身高，甚至导致婴幼儿性早熟，并由此带来一些心理问题，同时可能引起血压增高等不良反应。

二、婴幼儿的保健

（一）婴幼儿常见疾病

1．感冒

（1）症状

婴幼儿感冒后，除了表现出流清水样鼻涕、打喷嚏、鼻塞、咳嗽等症状，还有随之引发的其他状况，如因为身体不适而阵阵烦躁、哭闹；咽部疼痛；伴有发热，体温可高达 39～40℃。

（2）保育

① 让婴幼儿充分休息，多睡一会儿，适当减少户外活动。

② 照顾好婴幼儿的饮食。多喝水，吃一些含维生素 C 丰富的水果和果汁。鸡汤可以减轻感冒的症状。尽量少吃奶制品。准备一些易消化、色香味俱佳的食品。

③ 帮婴幼儿清理鼻涕。可在婴幼儿的外鼻孔中抹上一点凡士林油，减轻鼻子的堵塞。如果鼻涕黏稠，可以试着用吸鼻器或将医用棉球捻成小棒状，沾出鼻涕。如果鼻塞已经造成了吃奶困难，可以在吃奶前 15 分钟帮婴儿用盐水滴鼻液滴鼻，过一会儿，用吸鼻器将鼻腔中的盐水和黏液吸出。

④ 为婴幼儿做个蒸气浴。带婴幼儿一起去浴室，打开热水或淋浴，关上门，让婴幼儿在充满蒸汽的房间里待 15 分钟，鼻塞会大大好转。之后为婴幼儿换上干爽的衣服。

2．发热

（1）症状

婴幼儿的正常腋下体温应为 36～37℃，只有超过了 37.4℃才可以认为是发热。正常体温参考值：口腔温度范围为 36.7～37.7℃；腋窝温度范围为 36～37.4℃；直肠温度范围为 36.9～37.9℃。

（2）保育

① 冷敷法。用冷毛巾、冷水袋或冰袋敷在前额。

② 全身温水拭浴或泡澡。将婴幼儿的衣服解开，用温热（37℃左右）毛巾搓揉全身或泡澡。每次泡澡约 10～15 分钟，约 4～6 小时一次。

③ 温酒精拭浴。酒精擦浴将按 1∶1 比例 70%的酒精兑自来水，擦患儿手心、脚心、腋窝和上臂内侧、前胸和大腿根部。等 5～10 分钟，皮肤变热时，重复第二次，如此重复三次左右。此方法适合 1 岁以上的患儿，且超过 40℃以上不易退的高烧使用。

④ 多喝水，有助于发汗。

⑤ 适当增减衣物。如果婴幼儿四肢冰凉又猛打寒战，则表示需要温热，所以要外加毛毯覆盖；如果四肢及手脚温热且全身出汗，则表示需要散热，可以少穿点衣物。

3．咳嗽

（1）上呼吸道感染引发的咳嗽

① 症状

多为一声声刺激性咳嗽，好似咽喉痛痒，无痰；不分白天黑夜，不伴随气喘或急促的呼吸。嗜睡，流鼻涕，有时可伴随发热，体温不超过 38℃；精神差，食欲不振，出汗退热后，症状消失，咳嗽仍持续 3～5 日。

② 保育

保持房间空气湿润，可以使用加湿器、挂湿毛巾、用水拖地板或在房间里放一盆清水等方法增加空气湿度。

（2）支气管炎引发的咳嗽

① 症状

咳嗽有痰，有时剧烈咳嗽，一般在夜间咳嗽次数较多并发出咳喘声。咳嗽最厉害的时间是入睡后的两个小时，或凌晨 6 点左右。

② 保育

服用医生开具的儿童类止咳药物，不能吃太甜或太咸的食物，否则会加剧夜间咳嗽。

（3）咽喉炎引起的咳嗽

① 症状

声音嘶哑，有浓痰，咳出的少，多数被咽下。较大的幼儿会说喉咙疼痛，不会说话的婴儿常表现为烦躁、拒哺，咳嗽时发出“空、空”的声音。

② 保育

应及时就医，请医生明确诊断后对症治疗。

（4）过敏性咳嗽

① 症状

持续或反复发作的剧烈咳嗽，多呈阵发性发作，晨起较为明显，婴幼儿活动或哭闹时咳嗽加重，婴幼儿遇到冷空气时爱打喷嚏、咳嗽，但痰很少。夜间咳嗽比白天严重，咳嗽时间长久，通常会持续 3 个月，以花粉季节较多。

② 保育

注意平时尽量不要让婴幼儿感冒，应到医院就诊。对家族有哮喘及其他过敏性病史的婴幼儿，咳嗽应格外注意，及早就诊，阻止发展成哮喘。

（5）吸入异物引发咳嗽

① 症状

突然出现剧烈呛咳，同时出现呼吸困难、脸色不好。

② 保育

鼓励婴幼儿咳嗽，不用手指伸进嘴里乱抠，以防异物越抠越深。如果没有咳出东西，婴幼儿反复咳嗽或气喘，立即送医院取出异物。

4．腹泻

（1）症状
腹泻常伴随有脱水现象。脱水程度随着失水的多少而分为轻、中、重度。
（2）保育
及时补充水分和营养。腹泻所致的脱水，一定要尽早就医。

（二）婴幼儿常见意外

1．呛奶

（1）体位引流
如果婴儿饱腹呕吐发生窒息，应将平躺的婴儿脸侧向一边或侧卧，以免吐的奶流入咽喉及气管。如果婴儿在吃奶之初、咽奶过急发生呛奶窒息，应将其俯卧在成人腿上，上身前倾45°～60°，利于气管内的奶倒空引流出来。
（2）刺激哭叫咳嗽
用力拍打婴儿的背部或揪掐刺激脚底板，让其感到疼痛而哭叫或咳嗽，有利于将气管内的奶咳出，缓解呼吸。

2．吞入异物

成人可以用一只手捏住婴幼儿的腮部，另一只手伸进他的嘴里，把东西掏出来；若发现已将东西吞下去时，可刺激他的咽部，促使幼儿呕吐，把吞下去的东西吐出来；假如幼儿翻白眼，立刻将幼儿的双脚提起来，脚在上，头朝下，拍他的背部，促其将物品吐出。与此同时，应立即呼叫急救。

3．轻微摔、跌伤

表皮擦伤，可用冷开水或自来水清洗局部，然后用酒精或白酒涂抹即可，也可以用红药水。如果局部青紫肿胀，用红花油等有利于消肿的外用药物涂在受伤部位，直到消肿为止。如果受伤时碰到铁器上，并有伤口，伤口可能诱发破伤风，这时应及时带患儿到医院做检查和处理。

4．烫伤

烫伤的轻重程度，是以伤的深浅程度和范围的大小来分的。轻微的烫伤，只伤及皮肤的表层，皮肤颜色被烫红，但皮肤的状态没有改变，可用自来水冲洗或浸泡 20 分钟以上，直到不痛为止。然后抹上烫伤膏、红花油，最好不包。如果是脸部烫伤，可不停地用湿毛巾冷敷。注意不要擦拭眼睛，以免伤及眼角膜。如果烫伤处出现水泡，就要送往医院处理。

（三）婴幼儿特殊时期的保健

1．长牙期

（1）冷敷牙龈
让幼儿嚼些清凉的东西不仅有助于舒缓发炎的牙龈，还能转移幼儿的注意力。冰凉的毛巾或冰镇橡皮奶嘴都能起到作用。

（2）按摩牙龈

用干净的手指轻柔地摩擦幼儿的牙龈，有助于缓解牙的疼痛。

（3）巧用冻奶嘴

在奶瓶中注入水或果汁，然后倒置奶瓶，使液体流入奶嘴，将奶瓶倒置放入冰箱，直至液体冻结。婴儿会非常高兴地咬奶瓶的冻奶嘴。要不时查看奶嘴，以确保它完好无损。

（4）转移婴儿的注意力

最好的方法是让婴儿不再注意自己要冒出牙齿的牙龈。试着和婴儿一起玩他最喜欢的玩具或者双手抱着婴儿摇晃或跳舞。

（5）让婴儿咀嚼

咀嚼可以帮助牙齿冒出，任何干净、无毒、可以咀嚼、万一吞咽也不会堵住气管的东西都可以给婴儿用来咀嚼。

2. 厌奶期

（1）不强迫喂奶。

（2）改变喂养方式。以少食多餐为原则，等幼儿想吃的时候再吃。可以通过游戏消耗幼儿的体力，当幼儿感到饥饿时，进食的状况也会获得改善。

（3）营造进食环境。进食的环境尽量柔和、安静。不要在其进餐时逗弄他，或者出现很多吸引他注意力的玩具和声音。

（4）奶嘴洞大小要适宜，最佳速度是 1 秒 1 滴。

（5）不要频繁更换奶粉。

（6）适当添加辅食。

3. 学爬期

（1）在硬地板上面铺设软垫。

（2）将所有的桌角或柜子角用海绵、布等包起来。

（3）在未使用的插座上安装防护盖，或者使用安全插座。

（4）把垃圾箱放到远离幼儿的地方。

（5）热水瓶、茶具可以暂时放在厨房上方的柜子里，花瓶最好放在窗台上，不要放在有桌布的桌子上。

（6）气球、塑料薄膜、塑料袋等类似能够引起幼儿窒息的物品，放在远离幼儿的地方。

（7）药品之类对幼儿有危险的食品，最好放在幼儿看不到也够不着的地方。

（8）窗户加上护栏或者防盗窗，或者让床远离窗户，防止幼儿爬上窗台。

4. 学步期

（1）不要操之过急，多让幼儿练习爬行，1 岁左右有意识地让他和比他略大的孩子一起走走玩玩，让他通过观察、模仿学会走路。

（2）不要不让幼儿走路。当幼儿已经有迈步的强烈愿望，成人应给予他走路的机会。

（3）让幼儿穿软底鞋。底硬而厚，鞋面硬的鞋子不适合初学走路的幼儿。在安全有保障的环境里，甚至可以让宝宝光着脚丫子学习走路。

（4）不用围巾牵着幼儿。用围巾之类的拉住幼儿，幼儿的胸部受到外力压迫，呼吸受到影响，会降低肺功能。长期下来会导致肋骨外翻，影响健康。

（5）注意环境的安全性。

拓展阅读

手足口病

手足口病是由肠道病毒引起的传染病，多发生于5岁以下儿童，可引起手、足、口腔等部位的疱疹，少数患儿可引起心肌炎、肺水肿、无菌性脑膜脑炎等并发症。个别重症患儿如果病情发展快，会导致死亡。

1. 病因

有数种病毒可引起手足口病。最常见的是柯萨奇病毒A16型，此外柯萨奇病毒A的其他株或肠道病毒71型也可引起手足口病。柯萨奇病毒是肠道病毒的一种。肠道病毒包括脊髓灰质炎病毒、柯萨奇病毒和埃可病毒。其感染部位是包括口腔在内的整个消化道，通过污染的食物、饮料、水果等经口进入体内，并在肠道增殖。

2. 预防

手足口病对婴幼儿普遍易感。大多数病例症状轻微，主要表现为发热和手、足、口腔等部位的皮疹或疱疹等特征，多数患者可以自愈。疾控专家建议大家，养成良好卫生习惯，做到饭前便后洗手、不喝生水、不吃生冷食物，勤晒衣被，多通风。托幼机构和家长发现可疑患儿，要及时到医疗机构就诊，并及时向卫生和教育部门报告，及时采取控制措施。轻症患儿不必住院，可在家中治疗、休息，避免交叉感染。

手足口病传播途径多，婴幼儿普遍易感。做好婴幼儿个人、家庭和托幼机构的卫生是预防手足口病传染的关键。

实战训练

一、学习制作菜泥和果泥。

二、请为1～2岁的幼儿制定营养食谱。

三、婴幼儿咳嗽应如何进行保健？

四、厌奶期的婴儿如何保健？

参考文献

1．陈帼眉．学前心理学．北京：人民教育出版社，2003.

2．李琳．0—4 岁成功早教全程指导．北京：中国妇女出版社，2013.

3．龚微．婴幼儿亲子教育问题研究——以武汉市洪山区为例．华中师范大学硕士论文，2012.

4．李亚平．0—6 岁儿童家庭音乐教育探究．沈阳师范大学硕士论文，2011.

5．汪娟．亲子教育中亲师互动研究——以 A 市主城区亲子教育机构为例．西南大学硕士论文，2012.

6．张秋凤．亲子教育对不良亲子关系的调适．曲阜师范大学硕士论文，2008.

7．赵菡．符号互动论视野下的亲子音乐教育研究——以妙事多音乐花园课程实践为个案的调查和分析．河南大学硕士论文，2010.

8．冯婷，屈家安．在家庭中如何开展亲子游戏．文教资料，2011（5）．

9．孔艳梅．亲子游戏中父母角色功能的探究．怀化学院学报，2011（12）．

10．刘立民．倡导亲子游戏的意义与策略．鞍山师范学院学报，2009（2）．

11．宿红玲，陶金玲．亲子游戏的指导策略．中国科教创新导刊，2010（27）．